京城名醫
周志成教授 臨床經驗集

主編：周志成
協編：劉淑珍, 王聯琦, 周建穗
譯者：朴慶洙

도서출판 醫聖堂

譯者書

역자가 周志成 先生을 처음 만나게 된 것은 96년의 가을이었다. 北京의 中醫醫院이라고 하는 병원을 찾아가서 그가 환자를 진료하고 처방하는 과정을 지켜보고 공부를 하게 되었다.

周志成 先生은 1989년에 名老中醫로 칭함을 받고 北京市 老中醫繼承指導老師로 지정되었다. 그는 부친(周慕新:清太醫院 출신으로 이미 京城名醫의 명예를 획득함)으로부터 醫學을 전수 받았는데, 그의 부친은 1949년 이후에 衛生部로부터 著名 小兒科專門家라는 칭호를 받았으며, 당시 北京에서 小兒科의 名醫로 이름을 떨쳤다. 그는 이런 아버지 밑에서 혹독한 수련을 겪었으며, 다시 40년간의 임상을 거친 그는 특히 糖尿病, 甲狀腺疾患 등의 肝系 內科, 難治病의 치료에 정통하였다.

본서는 周志成 老中醫가 40년간을 임상에서 터득한 부분을 간추린 경험집이다.

그의 특징은 治病에서 주류를 이루는 네 가지 관점을 살펴보면

1. 氣血觀點 : 그는 먼저 氣血觀點에서 환자의 상태를 辨別하고,
2. 養陰觀點 : 현대인은 傷陰하는 많은 상황에 노출되어 있기 때문에 그는 養陰에 치중을 한다.
3. 鬱證觀點 : 그는 많은 병이 鬱에서 생겨난다고 보고, 鬱을 풀어주는 방법을 기초로 하였다. 氣鬱, 특히 肝氣鬱結이 많은 병에 바탕이 되는 內因이라는 관점에서 肝과 다른 장기와의 연결을 통한 治法이 특징 중 하나이다.
4. 活血觀點 : 久病은 血에 영향을 미치며 많은 만성질환의 치료에서 活血化瘀는 중요한 키 포인트가 될 수 있다는 것이다.

이외에도 그의 選藥하는 바는 매우 정교하여 여인의 纖纖玉手와 같

다는 표현이 맞을 것 같다. 어떤 證에 사용할 藥을 설정하는데 그 정도에 맞게 證과 연결시키고 用量을 정함에 항상 신중을 기하는 모습을 보여주었다.

역자가 그의 남다른 점을 꼽는다면 患者에 대한 熱情이다. 그는 진료가 있기 전날이면 항상 일찍 취침하여 다음날의 진료에 최선을 다하려는 준비를 하고 진료가 있는 날은 새벽같이 일찍 일어나서 마음을 가다듬고 진료소로 향하는 정성을 보여주었다. (참고로 중국의 이름있는 의사들은 일주일에 1-2번, 오전이나 오후 한나절을 진료하는 것이 일반적이다.)

주지성 교수는 臨床家이며 學者이다. 內經에 충실하여 여러 가지 經典을 늘 암송한다. 70을 훌쩍 넘긴 나이임에도 시간을 내어 經典을 암송하며 환자를 진료하는 바쁜 중에도 틈틈이 왜 이런 辨證을 하고 治療를 하는 지에 대한 근거로 內經의 구절들과 여러 經典의 구절들을 암송하여 우리에게 들려주며 이해시켰다.

일 년여 동안 그의 이런 모습을 지켜보면서 역자는 醫師로써 환자를 어떻게 대해야 할 것인지 醫師가 가야할 길은 어떤 것인 지를 다시 생각하게 되었다.

항상 많은 것을 가르쳐 주려했던 그의 배려에 감사하며 역자로서 그의 思想을 바르게 전하는 것으로 그에 대한 고마움을 표하려한다.

"京城名醫 周志成敎授 臨床經驗集"의 初稿를 정리하여 주었고, 지난 날 함께 공부했던 나의 同門인 周建穗女史에게도 이 지면을 빌어 고마움을 전하고 싶다.

40 년간의 임상을 통한 한 노중의의 경험이 이 책을 통하여 많은 분들에게 참고가 되기를 바라며 역서를 줄인다.

2001. 9. 12.

박 경 수

目　　次

第一部　肝病證治 ≪內經≫

肝의 生理機能 ……………………………………………… 1

1. 氣血條達 …………………………………………………… 2
2. 調節情志 …………………………………………………… 2

肝의 病理變化 ……………………………………………… 3

1. 肝病主要證型 …………………………………………… 11
   1. 肝鬱氣滯 ……………………………………………… 11
   2. 氣鬱血滯 ……………………………………………… 12
   3. 木火傷陰 ……………………………………………… 14
   4. 陰虛陽亢 ……………………………………………… 14
   5. 肝火上炎 ……………………………………………… 15
   6. 肝血不足 ……………………………………………… 16
   7. 肝風內動 ……………………………………………… 17
   8. 寒滯肝脈 ……………………………………………… 18
   9. 肝膽濕熱 ……………………………………………… 19
   10. 心肝血虛 ……………………………………………… 20
   11. 肝脾不調 ……………………………………………… 21
   12. 肝脾不和 ……………………………………………… 21

13. 肝火犯肺	22
14. 肝腎陰虛	23

2. 肝病의 具體的인 見證   24

1. 脇　痛	24
2. 鼓　脹	30
3. 肢　顫	34
4. 筋　痿	37
5. 疝	38
6. 陽　痿	42
7. 月經失調	45
8. 陰　癢	49
9. 帶　下	50
10. 頭　痛	51
11. 目赤脹痛	54
12. 視物昏花	55
13. 耳鳴耳聾	58
14. 衄	62
15. 梅核氣	64
16. 頸項痛	66
17. 怒	67
18. 恐	68
19. 驚　駭	69
20. 多　夢	71
21. 不　眠(不寐)	73
22. 厥	76
23. 癲　證	78

24. 狂	79
25. 癇證	81
26. 倦怠	84
27. 消渴病	86
28. 黃疸	90
29. 心悸	92
30. 藏躁	95
31. 汗出	96
32. 胸滿痛	98
33. 咳嗽	101
34. 喘證	102
35. 咯血	103
36. 胃脘痛	104
37. 腸鳴腹脹	107
38. 浮腫	108
39. 泄瀉	109
40. 嘔血	110
41. 嘔逆	112
42. 泛酸口苦	113
43. 納呆	114
44. 便秘	115
45. 奔豚氣	116
46. 癃閉	118
47. 氣淋	119

3. 病案事例 120

1. 梅核氣 120

2. 癃閉證 122
   3. 不　寐 123
   4. 頸　痛 125
   5. 月經遲延 126
   6. 腹　痛 127
   7. 肝鬱氣結, 風火相煽, 氣血逆上 <昏厥> 128
   8. 氣鬱脇痛 130
   9. 肝體損傷, 生發無能 130

 4. 肝病治療의 總括的 原則 134
   1. 初期 - <疏肝解鬱爲主> 134
   2. 中期 - <養肝柔肝和血爲主, 視其有無血鬱或血瘀, 隨證調治> 134
   3. 後期 - <肝腎同治(虛則補其母)> 134
   5. 肝病治療의 常用 方劑 및 成藥 135
   6. 肝病治療의 常用藥 136

第二部 臨證에서의 네 가지 觀點 139

 1. 氣血의 觀點 139
   1. 氣血의 生理 140
   2. 氣와 血은 均히 물질이다 141
   3. 臨證에 있어서 氣血의 應用 142

 2. 鬱證의 觀點 150

 3. 養陰의 觀點 173
   1. 人體에 있어 陰의 重要作用 173
   2. 自然環境, 工業, 飮食, 사람 사이의 관계에 있어서의 陰의 관계 174

3. 病理上에서 人體의 陰에 대한 要求 179
　　4. 陰虛見證 181
　　5. 陰과 血의 關系 182
　　6. 養陰藥의 運用과 今期 182
　　7. 病證事例 184

4. 活血化瘀의 觀點 189
　　1. 瘀血學說과 活血化瘀法의 淵源 189
　　2. 審證求因, 辨證論治 190
　　3. 活血化瘀法의 機理(探討) 203
　　4. 活血化瘀法 常用方 205
　　5. 活血化瘀法 常用藥物 205

第三部 常見하는 兩種의 多發病에 대한 治療 體驗 207

1. 中醫藥治療 Ⅱ型 糖尿病(消渴)酮症(Ketosis) 60例에 대한 小結 .. 207
　　1. 병예분석 209
　　2. 치료효과 분석 209
　　3. 結果分析 211
　　4. 討　論 211
　　5. 典型的인 病例 220

2. 氣癭病(甲狀腺機能亢進症)의 中醫中藥治療 222
　　1. 輕中型 223
　　2. 中重型 224
　　3. 病案事例 226

第四部 難治病의 治療와 諸熱證의 證治에 대한 經驗 229

1. 難治病의 治驗 229
1. 溫腎燠土로 치료한 重度의 腹脹 229
2. 全身 알러지 반응에 의한 重等糜爛에 대한 中藥治療 231
3. 視網膜剝離術後의 視力弱化에 대한 치료경험 233
4. 甲狀腺腫瘤手術後의 失音에 대한 治驗 236
5. 滋水涵木法으로 治療한 重症 慢性肝炎 238
6. 眞熱假寒證의 治療 241
7. 尿崩症 治驗 242
8. 過敏性結腸炎 驗案 244
9. 狐惑病 伴發 胸痺 245
10. 雷諾氏症(Raynaud's disease) 驗案 246

2. 諸熱證의 證治 經驗 248
1. 外感發熱 248
2. 內傷發熱 255
3. 病案事例 265
4. 菁蒿鱉甲湯臨證體驗 271

3. 臨證驗方 275
1. 芩連荷佩湯 275
2. 三蔘湯 277

附 錄 281

跋 291

處方索引 297

第一部 肝病證治 ≪內經≫

이천 년을 넘는 임상경험을 통해 역대 의가는 肝이 五臟 중에 아주 중요한 위치에 있다는 것을 인식하였다.

肝의 生理機能

肝은 膈下, 腹腔의 右上方인 右側 脇內에 위치한다. ≪難經·四十二難≫에서 "肝重二斤四兩, 左三葉, 右四葉, 凡七葉"이라고 되어있다. 肝의 陰陽 屬性에 대해서 ≪靈樞·陰陽系日月≫과 ≪素問·金匱眞言論≫에서는 "陰中之少陽"과 "陰中之陽"이라고 認識하였으며 ≪素問·六節臟象論≫에서는 "陽中之少陽"이라고 인식하였다. 肝은 五行 중 木에 屬하며, 春氣에 通한다.

肝의 주요 생리기능은 疏泄과 主藏血로 體陰而用陽하고 主升主動한다. 肝藏魂하고 在志爲怒, 在液爲淚, 在體合筋, 在竅爲目, 其華在爪한다. ≪素問·六節臟象論≫에서 말하기를 "肝者 罷極之本, 魂之居也. 其華在爪, 其充在筋, 以生血氣"라 하였다. "以生血氣"라는 네 글자는 肝臟의 疏調氣血하는 生理機能을 槪括하는 것이라 할 수 있다.

足厥陰肝經은 足大趾의 足背와 脛骨邊緣에서 위로 향하며 시작하여 膝과 大腿內側으로 上行하여 陰毛를 돌아서 陰器와 少腹에 이르고 胃를 끼고서 肝絡의 膽穿膈에 屬하고 다시 喉後部로 하여 目系에 도달하고 顚頂에 이르러 督脈과 만나며 그 分支는 目系에서 아래로 頰과 脣을 돌고 다른 한 分支는 肺로 注한다.

肝主疎泄이라 함은 肝主升主動하는 생리 특징을 바탕으로 全身의 氣機를 調暢하고 血液과 津液을 推動하여 善泄暢達하게 함을 말한다. 그 기능은 크게 세 가지로 나눌 수 있다.

1. 氣血條達

氣의 升降出入運動의 平衡協助는 機體의 장부조직의 정상적인 생리활동과 機體의 각 장부조직기능의 활동에 의해서 이루어진다. 肝의 疎泄機能은 氣의 升降出入運動과 그 運動間에서의 平衡協助에 중요한 작용을 한다. 肝의 疎泄機能이 정상적으로 이루어지면 氣機調暢하고 氣血和調하며 經脈이 通行하여 장부조직의 활동이 정상적으로 이루어진다. 血液의 運動과 津液代謝의 輸布는 균히 氣機調暢에 달려있다. 이것이 바로 肝이 "以生氣血"의 作用을 한다는 것이다.

肝의 疎泄機能이 정상이면 膽汁分泌가 원활하게 되어 脾升胃降하여 運化水穀하고 精微로운 物質의 輸布가 정상적으로 이루어지는 조건이 되는 것이다. 唐容川이 말하기를 "木之性主乎疎泄, 食氣入胃, 全賴肝木之氣而疎泄之而水穀乃化"라 하였다. (《血證論》)

2. 調節情志

사람의 情志活動은 氣血의 정상운행에 의해서 이루어진다. 肝의 疎泄은 調暢氣機, 促進血液運動하는 기능을 말한다. 肝鬱血熱하면 易煩怒하고, 肝氣虛하면 易怯弱한다. 이로 인하여 肝의 疎泄은 情志作用을 조절하게 되는데 즉 木喜條達하는 본성이 나타나는 것이다.

이외에 女子의 月汛과 男子 宗筋의 作强 역시 情志活動과 밀접한 관계가 있는 것으로 즉 肝의 疎泄과 관계가 되는 것이다.

3. 藏血機能

肝藏血은 《素問·調經論》과 《靈樞·本神篇》에서 처음 볼 수 있다. 그것은 血液을 儲藏하고 血液量을 調節하는 양 방면을 포괄하는 것이다.

肝體陰而用陽이라 함은 반드시 일정한 양의 血液이 肝에 貯存되어 있어야 肝의 陽氣가 衝動太過함을 制約할 수 있고 그 衝和條達이 정상적으로 발휘됨을 말한다. 肝의 血液調節은 《素問·五臟生成論》에서 나오는데 "人臥血歸于肝"이라 한 것이다. 王氷이 注하여 말하기를 "肝藏血, 心行之. 人動則血運動諸經, 人靜則血歸于肝臟"이라 하였다.

肝主疎泄과 藏血의 기능은 相輔相成하는 것으로 상호영향을 가진다. 疎泄이 정상이면 氣機調暢하고 血運通達하고 藏血機能이 정상으로 유지되는 것이다. 肝血充足되면 肝目得陽하여 疎泄機能이 균형을 이루어 條達되는 것이다.

肝의 機能은 중요한 것으로 기타의 諸臟과 극도의 연계로 관계되는 것이다. 肝木은 心血의 濡潤과 腎水의 涵養, 脾土의 培護, 肺金의 制約을 받아야 그 生發升動의 기능이 이루어지니 네 가지 중에 하나라도 문제가 생기면 여러 가지 증이 나타나게 되는 것이다.

한방에서 말하는 肝은 肝臟의 실체 외에, 현대의학의 신경계, 소화계, 순환계, 내분비계와 생식계 부분의 기능을 포괄하는 것이다.

肝의 病理變化

사람의 각 장부조직은 서로 의존하여 平衡協助하니 機體의 整體統一을 이루어 機體內 환경의 動態平衡을 유지하게 되는 것이다. 일단 어떤 장부가 이상이 생겨 변화가 생기면 本臟腑와 그 歸屬經脈 만의 病

證 뿐만 아니라 기타 相關臟腑에서도 같지 않은 정도이지만 影響을 받게 되는 것이다. 朱丹溪가 말하기를 "氣血衝和, 百病不生, 一有怫鬱, 萬病生焉"이라 하였으며 肝이 一身의 氣血機能을 承發調暢함으로 인해 肝臟에 병변이 일단 발생하면 本臟의 自病 외에 刑金, 克土, 擾心, 盜腎, 上犯顚頂, 虐及目竅, 旁侵四肢 ……하여 變生諸證한다. 沈金鰲가 하기를 "肝和則生氣發育萬物, 若衰與亢, 則能爲諸臟之殘賊"이라 하였다. 이로 인하여 肝氣鬱結하고 氣滯血瘀, 氣機逆亂, 血隨氣逆하게되니 肝臟이 그 病理變化에 가장 기본이 되는 것이다. 肝의 주요특징은 氣機의 升降出入平衡失調하는 것으로 《素問·擧痛論》에서 말하기를 "百病生于氣也……"라 한 것이다.

예를 들면 肝의 氣血失調는 肝本病/經病에 이르며 肝鬱氣結, 瘀血阻絡하면 脇痛하고 간血不足, 筋失所養하면 行步疲憊, 筋戀, 腰痛하며 暴怒傷肝, 火旺生風하면 身振搖하고 肝陰血內耗하고 經脈失養하면 四肢痿廢하고 "爪爲筋之餘"인데 肝血不足하면 爪甲萎軟薄枯하며 더불어 色夭變形脆裂하고 肝脾失調, 氣機阻滯, 水濕停留中焦하면 鼓脹하며 寒凝肝脈, 氣血鬱滯하면 少腹痛하고 "前陰者宗脈之所聚 ……入房太甚則宗脈弛縱發爲陽痿"한다.

肝腎相火亢盛하고 "傷于熱則縱挺不收"하니 强中證이며 氣滯肝脈, 經氣不舒하면 氣疝하고 肝藏血, 司血海하는데 肝이 疎泄失常하면 月經失調한다.

肝과 膽은 表裏를 이루는데 濕熱蘊結中焦하여 熏蒸肝膽하면 膽汁外溢하여 浸滴于肌膚하여 黃疸이 되고 肝膽鬱火內蘊, 疎泄失織하고 膽氣上溢하여 膽癉이 되고 邪傳少陽하여 正邪相爭하면 寒熱往來가 나타난다.

肝鬱氣滯하고 氣鬱化火하여 上擾神明하면 癲狂이 나타나고 惱怒傷肝하여 氣機逆亂하여 血隨氣升하여 더불어 위로 올라가면 中風昏厥하며 肝陰血不足하면 善驚하고 肝鬱氣滯, 肝膽火旺者는 善怒, 善煩冤하며 肝

不藏魂하고 膽失決斷하면 어떤 일에 대해 두려움(恐)이 많아지고 의심이 많아지며 肝血不足하고 血不養心하면 不寐하고 虛陽擾肝하여 魂不守舍하면 多夢하며 血虛風動하면 頭搖肢顫하고 肝鬱化火傷陰하여 陰虛火旺하면 消渴에 이르고 肝脈氣血不暢하면 脈絡阻滯하여 頸項痛이 나타나고 重하면 痰을 형성하여 氣瘻病이 될 수 있고 肝鬱氣結로 膽凝不化하여 梅核氣가 나타나고 陰血不足하고 虛陽化火하여 上擾淸竅하면 頭暈脹痛하고 耳鳴耳聾하며 膽鬱挾熱傷陰하여 上攻目竅하면 目珠夜痛, 眦爛, 目赤하고 久視傷血하여 肝陰內耗하면 兩目乾澁하여 視物昏花하여 심지어는 雀目이 되고 肝風內動하면 目斜上視한다.

　肝氣鬱結하여 橫逆犯胃하면 胃失和降하여 胃脘痛과 惡心嘔吐가 나타나고 氣機升降阻滯하여 鬱結不通하면 腹脹이 생기며 肝氣橫逆하여 克伐脾土하면 脾失健運하여 腹瀉가 된다. 苦는 膽의 味로 膽熱하면 口苦가 일어나니 "邪在膽逆在胃, 膽液泄則口苦, 胃氣逆則口苦하며 (《靈樞·四時氣篇》)" 肝鬱不舒하고 鬱而化火하여 灼傷胃絡하면 嘔血하고 情志不遂, 鬱結犯胃하면 不思飮食하며 肝木疎泄失司하면 大便乾稀不定하게 되고 木火凌中하여 灼傷陰液하면 腸失濡潤하여 便秘가 되고 肝腎之氣의 循經함이 逆上하여 不降하면 上衝胸咽하여 奔豚이 나타난다.

　《靈樞·經脈篇》에서 "是肝所生病者……閉癃"이라 하였으며 《本草綱目·卷三·溲數遺尿》에서 말하기를 "肝失則癃閉, 虛則遺尿"라 하였듯이 子病及母하는 것으로 肝失條達하여 疎泄不利하니 癃閉가 되는 것을 말하는 것이며 忿怒傷肝하여 氣鬱化火하고 蘊于下焦하면 氣淋에 이른다. 이런 것 등등으로 하나가 아니고 많은 것이다.

　《內經》 등의 原文에 기재되어 있는 것을 잘 살펴보면, 肝臟病의 直接見證이 40개, 間接見證이 24개로, 합하면 64개(見附圖)가 되니 기타 四臟과 비교할 수 없는 것이다.

附圖（1~5）

圖1　肝臟發病示意圖（肝本體病）

筋攣筋緩
- 《素問·靈蘭秘典論》：肝者，將軍之官，謀慮出焉。
- 《素問·六節藏象論》：肝者，罷極之本，魂之居也，其華在爪，其充在筋，以生血氣，其味酸，其色蒼，此為陽中之少陽，通於春氣。
- 《素問·痿論》：肝主身之筋膜。
- 《素問·五臟生成篇》：肝之合筋也。
- 《靈樞·本神》：肝藏血，血舍魂，肝氣虛則恐，實則怒。
- 邪氣所客，邪氣盛則筋急，正氣奪則筋緩。

爪甲枯
- 《素問·六節藏象論》：肝者……其華在爪。
- 《素問·五運行大論》：厥陰……其在天為風，在地為木……其養筋……其病裏急支滿……其蟲毛。（風淫所勝，木鬱之發）

兩肋滿
- 《素問·大奇論》：肝雍，兩胠滿。
- 《靈樞·邪氣臟腑病形篇》：肝脈……微大為肝痹陰縮，咳引小腹。
- 《素問·刺熱篇》：肝熱病者……脅滿痛，手足躁，不得安臥。

脅痛
- 《素問·氣交變大論》：歲木太過，風氣流行，脾土受邪……甚則忽忽善怒，眩冒巔疾，化氣不政，生氣獨治，雲物飛動，草木不寧，甚而搖落，反脅痛而吐甚。
- 《素問·刺熱篇》：肝熱病者……脅滿痛，手足躁，不得安臥。
- 《素問·藏氣法時論》：肝病者，兩脅下痛引少腹。

積聚痃癖
- 《難經·五十六難》：肝之積名曰肥氣，在左脅下，如覆杯，有頭足。久不愈，令人發咳逆，痎瘧。
- 《靈樞·邪氣臟腑病形篇》：肝脈……大甚為內癰。

內癰
- 《靈樞·邪氣臟腑病形篇》：肝脈……大甚為內癰。
- 《靈樞·癰疽篇》：營衛稽留於經脈之中，則血泣而不行，不行則衛氣從之而不通，壅遏而不得行，故熱。大熱不止，熱勝則肉腐，肉腐則為膿……此其候也。

腹脹
- 《靈樞·經脈篇》：肝足厥陰之脈……是動則病腰痛不可以俯仰，丈夫㿉疝，婦人少腹腫。

疝
- 《靈樞·經脈篇》：肝足厥陰之脈……是主肝所生病者，胸滿嘔逆飧泄，狐疝遺溺閉癃。

陰囊陰縮強中
- 《素問·至真要大論》：厥陰司天……筋骨繇並，肉瞤瘛，目轉耳鳴。
- 《靈樞·經脈篇》：肝足厥陰之脈……是動則病……丈夫㿉疝。
- 《靈樞·經筋篇》：足厥陰之筋……其病足大指支內踝之前痛……陰器不用，傷於內則不起，傷於寒則陰縮入，傷於熱則縱挺不收。

腰痛
- 《靈樞·經脈篇》：肝足厥陰之脈……是動則病腰痛不可以俯仰。

下肢疼痛
- 《靈樞·經脈篇》：肝足厥陰之脈……循股陰入毛中，過陰器，抵小腹。
- 《素問·陰陽明論》：足受血而能步……臥出而風吹之，血凝於膚者為痹，凝於脈者為泣，凝於足者為厥，此三者，血行而不得反其空，故為痹厥也。

陰囊陰斑
- 《靈樞·經脈篇》：足厥陰之脈……其病足反踹善瘛節時腫。
- 《靈樞·經筋篇》：足厥陰之脈……陰器不用，傷於內則不起，傷於寒則陰縮入，傷於熱則縱挺不收。

月經不調
- 《素問·五臟生成》：人臥則血歸於肝。
- 《素問·六節藏象論》：肝者……以生血氣。
- 肝主藏血而司血海，肝血虛則血海不能按時充盈，而致月經失調。

图 2 肝脏发病示意图（肝～神志病）

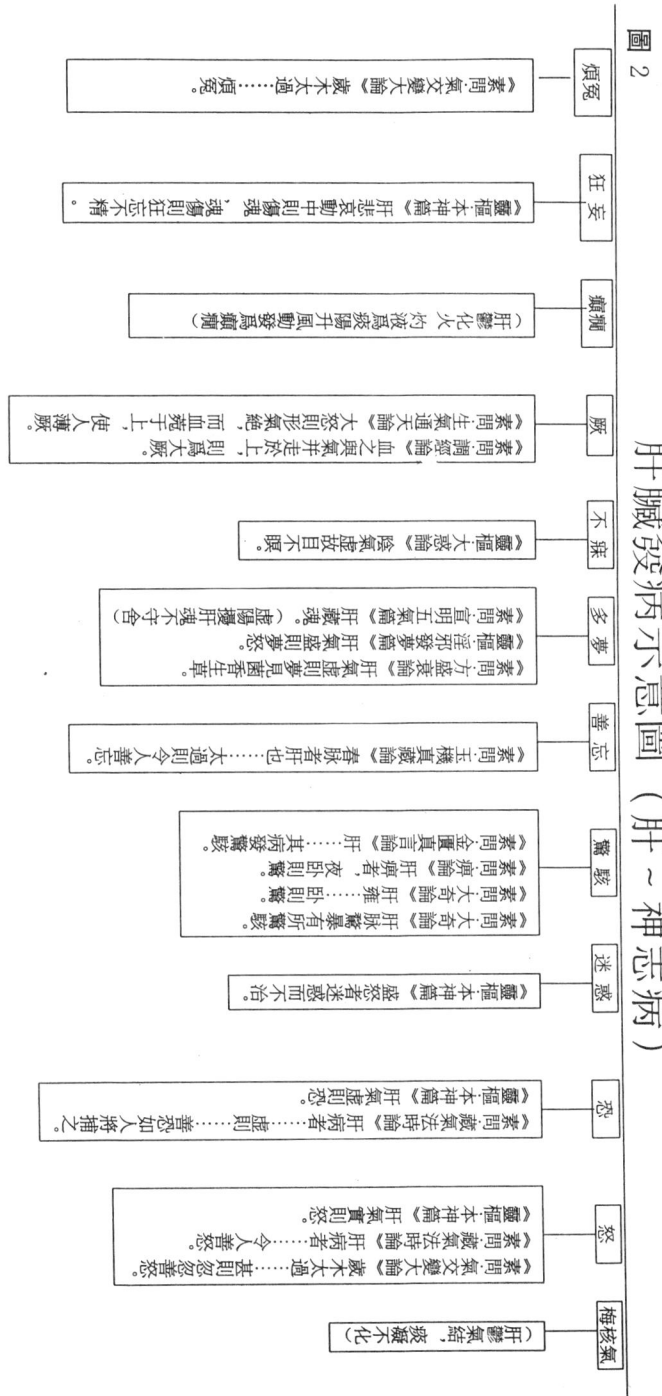

- 烦冤 ——《素问·气交变大论》厥阴木过……烦冤。
- 狂妄 ——《灵枢·本神篇》肝悲哀动中则伤魂，魂伤则狂忘不精。
- 癫痫 ——（肝郁化火灼液成痰蒙阳升风动发为癫痫）
- 厥 ——《素问·调经论》《素问·生气通天论》血之与气并走于上则为大厥……气复反则生不反则死。形气绝而血菀于上，使人薄厥。
- 不寐 ——《灵枢·大惑论》阴气虚故目不眠。
- 多梦 ——《素问·方盛衰论》《灵枢·淫邪发梦篇》《素问·宣明五气篇》肝气盛则梦怒。肝藏魂……魂伤则狂妄不精……虚则梦菌香生草。肝藏魂魂不守舍。
- 善怒 ——《素问·玉机真藏论》春脉者肝也……太过则令人善怒。
- 惊骇 ——《素问·大奇论》《素问·金匮真言论》《素问·大奇论》肝雍……惊骇。肝藏……其病发惊骇。肝脉骛暴有所惊骇。
- 迷惑 ——《灵枢·本神篇》盛怒者迷惑而不治。
- 恐 ——《灵枢·本神篇》《素问·藏气法时论》肝气虚则恐……虚则恐如人将捕之。
- 怒 ——《灵枢·本神篇》《素问·藏气法时论》《素问·气交变大论》肝实则怒。肝病者……令人善怒。岁木太过……甚则善怒。
- 梅核气 ——（肝郁气滞痰凝）

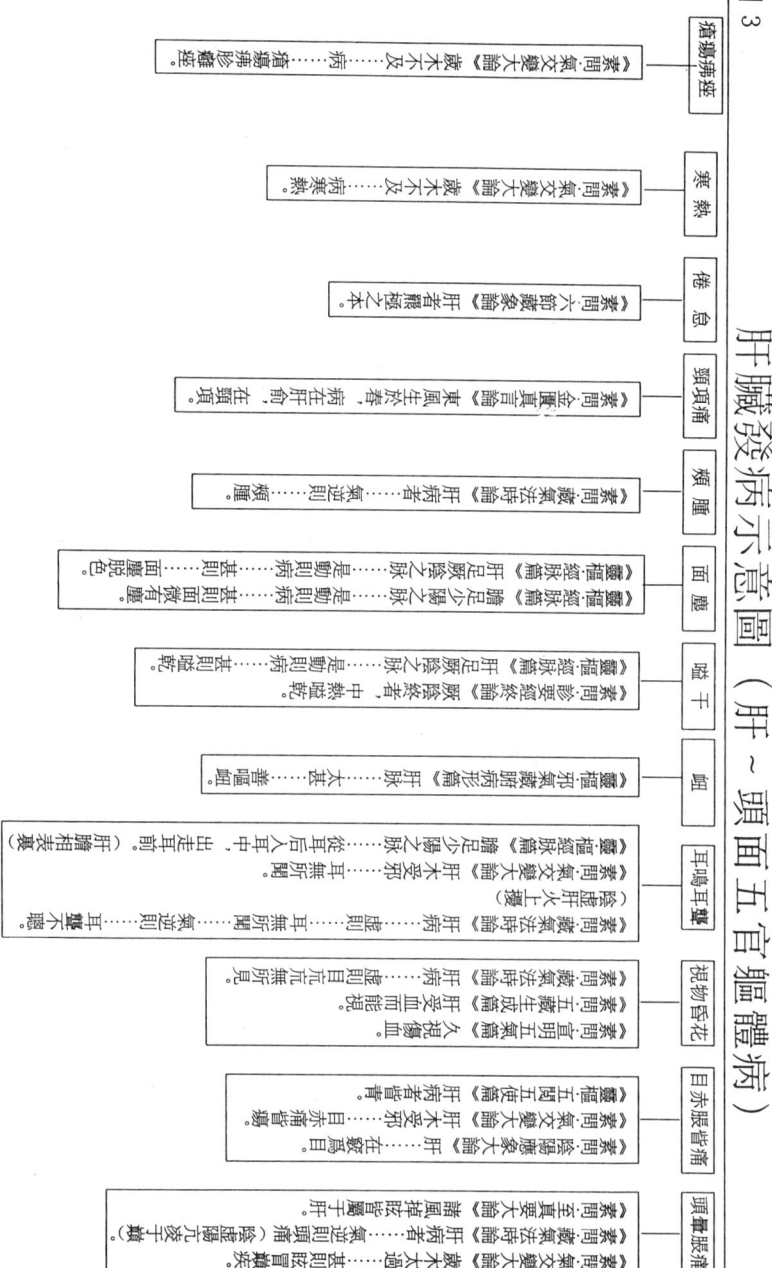

图 3 肝脏发病示意图（肝～头面五官躯体病）

图4 肝脏发病示意图（肝～脾、胃病）

肝

脾

胃

肝胃于络中
木火逐中

表里

肝→胃

肝木疏泄失常
《难经》：肝之内证便难。（木火逐中，灼伤阴液，肠失濡润）——便秘

肝胃不和
木火逐不足——纳呆

肝木乘土
《素问·气交变大论》岁木太过……脾土受邪。（胃失健运）——食减

《素问·至真要大论》木之胜也土湿受邪脾病生焉。（木克土）

肝→脾

脘腹胀痛

《素问·厥阴脉》厥阴之脉……腹胀。
《素问·六元正纪大论》木郁之发……民病胃脘当心而痛。
《素问·气交变大论》岁木太过，风气流行，脾土受邪……肠鸣腹支满。

消渴
《素问·六元正纪大论》厥阴所至胜复……民病消瘅。
《素问·气交变大论》岁木太过……脾土受邪，民病飧泄，热则消肌肉，故曰消瘅。

浮肿
《素问·六元正纪大论》土郁之发……为腑肿身重。

泄泻
《素问·六元正纪大论》是肝所生病者……飧泄。
《灵枢·经脉篇》是肝所生病者……飧泄。
《素问·气交变大论》岁木太过……脾土受邪，民病飧泄。

瘀饮
脾虚痰湿内生，肝郁气滞，肺失肃降之源。

呕血
《素问·举痛论》怒则气逆甚则呕血。

恶心呕吐哕
《素问·宣明五气篇》胃为气逆为哕。
《素问·至真要大论》厥阴司天……呕。
《灵枢·经脉篇》足厥阴肝所生病者……呕逆。
《灵枢·四时气篇》邪在胆，逆在胃，胆液泄则口苦，胃气逆则呕苦。

泛酸嘈苦
《灵枢·经脉篇》肝所生病者，其味酸。
《素问·奇病论》夫肝者，中之将也，取决于胆，咽为之使，此人者数谋虑不决，故胆虚气上溢而口为之苦。
《灵枢·痿论》肝气热则胆泄口苦。
《灵枢·经脉》胆足少阳之脉……是动则病口苦。

水湿肠不能
脾湿利化

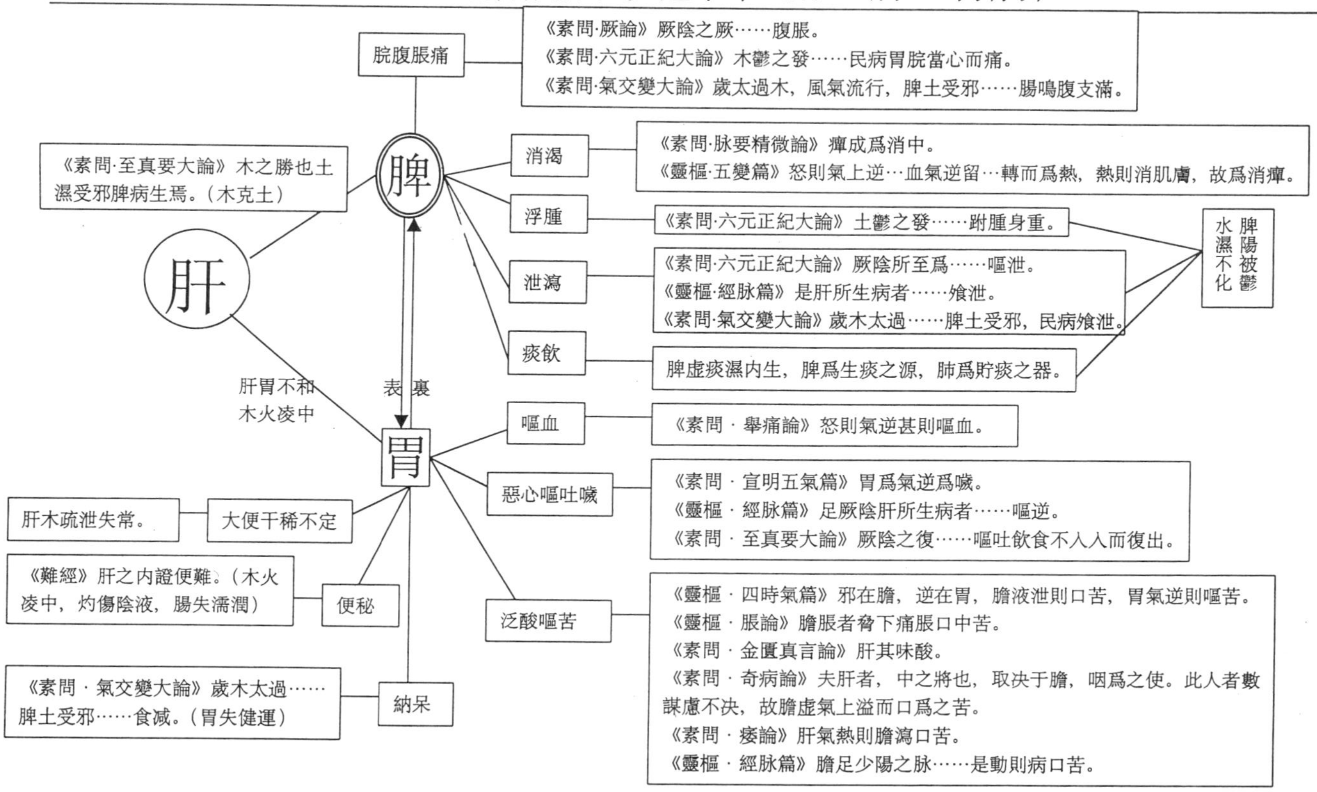

圖 5　肝臟發病示意圖（肝～膽、腎、心、肺病）

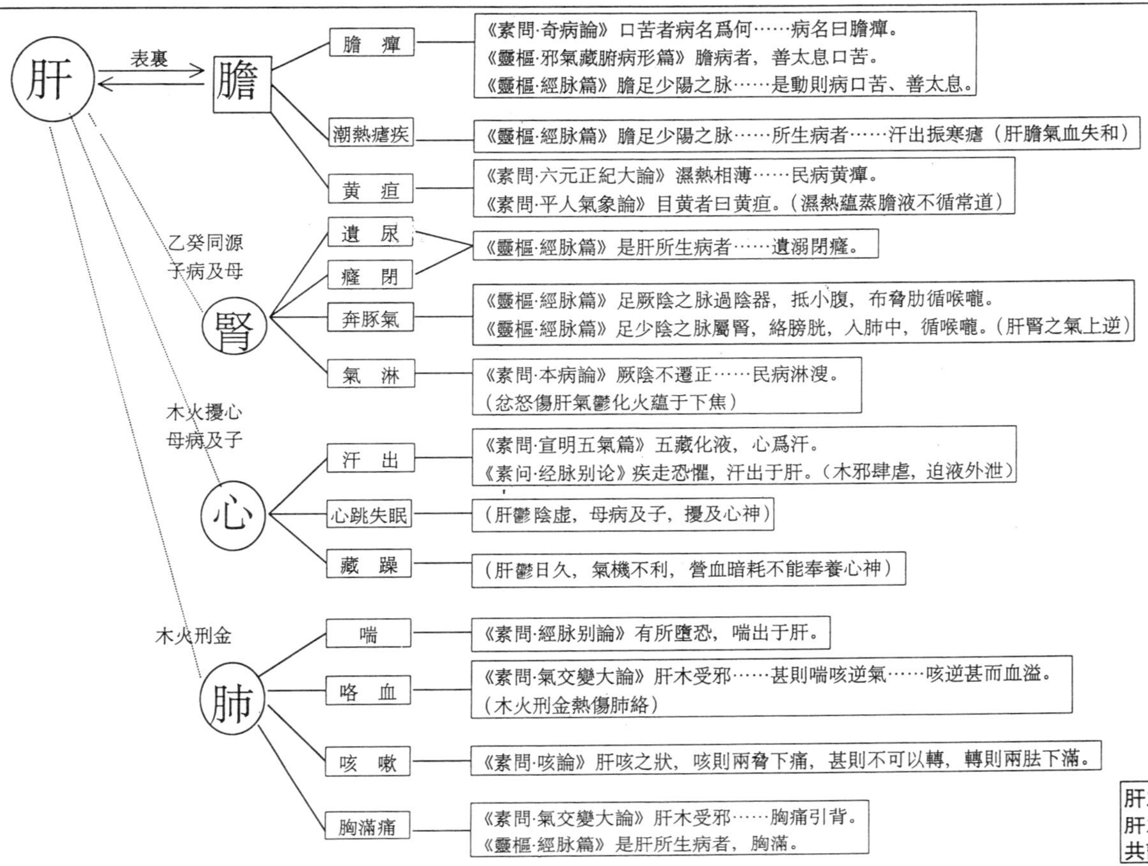
肝
表裏
膽
膽癉
《素問·奇病論》口苦者病名爲何……病名曰膽癉。
《靈樞·邪氣藏腑病形篇》膽病者，善太息口苦。
《靈樞·經脉篇》膽足少陽之脉……是動則病口苦、善太息。
潮熱瘧疾
《靈樞·經脉篇》膽足少陽之脉……所生病者……汗出振寒瘧（肝膽氣血失和）
黄疸
《素問·六元正紀大論》濕熱相薄……民病黄癉。
《素問·平人氣象論》目黄者曰黄疸。（濕熱蘊蒸膽液不循常道）
乙癸同源
子病及母
腎
遺尿
癃閉
《靈樞·經脉篇》是肝所生病者……遺溺閉癃。
奔豚氣
《靈樞·經脉篇》足厥陰之脉過陰器，抵小腹，布脅肋循喉嚨。
《靈樞·經脉篇》足少陰之脉屬腎，絡膀胱，入肺中，循喉嚨。（肝腎之氣上逆）
氣淋
《素問·本病論》厥陰不遷正……民病淋溲。
（忿怒傷肝氣鬱化火蘊于下焦）
木火擾心
母病及子
心
汗出
《素問·宣明五氣篇》五藏化液，心爲汗。
《素问·经脉别论》疾走恐懼，汗出于肝。（木邪肆虐，迫液外泄）
心跳失眠
（肝鬱陰虚，母病及子，擾及心神）
藏躁
（肝鬱日久，氣機不利，營血暗耗不能奉養心神）
木火刑金
肺
喘
《素問·經脉别論》有所墮恐，喘出于肝。
咯血
《素問·氣交變大論》肝木受邪……甚則喘咳逆氣……咳逆甚而血溢。
（木火刑金熱傷肺絡）
咳嗽
《素問·咳論》肝咳之狀，咳則兩脅下痛，甚則不可以轉，轉則兩胠下滿。
胸滿痛
《素問·氣交變大論》肝木受邪……胸痛引背。
《靈樞·經脉篇》是肝所生病者，胸滿。

肝之直接見證 40 個
肝之間接見證 24 個
共計　64 個見證

1. 肝病主要證型

本臟見證: 脇痛, 兩脇滿, 驚恐, 氣怒, 煩冤, 不寐, 多夢, 癲癇, 筋攣 筋痿, 肢顫竄痛痲木, 積聚, 鼓脹, 少腹腫痛, 月經不調, 頸 項痛, 梅核氣, 耳鳴耳聾, 衄, 目赤脹痛, 眩暈, 中風 等.

他臟見證:

木火擾心 - 心悸失眠, 汗出, 臟躁.

木火刑金 - 胸滿痛, 咳痰色青, 喀血, 喘證.

木克脾土 - 胃脘痛, 腸鳴腹脹, 泄瀉, 嘔血, 惡心嘔吐噦, 泛酸嘔苦, 納呆, 消渴, 大便乾稀不定, 浮腫, 痰飮, 帶下.

乙癸同源, 子病及母 - 奔豚氣, 遺溺, 癃閉, 氣淋.

肝과 膽은 서로 表裏 관계를 이루는데 생리와 병리적으로 밀접한 관계가 있어 肝病은 대개 膽에 영향을 미치고 膽病 또한 肝臟에 영향을 주니 임상에서의 黃疸, 膽癉, 潮熱瘧疾 등과 같은 것이다.

肝病의 證治를 아래와 같이 나누어 보면

1. 肝鬱氣滯

主 證: 精神抑鬱, 胸悶太息, 兩脇脹痛, 噯氣吞酸, 食慾減少, 脘腹 脹滿, 二便不暢, 舌苔薄白, 脈滑或見弦象.
이상의 諸證은 肝의 本臟證과 脾土를 克하여 생긴 證을 포함하는 것이다.

證 析: 肝主疏泄하고 性喜條達하니 그 經脈은 兩脇에서 少腹 아래로 해서 陰器를 돈다. 肝氣 鬱滯하고 情志失暢하여 條達이 원활하지 못하면 精神이 抑鬱된다. 氣機鬱滯되면 胸懷不暢

하여 胸悶太息하고 肝氣鬱結하여 經脈不利하면 兩脇脹痛하고 肝氣橫逆하여 胃失和降하면 氣滯하여 胃脘이 鬱하면서 熱이나니 噯氣呑酸, 食少脘脹함이 나타나며 肝腎同源으로 肝의 疎泄이 원활하지 못하면 二便 또한 失暢한다. 苔薄白하고 脈滑或見弦象은 균히 肝鬱氣滯, 脾胃失和하여 나타나는 證이다.

治　法：舒肝理氣, 和胃脾胃.

方　藥：四逆散 加減. 證이 비교적 가벼우면 **舒肝丸, 越菊保和丸**을 복용할 수 있다.

醋柴胡 7g, 小枳實 7g, 白荳蔲 1.5g, 陳皮炭 10g, 乾枾蔕 10g, 杭白芍 10g, 制香附 10g, 生甘草 3g.

方　解：四逆散은 본래 和解表裏하는 藥으로 舒肝理脾의 良方이며 木土를 풀어서 和解할 수 있다. 柴胡는 入肝膽하여 能히 宣暢氣血하고 十二經의 結氣를 散하니 本方의 主藥이며 理氣消痺하는 枳實과 同用하여 升淸降濁하고 香附는 理氣藥 중 가장 和平하면서도 효과가 있는 좋은 약이며 芍藥은 甘草와 더불어 合用하면 緩肝急, 除煩止痛하고 白荳蔲는 流暢三焦하며 行脾胃之滯氣하고 化食消脹하며 枾蔕는 理氣하고 止噯氣之不舒하고 陳皮炭은 肝鬱의 呑酸을 없애고 甘草로 和中한다. 諸藥이 모두 疏氣解鬱하는 기능이 있다.

2. 氣鬱血滯

主　證：憂鬱少歡, 胸脇刺痛不移하며 悶脹, 煩熱, 失眠이 비교적 심

하며 婦女에게서 經行不暢 혹 經閉를 볼 수 있다. 目窠烏黑, 脣舌色暗, 심지어는 紫暗, 瘀点, 斑塊가 나타난다. 舌薄白하고 脈沈澁하다.

證　析：氣爲血帥니 氣行則血行하며 氣滯則血滯한다. 氣鬱日久하면 氣로부터 血에 미쳐 氣血久病이 되어 病情이 加重되며 臟腑失和하고 沖任失調하면 肝區가 刺痛하며 痛處不移하고 더불어 脹하고 月經失調를 보인다. 胸陽失展하고 氣機不利하면 凶婦脹悶煩熱하며 氣鬱血滯하고 陰陽失和하면 陽不入陰하여 不寐하고 口窠脣舌 등에서 균히 血鬱의 象을 볼 수 있으며 證脈合參으로 氣滯血鬱하여 이루어진 것을 알 수 있다.

治　法：舒氣解鬱, 活血通絡.

方　藥：**柴胡疏肝散, 桃紅四物湯** 加減. 證이 비교적 가벼우면 **平肝舒絡丹**을 사용할 수 있다.

醋柴胡 7g, 制香附 10g, 當歸尾10g, 赤芍藥 10g, 大川芎 7g, 草紅花 10g, 紫丹蔘 10g, 炒枳殼 10g, 廣鬱金 10g, 靑橘葉 7g, 何首烏 10g, 生甘草 5g.

方　解：本方은 柴胡, 香附, 鬱金, 枳殼을 사용하여 理氣, 解鬱하고 丹蔘, 川芎, 紅花, 赤芍, 歸尾는 活血祛瘀하며 橘葉은 理氣散結하고 消腫止痛하며 何首烏는 養肝血而安神하고 生甘草는 調和諸藥한다.

胸脇刺痛이 비교적 심한 경우에는 玄胡索 10g, 茜草 10g을 加한다.

肝腫大, 少腹有癥瘕刺痛하는 경우에는 少腹逐瘀湯, 鱉甲煎丸을 사용할 수 있다.

氣虛者는 太子蔘 20g, 雲茯笭 15g을 加한다.

3. 木火傷陰

主　證: 精神恍惚, 悲憂欲哭, 心煩不安, 口乾, 寐少夢多, 時有欠神, 舌苔白, 舌質紅, 脈多弦細.

證　析: 肝鬱氣滯, 久必化熱, 熱邪內擾, 營陰暗耗, 致肝腎陰虛, 心血不足, 心身失養而上證作. 卽 《金匱要略》에서 말한 "臟燥病"인 것이다.

治　法: 補養陰血, 寧心安神.

方　藥: **甘麥大棗湯** 加減.

粉甘草 7g, 淮小麥 15g, 大紅棗 15枚, 紫石英 20g, 炒棗仁 15g, 合歡花 10g.

方　解: 小麥味甘微寒하여 調養心陰而安心神하고 甘草는 和中緩急하며 大棗는 甘平質潤하여 補中益氣하고 겸하여 潤腸燥한다. 紫石英은 鎭心 安驚 安神하고 炒棗仁은 養心 陰益肝血하고 寧心 安神하며 合歡花는 安神 解鬱한다. 諸藥이 養心肝之血하고 安神定志하는 기능이 있다.

心悸者는 五味子 10g을 가하고 夢多紛紜하면 白芍藥 10g과 生龍骨 15g을 가한다.

目乾澁하면 女貞子 20g, 夏枯草 10g을 가한다.

木火餘熱未淸하면 黃芩 10g, 鬱金 10g을 가한다.

4. 陰虛陽亢

主　證: 眩暈耳鳴, 煩急易怒, 面部潮紅, 心悸健忘, 失眠多夢, 頭痛頭脹, 口乾, 小便赤, 大便秘結. 舌苔薄白, 舌質紅, 脈弦細數.

證　析: 氣鬱化火, 內耗陰血하면 陰不制陽하여 陰虧於下하고 陽亢
　　　　於上하게 된다. 肝腎陰不足하면 陽氣亢逆升騰하는 고로 眩
　　　　暈耳鳴, 煩急易怒, 面部潮熱하게 된다. 陰虛陽亢하게 되면
　　　　神無所養하고 陰陽이 서로 旣濟하지 못하여 心悸健忘, 失
　　　　眠多夢하게 된다. 舌紅하고 脈弦細하며 더불어 口乾, 便秘,
　　　　小便赤하는 것은 鬱久傷陰하고 陽氣過亢하여 擾淸竅하며
　　　　蘗及心神하여 臟腑에 영향을 미쳐서 일어나는 諸證이다.
　　　　바로 《素問·疏五過論》에서 말한 "暴怒傷陰"이다.

治　法: 滋陰潛陽, 解鬱平肝.

方　藥: 一貫煎, 大補陰丸, 滋水淸肝飮 加減化裁.

大生地 15g, 北沙蔘 15g, 寸麥冬 15g, 全當歸 10g, 杭白芍 20g, 川
楝子 10g, 枯黃芩 10g, 粉丹皮 10g, 夏枯草 10g, 敗龜板 12g, 生甘
草 3g.

方　解: 方中의 生地, 沙蔘, 麥冬, 當歸, 白芍, 丹皮는 養血滋陰涼
　　　　血하여 陰虛를 치료하는 것이고 黃芩, 夏枯草, 川楝子는 淸
　　　　熱疏肝하며 龜板은 滋陰潛陽하여 陽亢을 치료한다.

陽亢火旺이 비교적 重하여 耳轟鳴者는 川黃柏 10g, 酒龍膽草 3g을
가하여 단기간 사용한다.

眩暈肢顫에는 鉤藤 15g, 羚羊角粉 1.0g(沖服)을 가한다.

面部潮熱이 重하면 牛膝 20g, 地骨皮 15g을 가한다.

5. 肝火上炎

主　證: 頭痛眩暈, 双耳轟鳴, 面紅目赤, 口苦咽乾, 煩急易怒, 脇肋

灼痛, 不寐 或惡夢紛紜, 吐血或衄血, 舌紅, 苔黃糙, 脈弦數.

證　析: 肝鬱化火하고 氣火上逆하여 上攻頭目하니 頭痛眩暈, 耳鳴 作響하는 것이고 上炎無已하니 急躁易怒하고 甚하면 狂越 한다. 火鬱內擾하면 神不得安하여 不寐 혹 惡夢紛紜하며 灼傷血絡하여 迫血妄行하니 吐血, 衄血한다. 火鬱肝經하니 胸脇灼痛하고 膽氣와 더불어 上溢하니 口苦咽乾한다. 四診 合參하면 肝火上炎하여 나타나는 證임을 알 수 있으며, 흔 히 보이는 증상이다.

治　法: 淸瀉肝火

方　藥: 龍膽瀉肝湯 加減.

枯黃芩 10g, 龍膽草 3g, 炒梔子 10g, 白木通 5g, 建澤瀉 10g, 醋柴胡 7g, 廣鬱金 10g, 淡竹葉 10g, 生龍骨 20g, 生甘草 5g, 羚羊角粉 0.6g (分沖).

方　解: 上方의 龍膽草, 黃芩, 炒梔子는 淸瀉肝膽實火하고 除下焦濕 熱한다. 木通, 澤瀉, 竹葉은 淸熱利濕하며, 火를 小便으로 끌고 내려가서 내보내고 柴胡, 鬱金은 疏暢肝膽하며 生龍 骨은 安神定志하고 다시 羚羊角粉을 가하여 淸瀉肝火한다. 諸藥合用하니 肝火로 하여금 降하게 하여 諸證이 평정을 되찾게 한다.

6. 肝血不足

主　證: 面色無華, 眩暈, 耳鳴如蟬, 二目乾澁, 視物模糊 或 成雀目, 肢體麻木 或 筋脈拘急, 肌肉瞤動, 爪甲不榮, 經量少或經閉. 舌淡, 脈細.

證　析: 肝血不足하여 不能上營하면 頭面의 色이 無華하고 眩暈,
耳鳴如蟬, 舌淡한다. 血虛風動하니 肢麻, 筋攣, 肉瞤하고
血少하니 脈不充榮하여 脈細하며 血海空虛하여 衝任失調하
니 經少或經閉한다.
治　法: 滋補肝血.
方　藥: 補肝湯 加減.

全當歸 10g, 杭白芍 12g, 生地黃 12g, 大熟地 12g, 炒棗仁 15g, 宣木瓜 10g, 寸麥冬 10g, 女貞子 15g, 生甘草 5g.

方　解: 上方의 當歸, 白芍, 生熟地는 四物湯에서 川芎이 빠진 것으
로 養血滋陰하여 補肝血하는 主方으로 여기에 다시 麥冬,
女貞子로 補하여 養肝陰한다. 木瓜는 舒筋滑絡하여 肢體麻
木拘攣을 治療하고 棗仁은 入心肝하여 酸斂安神하며 甘草
는 調和諸藥한다.

이 證에는 辛溫燥熱之品이 맞지 않으니 陰이 더욱 傷하여 諸證이 오
래 지속되는 것을 막고자 함이다.

7. 肝風內動

主　證: 眩暈欲撲, 頭痛如掣, 肢麻震顫, 手足蠕動, 語言不利, 步履
不穩, 舌紅, 脈弦. 이것은 中風의 前兆症이다.
證　析: 肝腎之陰의 耗損이 太過하면 陽氣躁動하여 生風하니 風陽
煽動, 火氣浮亢하여 頭暈欲撲, 肢麻震顫, 語言不利하는 風
動의 象이 나타나는 것이다. 風動於上하면 上盛하게 되고
陰虧於下하면 下虛하게 되는 것으로 上盛下虛하는 고로 步

履不穩해진다. 風陽兩盛하여 灼津하면 痰이 형성되고 陽氣
挾風痰하여 上擾하면 淸竅가 蒙蔽하게 되어 卒然昏撲, 不
省人事하고 口眼喎斜, 半身偏廢, 舌强不語하는 中風의 證이
나타난다.

治　法：滋液育陰, 平肝熄風.

方　藥：鎭肝熄風湯 加減.

杭白芍 15g, 明天麻 10g, 懷牛膝 30g, 生龍骨 15g, 黑元蔘 15g, 天門冬 15g, 川棟子 10g, 夏枯草 10g, 敗龜板 15g, 生赭石 30g, 生甘草 3g.

方　解：上方에서 牛膝을 重用한 것은 引血下行하여 그 陽亢을 끊기 위함이며 元蔘, 龜板, 天冬, 白芍은 滋養陰液, 濡潤熄風함이고 代赭石은 重鎭逆氣, 平肝潛陽하며 生龍骨을 가하여 그 功을 도왔고 生甘草는 調和諸藥한다.

卒中風者는 開竅法을 사용할 수 있으니 凉開法이나 溫開法을 선택하여 至寶丹 혹은 蘇合香丸을 사용한다.

8. 寒滯肝脈

主　證：少腹脹痛하며 凉하고 得熱則緩, 遇寒則甚하고 睾丸墮脹 혹은 陰囊收縮이 있으며 小便淸長, 形寒虛怯한다. 舌苔白滑潤, 脈沈弦 或遲.

證　析：寒邪外襲, 滯留厥陰하여 引少腹之經脈收引하는 것으로 肝主筋絡陰器하여 上記證이 나타나는 것이다. 寒은 陰邪로 抑陽之氣而 形寒虛怯한다.

治　法：溫腎暖肝. (溫腎卽暖肝으로 대개 肝腎은 同源이다. 이것은 "虛則補其母"의 뜻으로 肝腎同治하는 것이다)

方　藥：暖肝煎 加減.

臺烏藥 10g, 川楝子 10g, 小茴香 10g, 上肉桂 3g, 廣橘核 10g, 吳茱萸 3g, 全當歸 10g, 廣木香 3g, 生甘草 3g.

方　解：方中의 烏藥, 小茴香, 上肉桂, 吳茱萸, 橘核은 溫腎暖肝하며 川楝子, 廣木香은 行氣散結하고 當歸는 養血溫經하며 甘草는 調和諸藥한다. 공히 溫腎暖肝의 功이 있다.

9. 肝膽濕熱

主　證：脇肋脹痛, 口苦納呆, 嘔惡腹脹, 身目發黃, 寒熱往來, 或陰囊濕疹, 睾丸腫脹而熱痛, 大便不調, 小便短赤, 或帶下黃臭, 外陰少陽. 舌苔黃膩, 脈弦數.

證　析：濕熱蘊結하여 肝膽疎泄失常하는 故로 脇肋脹痛하고 膽氣逆하니 口苦하고 濕熱鬱阻하니 脾胃升降失司하여 納呆, 嘔惡, 腹脹, 大便不調하며 濕熱相蒸, 膽汁外溢하니 身目發黃하고 邪居少陽하니 寒熱往來하며 濕熱下注하니 小便短赤하고 肝脈繞陰器하는 고로 濕熱下注하여 睾丸腫脹熱痛하고 外陰瘙癢, 帶下黃臭한다.

治　法：淸利肝膽濕熱.

方　藥：茵蔯蒿湯 加減.

茵蔯蒿 30g, 生大黃 6g, 炒山梔 10g, 川黃柏 6g, 白木通 5g, 飛滑石 15g, 藿香葉 10g, 炒枳殼 10g, 車前子 30g(包煎).

方　解: 上方 茵蔯蒿湯은 肝膽濕熱로 因한 黃疸을 치료하는 처방으로 木通, 黃柏, 滑石, 車前子, 竹葉은 小便으로 引濕熱下行 시키며 藿香은 芳香化濁하고 枳殼은 理氣寬中한다. 諸藥을 合用하면 淸利濕熱, 疏利肝膽하는 功效가 있다.

10. 心肝血虛

主　證: 心悸, 失眠, 驚悸, 健忘, 多夢紛紜, 二目乾澁, 面色無華, 脣舌色淡, 脈細.

證　析: 肝血不足하면 目竅失養하여 目乾澁하고 木火凌心하니 心神을 어지럽혀 心悸, 失眠, 健忘, 多夢의 證이 나타나며 心肝血虛하여 不能上榮于面하니 色淡하고 血少脈道不充하니 脈細한 象이 나타난다.

治　法: 滋養肝血, 益心安神.

方　藥: 四物湯合生脈飮, 補心丹 加減.

全當歸 10g, 杭白芍 15g, 熟地黃 12g, 柏子仁 10g, 炒棗仁 10g, 雲茯苓 15g, 太子蔘 30g, 南沙蔘 30g, 紫丹蔘 30g, 寸麥冬 10g, 五味子 10g, 紫甘草 10g.

方　解: 四物湯은 養血滋陰하여 肝의 血虛를 補하고, 生脈飮에 沙蔘, 丹蔘을 가하여 養心血하고 다시 茯苓, 炒棗仁, 柏子仁을 가하여 安心神한다. 諸藥이 養血柔肝하고 安神定志하는 效가 있다.

11. 肝脾不調

主　證: 胸脇脹滿疼痛, 善太息, 納呆食少, 腹脹便溏, 腸鳴失氣, 혹은 氣鬱이 腹痛과 泄瀉를 誘發한다. 舌苔薄白, 舌邊色暗, 脈弦.

證　析: 肝氣鬱滯, 疎泄失常, 氣機不暢하니 胸脇脹滿疼痛하고 肝氣橫逆, 木克脾土하여 脾失健運에 이르니 納呆食少, 腹脹便溏 혹 腹痛泄瀉하게 된다. 苔白, 舌邊暗, 脈弦한 것은 균히 肝鬱脾虛한 征象이다.

治　法: 疏肝健脾.

方　藥: 逍遙散合痛瀉要方 加減.

醋柴胡 10g, 川楝子 10g, 廣鬱金 10g, 雲茯苓 20g, 土白朮 10g, 杭白芍 10g, 廣陳皮 10g, 左防風 10g, 生甘草 6g.

方　解: 柴胡, 川楝子, 鬱金은 舒肝理氣하며 茯苓, 白朮은 健脾하니 "見肝之病, 知肝傳脾, 當先實脾"의 뜻에 附合되는 것이며 白芍, 甘草를 합용하니 緩肝之急以治腹痛하는 것이고 陳皮는 和中化濕하며 防風은 白芍, 白朮을 도와 舒肝脾한다. 諸藥이 健脾舒肝하는 功이 있으니 諸證이 사라지게 된다.

12. 肝脾不和

主　證: 胸脇胃脘脹滿 疼痛, 呃逆噯氣, 呑酸嘈雜, 鬱悶或煩燥易怒, 口乾. 舌苔薄黃, 脈弦.

證　析: 肝氣鬱滯, 經氣不利하는 故로 胸脇脹痛, 肝氣橫逆하고 氣滯

于胃脘하니 脘脹疼痛하며 胃失和降하니 噯氣가 나오고 氣滯于胃鬱하여 生熱하니 呑酸嘈雜, 口乾, 舌苔黃하며 性情鬱悶 或 煩燥易怒, 善太息하는 것은 균히 氣鬱不舒하고 肝失條達한 소치이다.

治　法: 舒肝和胃, 健脾化食.

方　藥: **解鬱臨床經驗方**

醋柴胡 10g, 陳皮炭 10g, 臺烏藥 10g, 制香附 10g, 炒枳殼 10g, 雲茯笭 10g, 鷄內金 10g, 焦三仙(山楂, 神曲, 麥芽 各 10g) 30g, 生甘草 6g.

方　解: 上方의 柴胡, 香附는 疏肝行氣하며 枳殼, 鷄內金, 茯苓은 健脾和胃降逆하고 焦三仙은 化食開胃하고 白芍, 甘草는 緩急止痛하며 陳皮炭은 除酸한다. 諸藥이 舒肝和胃하는 功이 있다.

13. 肝火犯肺

主　證: 胸脇灼痛, 急躁易怒, 頭暈目赤, 煩熱口苦, 咳嗽陣作, 痰粘色靑, 甚則喀血. 舌紅, 苔黃, 脈弦數.

證　析: 情志鬱結, 肝經火鬱, 經絡不和하는 故로 胸脇灼痛하며 氣鬱火熾, 肝失條達하여 急躁易怒하고 氣火上逆하여 犯肺하니 肺金受灼하여 肅降無權하는 故로 咳嗽陣作하며 火熱灼津而 痰靑粘하며 傷肺絡하여 喀血하고 痰火上炎하니 煩躁口渴, 頭暈目赤한다.

治　法: 淸熱瀉肺, 疏肝解鬱.

方　藥: **大蛤散合四白散.**

桑白皮 30g, 地骨皮 30g, 靑黛粉 10g, 生蛤殼 30g, 白茅根 30g, 淨地龍 10g, 醋柴胡 10g, 廣鬱金 15g, 生甘草 10g.

方　解: 上方의 桑白皮, 地骨皮는 淸瀉肺熱하고 靑黛, 蛤殼, 茅根은 凉血止咳化痰하며 柴胡, 鬱金은 疏肝解鬱하고 地龍은 淸熱平喘하며 甘草는 調和諸藥한다.

諸藥을 合用하니 肺熱이 淸해지고 血熱이 凉해져 諸證이 나아진다.

14. 肝腎陰虛

主　證: 頭暈目眩, 健忘失眠, 耳鳴如蟬, 咽乾咽燥, 脇痛隱隱, 腰膝痠軟, 五心煩熱, 顴紅盜汗, 男子遺精, 女子經少. 舌紅, 少苔, 脈細數.

證　析: 肝腎同源으로 肝陰不足이 腎에 미치니 腎陰 또한 虛해진다. 肝腎陰虛하여 虛火上擾하면 頭面에 이르는 陰精滋養이 떨어지는 故로 頭目眩暈, 健忘, 耳鳴이 나타나고 陰液不能上升하여 口咽乾燥하고 肝脈布兩脇하는데 經脈失養하는 故로 脇痛隱隱하며 腎陰虧虛하고 虛火內生하니 五心煩熱, 盜汗, 顴紅하게 되고 火擾心神하니 不寐하며 火動精室하니 遺精이 되고 衝任空虛하니 經少하며 陰虛內熱하니 舌紅少苔하고 脈細數하다.

治　法: 滋補肝腎, 育陰養血.

方　藥: **杞菊地黃丸** 加減.

生地黃 20g, 杭菊花 15g, 枸杞子 5g, 山萸肉 15g, 川杜仲 5g, 女貞子 30g, 全當歸 10g, 首烏藤 30g, 杭白芍 20g.

方　解: 上方의 地黃, 枸杞子, 山萸肉, 杜仲, 女貞子, 當歸는 滋陰養血하고 補肝益腎한다. 菊花, 白芍은 平肝養血, 柔肝明目하며 首烏藤은 安神定志한다.
諸藥合用하면 共히 滋補肝腎, 育陰潛陽하고 明目安神한다.

이상의 十四證型은 그 主證이 肝의 本臟에서 發病하여 他臟으로 영향을 미친 證으로 治療大法은 疏肝, 淸肝, 平肝, 瀉肝, 柔肝, 養肝, 暖肝 等에서 벗어나지 않으며 方藥運用은 隨證加減할 수 있는데 적절히 조절 운용하여야 효과를 볼 수 있다.

2. 肝病의 具體的인 見證

1. 脇　痛

脇痛이라 함은 한쪽 혹은 양쪽 脇部에서 발생하는 疼痛으로 本病은 주로 肝膽의 질병과 관계가 있다.
脇痛證은 《素問·藏氣法時論》에서 가장 먼저 볼 수 있는데 "肝病者, 兩脇下痛引少腹"이라고 되어있고 《靈樞·五邪》에서는 "邪在肝, 則兩脇中痛"이라고 되어있다. 漢·張仲景은 《傷寒論》에서 "胸脇苦滿", "脇下痞硬", "脇下硬滿"이라는 세 개의 증상을 太陽病傳入少陽의 辨證에서 말하여 脇肋部位의 病變이 肝膽疾病의 중요한 徵임을 확실히 밝혔다. 脇痛의 病因은 주로 肝氣鬱結과 外傷失血 및 瘀血, 陰血虧虛, 肝氣

第一部 肝病證治

不足, 濕熱侵襲 등이다. 病機는 주로 氣滯血瘀, 絡脈失養이다.
　脇痛이라는 증은 임상에서 매우 자주 본다. 현대의학의 急慢性肝炎, 肝硬化, 急慢性膽囊炎, 膽道蛔蟲症, 肋間神經痛 등에서 나타나며 脇痛이 主症狀인 경우에는 本篇의 辨證施治를 참고할 수 있다.

① 肝氣鬱結

主　證: 脇痛走竄不定, 疼痛이 매번 情志變化와 더불어 增減되고 納少, 噯氣頻作한다. 舌苔薄白, 脈弦滑.

證　析: 肝氣의 條達作用이 원활하지 못하여 脇絡을 阻滯하면 脇肋 脹痛이 나타나며 그 走竄不定하는 것은 대개 氣行하여 뭉친 것이 풀어지면 痛症이 멎고 氣結하여 通하지 못하면 痛症이 나타나는 것으로 疼痛은 매번 情志의 變化에 따라서 增減하게 되며 肝氣橫逆하여 犯胃克脾하면 食少噯氣하게 된다. 脈弦은 肝鬱의 象을 말함이다.

辨　證: 肝氣鬱結, 脈絡受阻.

治　法: 舒肝理氣, 通達脈絡.

方　藥: 柴胡疏肝散 加減.

醋柴胡 10g, 制香附 10g, 炒枳殼 10g, 杭白芍 10g, 小青皮 10g, 條黃芩 10g, 川楝子 10g, 雲茯苓 10g, 生甘草 3g, 炒蘿葍子 10g.

方　解: 方中의 柴胡는 疏肝解鬱의 第一藥으로 香附, 枳殼과 配伍하여 理氣하고 芍藥, 甘草는 緩急止痛하며 氣鬱易化火하는 故로 黃芩, 川楝子로 하여금 淸疏肝木하게 하고 肝鬱하면 脾易虛하니 茯苓으로 實脾하게 하며 蘿葍子로 降氣和胃하게 하고 甘草로 調和諸藥한다.

② 瘀血停着

主　證: 脇痛如刺, 痛處不移, 入夜硬甚, 脇肋下或見癥塊, 舌苔白, 舌質紫暗, 脈沈弦.

證　析: 氣鬱日久, 氣滯血瘀, 或은 跌撲損傷, 强力負重하여 瘀血이 만들어져서 脈絡을 阻閉하면 脇痛如刺, 痛處固定不移하며 밤이 되면 더 심해지고 瘀血停滯하여 積久不散하면 漸成癥塊한다. 舌質紫暗하고 脈沈弦한 것은 균히 瘀血內停의 征에 屬한다.

辨　證: 瘀血停着, 阻塞脈絡.

治　法: 活血祛瘀, 疏肝通絡.

方　藥: 復元活血湯 加減.

桃仁泥 10g, 草紅花 10g, 穿山甲 7g, 全當歸 10g, 醋柴胡 10g, 廣鬱金 10g, 赤芍藥 10g, 淨地龍 10g, 雲茯苓 15g, 廣陳皮 10g, 生大黃 5g, 生甘草 3g.

方　解: 方中의 桃仁, 山甲, 大黃은 破瘀行滯하고 當歸, 芍藥, 紅花, 地龍은 養血活血通絡하며 柴胡, 鬱金은 理氣散結하여 氣行則脇痛自止하게 하고 茯苓, 陳皮는 健脾理氣한다.

만약 脇下癥塊가 있고 正氣未衰한 경우라면 三稜, 白朮을 가하여 破血消癥한다.

病情이 많이 감소하고 나면 鱉甲煎丸을 복용시켜 그 작용을 부드럽게 한다.

한달을 복용하고 나서 증상이 나타나지 않으면 복약을 중지하고 관찰한다. 만약 증이 완전히 제거되지 않았으면 반 개월 정도를 쉬고 나서 다시 일 개월을 복용시키는데 體虛하면 人蔘健脾丸을 배합하여 同服할 수 있다.

③ 肝陰不足

主　證: 脇肋隱痛, 其痛綿綿不休, 口乾咽燥, 心中煩熱, 頭暈目眩, 舌紅少苔, 脈細弦數.

證　析: 精血虧虛하여 不能濡養肝絡하면 脇肋隱痛하는데 그 痛症이 綿綿不休하며 陰虛하면 易生內熱하는 고로 口乾咽燥, 心中煩熱하고 精血虧虛하여 不能上榮하면 頭暈目眩한다. 舌紅少苔하고 脈細弦數하는 것은 균히 陰虛內熱의 象이다.

辨　證: 肝陰不足, 脈絡失養.

治　法: 養陰柔肝, 調氣止痛.

方　藥: 一貫煎 加減.

大生地 15g, 寸麥冬 10g, 北沙蔘 20g, 枸杞子 15g, 全當歸 10g, 女貞子 15g, 制香附 10g, 川楝子 10g, 合歡花 10g, 白蒺藜 10g, 炒棗仁 15g, 淡竹葉 10g, 生甘草 5g.

方　解: 方中의 生地, 枸杞子는 滋養肝腎하고 沙蔘, 麥冬, 當歸는 養陰柔肝하며 川楝子, 香附는 舒肝理氣止痛하니 대개 "百病生于氣"라고 하는 것이고 女貞子, 炒棗仁은 養血安心神하며 合歡花, 白蒺藜는 川楝子, 香附를 도와서 舒肝理氣하고 甘草는 和中하며 더불어 川楝子의 小毒함을 解한다.

諸藥合用하면 共히 養陰柔肝止痛의 效가 있다.

④ 肝膽濕熱

主　證: 發熱惡寒, 脇痛, 口苦, 胸悶納呆, 惡心嘔吐, 目赤 或 目黃, 身黃, 小便黃赤. 舌紅, 苔黃膩, 脈浮數或弦數.

證　析: 外邪內侵하면 惡寒發熱하게 되고 濕熱蘊結于肝膽하여 肝絡不和하고 膽失疎泄하면 脇痛, 口苦하게 되며 濕熱中阻, 升降失司하면 胸悶納呆, 惡心嘔吐하게 되고 肝開竅于目하는데 肝火上炎하면 目赤하게 되며 濕熱交蒸하여 膽汁不循常道하여 外溢하면 目黃, 身黃, 小便黃赤한다. 舌苔黃膩하고 脈弦數한 것은 균히 肝膽濕熱의 征이다.

辨　證: 濕熱蘊結, 疎泄失和.

治　法: 淸熱利濕, 疎泄肝膽.

方　藥: 龍膽瀉肝湯 加減.

龍膽草 3g, 醋柴胡 10g, 條黃芩 10g, 炒梔子 7g, 白木通 5g, 建澤瀉 15g, 車前草 20g, 川楝子 10g, 綠茵蔯 20g, 川黃柏 7g, 雲茯笭 20g, 生大黃 3g, 生甘草 3g.

方　解: 方中의 龍膽草는 瀉肝膽濕熱하고 柴胡, 川楝子는 舒肝理氣하며 和解半表半裏之寒熱하고 黃芩, 梔子는 淸熱瀉火하며 木通, 澤瀉, 車前草는 淸熱利濕하며 茵蔯, 黃柏은 利膽退黃하고 茯笭은 健脾調中하며 大黃은 龍膽草의 淸熱을 도와서 通便하게 하여 熱을 밖으로 내보내고 生甘草는 調和諸藥한다.

만약 熱煎熬로 砂石을 만들어 膽道에 阻滯하여 脇痛劇烈하면 金錢草, 海金砂, 鬱金, 芒硝, 鷄內金 等의 藥을 가하여 利膽排石할 수 있다.

⑤ 寒滯肝脈

主　證：兩脇冷痛喜暖, 胃脘及少腹冷痛, 牽及睾丸墜脹 或 陰囊收縮, 小便淸長, 腸鳴便軟. 舌淡苔白, 脈弦或遲.

證　析：外感韓邪, 內侵厥陰하여 肝經의 氣血이 凝滯하고 結氣閉阻하니 兩脇冷痛喜暖하며 寒主收引하는 故로 少腹冷痛, 陰囊收縮하여 遇寒則甚하고 得熱則緩하고 寒滯厥陰, 木鬱克土하여 脾失健運하니 胃脘疼痛, 腸鳴, 軟便 等의 證이 나타난다. 苔白, 脈弦或遲는 균히 寒阻經脈의 象이다.

辨　證：寒滯厥陰, 經脈閉阻.

治　法：溫經暖肝, 行氣止痛.

方　藥：暖肝煎 加減.

臺黨蔘 20g, 雲茯苓 20g, 全當歸 10g, 上肉桂 6g, 小茴香 6g, 枸杞子 15g, 廣木香 6g, 白蔲仁 3g, 制香附 10g, 杭白芍 10g, 臺烏藥 10g, 生甘草 3g.

方　解：肉桂, 茴香은 溫經散寒하고 烏藥, 木香, 白蔲, 香附는 行氣止痛하며 黨蔘, 茯苓은 健脾和中하고 當歸, 白芍, 枸杞子는 養肝陰, 和榮血한다. 諸藥合用하여 共히 溫經散寒, 暖肝止痛하는 效果가 있다.

⑥ 肝氣不足

主　證：兩脇墮痛, 活動과 過勞 後에 加重, 眩暈, 乏力神疲, 面色晄白, 肢體痲木, 腹脹納呆, 大便溏薄. 舌苔薄白, 脈沈細.

證　析: 先天不足 혹은 久病으로 內臟이 虛弱해지면 肝氣가 不足하
　　　　게 되어 生發失司하니 兩脇墮痛感이 있으며 過勞 후에 加
　　　　重된다. 氣虛하면 血液運行이 緩弱하여져서 淸竅에 榮養이
　　　　제대로 공급되지 않게 되니 眩暈, 面色晄白하게 된다. 肝
　　　　氣虛衰하면 疏泄無權하여 脾土의 運化에 영향을 주어 乏力
　　　　納呆, 腹脹便溏 등의 證이 나타난다. 苔白, 脈沈細는 氣血
　　　　不足의 證候이다.
辨　證: 肝氣虛衰, 生發無權.
治　法: 補氣養肝, 培土養木.
方　藥: **補中益氣湯** 加減.

炙黃芪 20g, 潞黨蔘 20g, 土白朮 10g, 廣陳皮 5g, 全當歸 7g, 大川芎 10g, 綠升麻 10g, 醋柴胡 10g, 明天麻 10g, 雲茯苓 20g, 生甘草 3g.

方　解: 方中의 黃芪, 黨蔘, 當歸, 川芎은 益氣養血하고 柴胡, 升麻
　　　　는 升提中氣하며 白朮, 茯苓은 健脾和胃하니 本方의 특징
　　　　은 蔘, 芪로 補益肝氣하여 그 生發을 촉진하는데 있다. 諸
　　　　藥을 合用하니 共히 益氣補肝, 健脾調中의 效를 나타내어
　　　　諸證이 사라진다.

2. 鼓　脹

鼓脹은 腹部가 暢大하여 북과 같다하여 이름지어진 것이다. 腹部가 脹大하고 皮膚가 黃色을 띠어 심하면 腹壁의 靑筋이 노출되고 四肢는 붓지 않거나 微腫하는 것이 그 특징이다. 대개 情志所傷, 酒食不節, 勞慾過度, 蠱蟲(血吸蟲病)感染, 黃疸, 積聚失治로 인하여 肝, 脾, 腎臟의

기능이 失調하여 氣, 血, 水濕이 腹內에 쌓여서 이루어진다.

鼓脹의 病名은 일찍이 《靈樞·水脹》에 나타나니 "腹脹身皆大, 大如膚脹等也, 色蒼黃, 腹筋起, 此其候也"라고 鼓脹의 특징을 상세하게 묘사하였다.

鼓脹의 病機는 복잡하며 파급되는 장부가 비교적 많고 임상증상의 변화가 多端하며 證候가 重疊交錯하는 內科 難治病의 하나로 본서에서는 肝臟과 어우러져서 나타나는 부분에 대한 작용과 治療方藥만을 논하도록 한다.

현대의학에의 肝硬變腹水, 結核性腹膜炎, 腹腔內腫瘤 등의 질병으로 발생하는 류의 鼓脹證候에 대해서 本篇을 참고하여 변증치료를 할 수 있다.

① 肝鬱濕阻

主 證: 腹大脹滿, 脹而不堅, 脇下痞塊, 或疼痛, 納少, 食後脹甚, 噯氣, 小便短赤, 大便不爽. 舌苔白膩, 脈弦.

證 析: 肝鬱濕阻하여 升降失調하면 濁氣充塞하는 故로 腹大脹滿, 按之不堅하게 되고 肝失條達하여 經絡閉阻하니 脇下痞塊疼痛하며 氣滯于中하니 脾胃運化失調하여 食少, 腹脹, 噯氣하고 氣壅濕阻, 水道不利하니 小便短赤하며 樞機不利, 傳導失司하니 大便不爽한 것이다. 舌苔白膩는 濕阻의 象이며 弦脈은 肝失條達의 征이다.

辨 證: 肝鬱濕阻, 升降失司.

治 法: 疏肝理氣, 除濕消滿.

方 藥: **柴胡疏肝散, 平胃散 加減.**

醋柴胡 10g, 制香附 10g, 赤芍藥 10g, 茅蒼朮 10g, 綠茵蔯 30g, 川厚朴 10g, 炒枳殼 10g, 茯苓皮 15g, 茯苓塊 15g, 廣木香 6g, 廣砂仁 3g, 車前草 15g, 白茅根 30g, 川鬱金 10g, 廣陳皮 10g, 生甘草 3g.

方　　解: 方中의 柴胡, 鬱金, 香附, 赤芍은 疏肝活血하고 茯苓, 蒼朮, 厚朴, 枳殼, 陳皮는 健脾理氣하면 除濕消滿하며 木香, 砂仁은 行氣消脹하고 茵蔯, 車前草, 白茅根은 淸熱利水한다.

氣虛乏力重하면 黃芪 30g, 黨蔘 20g을 가한다.
舌苔白膩하면 佩蘭 15g를 佐用할 수 있다.
腹脹重尙하면 沈香面 3g(分沖), 或은 降香面 3g(分沖)을 가할 수 있다.
小便赤에는 抽葫蘆 15g, 衝天草 20g을 가한다.

② 肝脾血瘀
主　　證: 腹大堅滿, 按之不陷而硬, 靑筋怒脹, 脇腹攻痛, 面色黯黑, 頭頸胸部紅赤縷, 大便色黑, 脣色紫褐, 舌質瘀暗, 脈細澁.
證　　析: 久病瘀血이 肝脾經絡에 阻塞하니 隧道不通하여 水氣內聚하여 腹大堅滿하고 按之不陷而硬하고 靑筋怒脹, 脇腹攻痛한다. 病程日久하여 肝腎同病하니 面色黯黑하다. 瘀血阻滯孫絡하니 頭頸胸部에 紅點赤縷가 나타난다. 血傷陰絡하여 外溢하니 大便色黑한다. 脣色紫褐, 脈細澁은 균히 血瘀의 征象이다.
辨　　證: 肝脾血瘀, 隧道不通.
治　　法: 活血華語, 行氣利水.
方　　藥: 化瘀湯(驗方)

紫丹蔘 10g, 全當歸 10g, 草紅花 10g, 桃仁泥 10g, 澤蘭葉 15g, 粉丹皮 10g, 赤芍藥 10g, 天山甲 6g, 生牡蠣 30g, 土白朮 10g, 建澤瀉 15g, 雲茯笭 15g, 茯笭皮 15g, 白茅根 30g, 生甘草 3g.

方　解: 方中의 丹蔘, 當歸, 紅花, 桃仁은 養血活血하고 丹皮, 赤芍은 凉血化瘀하며 天山甲, 牡蠣는 軟堅散結하고 澤蘭은 消肝脾惡血之瘀滯하며 茯笭, 白朮, 澤瀉는 健脾行氣利水한다.
腹滿甚하면서 體質尙好하다면 잠시 十棗湯을 사용할 수 있으니, 大戟, 莞花, 甘遂 등의 逐水劑로 導水下行함이다. 하지만 반드시 脾胃의 氣를 고려하여 "반이 줄면 멈춘다"는 원칙을 지켜서 攻伐太過함을 피해야 하며 혹은 攻補兼施하여 速效를 바라서는 않된다. 病情이 비교적 가벼워지며 體質이 弱한 경우에는 鱉甲煎丸을 복용할 수 있으니, 매번 7g을 하루에 두 번 복용할 수 있으며 동시에 人蔘健脾丸 1丸을 하루 두 번 복용할 수 있으니 그 功效를 완만히 도모하고자 함이다.

③ 肝腎陰虛

主　證: 腹大堅滿, 甚則靑筋暴露, 形體削瘦, 面色黑黯, 脣紫口燥, 心煩, 手掌心熱, 齒·鼻時衄, 小便短赤, 舌質暗紅, 甚或紫絳, 津少, 脈弦細數.

證　析: 病程日久不愈, 肝脾兩傷이 진행되어 腎에 이르니 水氣停留不化하고 瘀血不行하여 腹大堅滿하고 甚하면 靑筋暴露하게 되며 氣血虧耗하여 不能榮養肌膚하니 形體削瘦하고 氣血不能上榮하고 더불어 瘀血不行하니 面色黑黯하며 陰虛內熱하니 口燥心煩, 掌心熱하고 血熱離經하여 齒鼻出血이 나타난다. 舌質紅絳少津하고 脈弦細數한 것은 균히 肝腎陰虛, 熱

擾營血의 象이다.

辨　證: 肝腎陰虛, 氣化不利.
治　法: 滋養肝腎, 理氣化瘀.
方　藥: 一貫煎 加減.

大生地 15g, 北沙蔘 30g, 全當歸 10g, 川楝子 10g, 潤元蔘 10g, 雲茯苓 20g, 豬苓塊 20g, 茜草根 10g, 粉丹皮 10g, 生牡蠣 20g, 廣鬱金 10g, 制鱉甲 20g, 漢三七粉 7g(分沖).

方　解: 方中의 生地, 沙蔘, 當歸, 元蔘은 滋肝腎, 養陰血하고 鱉甲, 茜草, 丹皮, 牡蠣는 化瘀血, 消脹滿하며 川楝子, 豬苓, 鬱金은 行氣利水하고 三七粉은 止血한다. 諸藥이 共히 養肝腎, 化營血, 化瘀消脹의 功이 있다.

鼓脹이라는 병에 대해서 말하자면 어떤 型이든지 後期에 이르면 難治에 속한다. 그 중 腹脹이라는 證은 환자가 매우 견디기 힘든 것으로 특히 二便不利時에는 더 심해진다.

淸·沈金鰲는 《沈氏尊生》에서 銅管을 左下腹으로 刺入해 腹水를 꺼냄으로 환자로 하여금 腹脹滿의 고통을 덜어주고 腹水過多로 인한 昏厥譫語를 피하기 위한 것이라는 기록이 있다. 이것은 현대의학에서 말하는 多量의 腹水가 肝性昏睡를 일으킨다는 것과 완전히 같은 것이다.

대개 腹水의 제거는 健脾養血, 化瘀軟堅, 通絡利水方으로 正治하게 된다.

3. 肢顫

肢顫은 肢體搖動, 顫抖를 主要臨床 症狀으로 하는 일종의 病證을 가

리키는 말이다. 《內經》에는 肢顫病이라는 말이 없지만 《素問·至眞要大論》에서 말하기를 "諸風掉眩, 皆屬于肝"의 "掉"가 震顫을 가리키는 것인데 이런 疾病을 설명하는 것으로 風象에 屬하며 病位는 肝에 있는 것이니 이 이론은 계속해서 후세의가에 의해 받들어지는 바이다.

本證은 중노년층에서 많이 볼 수 있으니 肝腎陰虧, 氣血不足, 筋脈失養, 虛風內動 혹은 暴怒傷肝, 肝旺生風하여 나타나는 것이다.

현대의학의 震顫性痲痺(파킨슨씨병) 舞蹈病과 重症의 칼슘부족병 등은 本篇을 참조하여 辨證治療를 할 수 있다.

① 肝血不足

主 證: 肢顫日久不愈, 勞則愈重, 震顫의 幅度 및 科程均較重, 兼見 頭暈目眩, 耳鳴, 失眠多夢, 肢體痲木等證. 舌質淡紅少苔, 脈細弦或沈細弦.

證 析: 肝主藏血하는데 攝生不愼 혹은 疾病으로 因하여 肝血內耗, 筋脈失于榮養하면 顫動不定, 肢體痲木하게 되고 肝陽偏亢, 陽盛火風하면 頭暈耳鳴하며 虛陽上擾, 神司不安하면 失眠多夢한다. 舌淡少苔, 脈細弦은 균히 血虛의 象이다.

辨 證: 肝血不足, 經脈失養.

治 法: 滋補肝腎, 育陰熄風.

方 藥: **四物湯, 天麻鉤藤飮** 加減.

全當歸 10g, 杭白芍 12g, 大熟地 10g, 川芎片 10g, 明天麻 10g, 雙鉤藤 10g, 白蒺藜 15g, 敗龜板 12g, 生牡蠣 15g, 雲茯苓 10g, 生阿膠 10g(烊化).

方　　解: 方中의 熟地, 當歸, 龜板, 牡蠣, 阿膠, 白芍은 滋補肝腎, 潛納浮陽하며 鉤藤, 白蒺藜, 天麻는 平肝熄風하고 茯苓은 益氣健脾而利生化之源한다.

② 肝鬱化火

主　　證: 肢顫不已, 多因氣鬱誘發, 伴眩暈頭痛, 煩躁失眠, 兩脇脹痛, 口乾苦. 舌苔白, 舌質紅, 脈弦有力.

證　　析: 本證은 情志易怒, 肝氣偏旺한 사람에서 많이 나타난다. 肝은 一身의 筋을 主하는데 暴怒傷肝, 肝旺生風, 陽升風動하게 되면 眩暈, 肢顫, 煩躁易怒하게 되며 肝失條達, 氣阻脇絡하면 兩脇脹痛하며, 苔白質紅과 脈弦有力은 균히 肝鬱化火의 象이다. 本證은 遷延日久하여 易導致中風하니 豫防을 重視하여야 한다.

辨　　證: 肝鬱化火, 陽盛風動.

治　　法: 淸肝解鬱, 兼以熄風.

方　　藥: 羚羊鉤藤湯, 柴胡疏肝散 加減.

雙鉤藤 10g, 霜桑葉 10g, 大生地 15g, 杭菊花 12g, 醋柴胡 10g, 制香附 10g, 杭白芍 10g, 炒川楝 10g, 朱茯神 10g, 赤芍藥 10g, 羚羊角粉 0.6g(分沖).

方　　解: 方中의 羚羊角粉은 淸肝瀉火하고 鉤藤, 桑葉, 菊花, 赤芍, 生地는 凉肝熄風하며 柴胡, 香附, 川楝은 疏肝解鬱하고 白芍은 養血柔肝하며 茯神은 安神定志한다.

4. 筋　痿

痿證은 肢體筋脈의 弛緩과 手足痿軟無力한 一種의 病證을 가리키는 것으로 下肢의 수의운동이 제대로 되지 않는 경우가 많다. 痿證은 그 발생원인 부위 및 임상증상이 같지 않으니 皮痿, 肌痿, 筋痿, 肉痿, 骨痿의 "五痿"로 稱한다. 本節에서는 肝과 관련이 되는 筋痿證에 대해서 주로 토론하도록 한다. 그 主要證은 筋縱拘攣, 漸至痿弱不用하는 것이다. 《素問・痿論》에서 그 證의 원인에 대해서 "思想無窮, 所願不得, 意淫于外, 入房太甚, 宗筋弛縱, 發爲筋痿"라 하여 體虛病久, 陰血虧損 혹 房勞過度 등으로 肝脈에 損傷이 미침이 痿證의 주요 병인이라고 하였다.

현대의학에서의 多發性神經炎, 進行性筋萎縮, 重症筋無力, 筋榮養不良, 癔病性癱瘓과 기타 中樞神經系統感染으로 나타나는 軟癱의 後遺症 등은 균히 本篇의 辨證治療를 참조할 수 있다.

主　證: 腿脛大肉漸脫, 膝脛酸弱, 不能久立甚則步覆全廢, 兼有頭暈目眩, 咽乾, 腰背酸軟, 遺精早泄等證. 舌質紅, 脈細數.

證　析: 肝藏血하고 主筋하니 罷極之本이 된다. 만약 咳吐下血, 外傷失血과 崩漏日久, 久病體虛, 房室不節, 宗筋過用하여 氣血不能正常運行하면 精血不能濡養經脈하여 점차로 痿가 된다. 肝血虧虛하니 不能上榮淸竅하여 頭暈目眩하고 肝腎同源, 腰爲腎之府인데 精虛髓空하면 腰背失養하여 腰酸, 遺精, 早泄의 證이 나타나게 된다. 陰血虧虛, 虛熱內生하면 舌紅, 脈細數한다.

辨　證: 肝血大虛, 筋失濡養.

治　法: 養肝榮筋, 乙癸幷治.

方　藥: 四物湯, 龜鹿二仙膠 加減.

大熟地 10g, 全當歸 10g, 杭白芍 10g, 懷牛膝 10g, 敗龜板 10g, 廣陳皮 10g, 枸杞子 12g, 鹿角膠 10g(烊化), 金狗脊 7g, 生甘草 3g.

方　解: 熟地, 當歸, 白芍은 養血益肝하고 龜板, 鹿角膠, 枸杞子는 補益肝腎하며 狗脊, 牛膝은 强壯腰脊健骨하고 陳皮는 理氣하여 기타 補陰藥이 胃腸障碍를 일으키는 것을 막아준다.
　陰虛內熱이 있으면 生地와 熟地를 幷用하고 다시 知母, 黃柏을 加하니 大補陰丸의 뜻을 띠게 되며 病程日久, 肝虛及腎하여 筋痿, 骨痿가 다 있으면 健補虎潛丸을 同用한다.

　《素問·痿論》에서 말하기를 "治痿獨取陽明"이라 하여 健脾補氣, 益胃養陰의 治則을 강조하였으니 痿證治療에서 중요한 의의를 가지는 것이다. 고로 五痿의 治療에서 균히 脾胃를 顧慮하여야 하니 生化之源을 充實히 하여 처방이 筋脈, 骨格을 濡養할 수 있어야 하는 것이다. 風燥藥과 苦寒藥에 대해서는 愼用하여야 하니 이는 胃와 陰을 傷하게 할 수 있기 때문이다. 筋痿의 治療에 鍼灸, 推拿治療를 輔助로 병행하면 치료효과가 증강된다.

5. 疝

　疝은 睾丸, 陰囊이 腫脹, 疼痛하거나 혹은 少腹을 끌어당기듯이 아픈 일종의 질병을 가리키는 것이다. 本病은 足厥陰肝의 經脈과 밀접한 관련이 있다.

第一部 肝病證治

疝이라는 病名을 最初로 볼 수 있는 것은 《素問・骨空論》인데 "任脈爲病, 男子內結七疝, 女子帶下瘕聚"라고 하였으며 《靈樞・經脈篇》에서 十二經病에 대해서 말할 때 足厥陰肝經에 병이 생기면 "丈夫潰疝", "狐疝" 등의 病이 나타난다고 하였다. 明・張景岳은 疝의 治療에 있어 "治疝必先治氣"라고 治療法則을 제시하였다.

疝을 五種으로 나누니 寒疝, 水疝, 氣疝, 狐疝, 㿗疝이다. 주요병인은 感受外邪, 虛勞, 忿怒, 勞倦과 先天的인 要因으로 나눈다. 그 病理는 寒濕凝滯, 濕熱搏結, 肝鬱氣滯, 氣虛下陷, 痰凝血瘀 등이다.

현대의학의 附睾丸炎, 睾丸炎, 鞘膜積液 등의 疾病이 睾丸, 陰囊의 疼痛과 少腹牽引痛을 일으킬 수 있으니 균히 本篇의 辨證治療를 참조할 수 있다.

本篇은 肝과 관계가 밀접한 寒疝, 氣疝, 狐疝에 대해서 주로 토론하도록 한다.

① 寒　疝

ⅰ) 氣鬱感寒

主　證: 平素氣鬱, 又感寒邪, 陰囊腫硬而冷, 甚則堅硬如石, 觸睾而痛, 或痛引少腹, 畏寒喜暖. 舌苔白, 脈沈弦.

證　析: 肝脈下絡陰器, 循行少腹하는데 陰寒內盛하여 聚于厥陰하면 凝滯不通하게 되어 陰囊冷痛하며 寒主收引하는 故로 腫而硬하고 甚하면 돌과 같이 堅硬해진다. 寒은 陰邪로 陰寒內盛하면 畏寒喜暖한다. 舌苔白, 脈沈弦은 균히 氣鬱感寒, 陰寒凝聚의 象이다.

辨　證: 氣鬱寒凝, 客于厥陰.

治　法: 溫經散寒, 行氣止痛.
方　藥: 椒桂湯 加減

川桂枝 7g, 川椒目 5g, 高良薑 5g, 吳茱萸 3g, 小茴香 5g, 柴胡 10g, 廣陳皮 10g, 小青皮 10g, 臺烏藥 10g, 上肉桂 5g, 全當歸 10g, 生甘草 3g.

方　解: 方中의 官桂, 川椒, 良薑, 吳茱萸, 小茴香은 溫經散寒하고 行氣止痛하며 柴胡, 陳皮, 青皮는 舒肝理氣한다.
氣滯寒飮急痛하면 天臺烏藥散을 사용하여 疏理肝氣하고, 여기에 肉桂, 吳茱萸를 가하여 溫經散寒할 수 있다.

ii) 寒滯厥陰
主　證: 陰囊腫脹而冷, 按之不堅, 腹中涼痛, 進食生冷而證重, 痛引睾丸, 形寒肢冷, 手足不溫. 舌淡苔白, 脈沈細而遲.
證　析: 素體肝腎不足한데 過食生冷하여 入于厥陰之絡하게 되면 陰囊腫脹而冷하여 按之不堅하게 되고 陰寒內盛하면 腹中切痛引及睾丸하며 形寒肢冷, 手足不溫하게 된다. 舌淡苔白, 脈沈細而遲는 균히 內寒盛兼血虛의 征이다.
辨　證: 肝腎不足, 寒滯厥陰.
治　法: 暖肝散寒, 溫經益腎.
方　藥: 暖肝煎 加減.

全當歸 10g, 上肉桂 6g, 小茴香 6g, 臺烏藥 10g, 廣木香 6g, 枸杞子 15g, 廣橘核 10g, 雲茯苓 20g, 炒枳殼 10g, 生甘草 5g, 沈香面 3g (分沖)

方　　解: 方中의 肉桂는 溫陽散寒하는 要藥이 되며 小茴香, 烏藥, 沈香, 橘核은 行氣止痛하고 當歸, 枸杞子는 養肝益腎和營血한다.

② 氣　疝

主　　證: 陰囊腫脹疼痛, 少腹結滯不舒, 痛無定處, 以脹爲主, 時因忿怒號哭而引發. 舌苔薄白, 脈弦.

證　　析: 忿怒號哭으로 肝氣鬱結, 氣機不利하여 流竄於下하면 陰囊腫脹而偏痛하고 少腹結滯不舒하게 되며 氣易流竄하는 故로 痛無定處하여 脹이 爲主가 된다. 苔薄, 脈弦은 균히 肝氣不舒의 征이다.

辨　　證: 肝氣鬱結, 下迫陰囊.

方　　藥: **天臺烏藥散** 加減.

臺烏藥 10g, 廣木香 10g, 醋柴胡 10g, 廣鬱金 10g, 杭白芍 10g, 廣陳皮 10g, 小靑皮 10g, 小茴香 10g, 川楝子 10g, 赤芍藥 10g, 高良薑 5g, 生甘草 5g.

方　　解: 方中의 烏藥, 木香은 行氣導滯하고 茴香, 良薑은 暖肝散寒하며 柴胡, 鬱金, 川楝子는 舒肝理氣하며 川楝子는 또한 治疝止痛한다. 二芍을 가하여 養肝陰(血)하며 活血通絡止痛하게 된다.

③ 狐　疝

主　　證: 陰囊偏有大小, 時上時下, 似有物狀, 臥則入腹, 立則入囊, 脹痛俱作. 苔薄, 脈弦細.

證　析: 肝氣失于疏泄하여 流注無定, 聚散無常하게되면 陰囊偏有大
　　　　小, 時上時下하여 누우면 배로 들어가서 痛症이 없어지고
　　　　서면 氣迫于囊中하여 腫痛하게 되는 것이다.
辨　證: 肝失疏泄, 流注無定.
治　法: 疏肝解鬱, 行氣止痛.
方　藥: **導氣湯** 加減.

醋柴胡 10g, 小靑皮 10g, 川楝子 10g, 小茴香 7g, 吳茱萸 7g, 炙升麻 10g, 粉葛根 7g, 全當歸 10g, 杭白芍 10g, 臺烏藥 10g, 生甘草 5g.

方　解: 方中의 柴胡, 川楝은 疏肝調氣하며 茴香, 靑皮는 行氣止痛
　　　　하고 烏藥, 吳茱萸는 暖肝하며 當歸, 白芍은 養血하고 升
　　　　麻, 葛根은 升擧下陷之氣하며 生甘草는 調和諸藥한다.
諸藥이 共히 解鬱, 行氣, 止痛의 效가 있다.

6. 陽　痿

陽痿는 靑壯年期의 男子가 各種原因으로 因해서 宗筋失養으로 弛縱하여 陰莖이 痿弱不起하는 것으로 房事를 할 때에 굳어지지 않는 病證이다.

《靈樞・經筋》에서 말하기를 "足厥陰之筋, ……結于陰器, 絡諸筋. 其病……, 陰器不用, 傷于內則不起, 傷于寒則陰縮入, 傷于熱則縱延不收"라 하였다. 淸・沈金鰲는 《雜病源流犀燭・前陰後陰病源流》에서 말하기를 "又有失志之人, 抑鬱傷肝, 肝目不能疏達, 亦致陰痿不起"라 하였다. 古代醫家에서는 陽痿의 病機에 대해서 肝腎虛損, 心脾不足, 濕熱下注, 肝失疏泄 等으로 설명하고 있다. 本篇은 肝病으로 일어나는 陽痿證에 대해서 주로 論述하도록 한다.

① 肝腎虛損

主　證: 陽痿不擧, 腰酸痛, 膝軟, 畏寒, 肢冷, 面色晄白, 乏力神疲, 頭暈目眩. 舌淡苔白, 脈沈細尺弱.

證　析: 肝脈은 陰器를 둘러쌓고 腎脈은 위로 肝과 통하여 兩臟의 經脈이 相聯하니 精血同源이 되는 것이다. 恣情縱慾, 房事不節 혹은 稟賦素弱, 先天不足과 消耗性慢性疾患으로 因하여 肝腎虛損, 命門火衰에 이르면 作强失司하여 陽事不擧하게 되며 精血虧耗, 髓海空虛하니 頭暈目眩, 面色晄白하게 되고 腎氣虧乏, 腰部失榮하니 腰酸痛하며 肝血虧耗, 筋失濡養하니 膝軟無力해진다. 舌淡苔白, 脈沈細는 균히 肝腎不足의 象이다.

辨　證: 肝腎虛損, 作强失司.

治　法: 補益肝腎, 以圖作强.

方　藥: 贊育丸 加減.

大熟地 15g, 全當歸 10g, 枸杞子 15g, 山茱萸 10g, 菟絲子 15g, 懷牛膝 20g, 巴戟天 7g, 仙靈脾 7g, 五味子 10g, 蛇床子 5g, 廣砂仁 3g, 生甘草 3g.

方　解: 方中의 熟地, 枸杞, 山萸肉, 五味子, 牛膝은 養血滋陰하고 仙靈脾, 巴戟天, 蛇床子, 菟絲子를 配伍하여 溫腎壯陽하고 砂仁으로 行氣하여 壅滯함을 막는다. 上藥을 合用하니 陰陽相濟, 陰中求陽하여 陽得陰助하니 生化無窮의 目的인 것이다.

② 肝鬱陽痿

主　證: 陽痿每因情緒抑鬱而加重, 胸悶太息, 兩脇脹痛, 納呆, 大便失調. 舌苔白, 脈弦數.

證　析: 肝主疏泄하며 其充在筋하는데, 前陰은 宗筋의 會가 된다. 만약 情緒不舒, 抑鬱傷肝하여 肝失疏泄, 經絡壅滯, 氣血縮閉하면 生發無能하게 되니 陽痿에 이르게 된다. 더불어 情緒抑鬱하면 加重되는 것이다. 肝의 經脈은 脇肋을 貫通하는데 肝脈氣血不暢하면 胸悶太息, 兩脇脹滿하게 되고 肝鬱乘脾犯胃하면 脾胃運化失常하여 納呆, 大便失調한다. 脈弦數은 肝氣鬱結의 象이다.

辨　證: 肝氣鬱結, 生發無能.

治　法: 疏肝解鬱, 通達筋脈.

方　藥: 柴胡疏肝散 加減.

醋柴胡 15g, 制香附 10g, 廣鬱金 10g, 杭白芍 10g, 炒枳殼 10g, 紫丹蔘 15g, 川楝子 12g, 淨全蝎 1.5g, 女貞子 15g, 生甘草 5g.

方　解: 柴胡는 宣暢氣機하고 川楝子는 入肝舒筋하는데 方中의 두 가지 藥은 그 量이 원래의 처방보다 많으며 또한 鬱金, 香附와 같이 사용하니 이것은 疏散深錮之肝鬱함을 의미하는 것이며 丹蔘, 女貞子, 白芍은 養血柔肝, 榮養宗筋하고 全蝎은 甘辛平, 入肝經하여 熄風通絡, 開肝經之氣血鬱閉하여 經絡을 暢達하게 하는 것이며 甘草는 調和諸藥하고 또한 全蝎의 獨을 풀어준다. 病程이 길어지면 陰精暗耗하게 되니 生地, 枸杞子 등을 酌加할 수 있다.

本方을 2-3劑 服用하면 병이 낫게 된다. 故人이 되신 京都名醫 孔伯

華先輩가 陽痿證을 치료한 한 예가 있는데 환자는 오랫동안 補腎藥을 먹었으나 효과가 없어서 孔先生을 찾아 치료를 받게 되었다. 진찰을 해보니 氣鬱, 胸脇脹痛, 脈弦數, 尺脈不沈하여서 大活絡丹을 매번 1丸, 하루에 두 번 먹게 하여 5日이 지나니 作强하여 技巧出焉하게 되었다. 그 理氣活絡而達筋脈通調함을 취한 것으로 方中의 全蝎의 功을 무시할 수 없는 바인 것이다.

7. 月經失調

月經失調는 月經週期와 經量 持續時間 등의 發生異常을 가리키는 것으로 婦人科 疾患 중의 일부분에 대한 總稱이다. 그 證候範圍가 넓어서 많은 臟腑經絡에 영향을 미치지만 가장 根本이 되는 것은 氣血兩方面에서 벗어나지 못하니 統領氣血과 生發氣血하는 肝臟과 밀접한 관련이 있는 것이다. 肝藏血司血海하는데 그 主疏調氣血하는 重要한 方面에 있어서는 疏和衝任함을 包括하니 古醫家에서는 "肝爲女子之先天"이라고 한 것이다. 반대로 만약 肝의 藏血, 疏泄하는 機能에 異常이 생기면 月經失調를 일으키는 要因이 되는 것이다.

月經失調를 일으키는 病은 비교적 많지만 本節에서는 肝臟과 밀접한 연관이 되는 病證에 대해서 討論하도록 하겠다.

① 肝鬱氣滯로 因한 月經先後 不定期

主　證: 月經週期不定, 經量或多或少, 色紫紅, 有塊, 經行不暢, 伴有胸脇-乳房-少腹脹痛, 脘悶不舒, 太息, 噯氣, 少食. 舌苔薄白, 脈弦.

證　析: 鬱怒傷肝하여 疏泄失常하니 血海蓄溢失度하여 經期가 先後

不定期해지며 經量은 或多或少하며 肝鬱氣滯하여 經脈不利하니 胸脇과 乳房, 少腹이 脹痛하고 肝氣欲舒한데 不暢하니 太息하고 肝氣犯胃하니 噯氣, 少食한다. 氣鬱血滯하니 經行不暢하여 塊가 생기고 氣鬱化火하여 經色紫紅한다. 脈弦은 肝鬱氣滯의 象이다.

辨　　證: 肝鬱胞宮, 蓄溢失調.
治　　法: 疏肝理氣, 調理衝任.
方　　藥: 逍遙散 加減.

醋柴胡 10g, 制香附 10g, 炒川楝 10g, 杭白芍 10g, 全當歸 10g, 紫丹蔘 20g, 益母草 10g, 雲茯笭 10g, 廣陳皮 10g, 炒黃芩 10g, 炒白朮 6g, 生甘草 3g.

方　　解: 方中의 柴胡, 香附, 炒川楝은 疏肝理氣解鬱하며 當歸, 白芍, 丹蔘, 益母草는 養血活血調經하고 白朮, 雲茯笭, 陳皮는 健脾和中하며 黃芩은 淸熱함으로 氣鬱日久而化火한 것을 치료한다. 月經先期에는 兩地湯의 地骨皮 15g, 生地 30g을 가하여 凉血淸熱할 수 있으며 月經至遲者는 紅花, 桃仁, 地龍 등을 酌加하여 活血通絡의 機能을 强化할 수 있다.

② 氣滯血瘀致痛經

主　　證: 經前一, 二日 或 經期 少腹脹痛, 拒按, 伴有 胸脇‐乳房作痛, 或 經量少 或 經行不暢, 經色紫暗, 有塊, 血塊排出後痛減, 經淨疼痛消失. 舌紫暗 或 有瘀点, 脈弦 或 弦滑.

證　　析: 肝은 司血海하며 또한 疏泄을 주관하니, 肝氣條達하면 血海通調한다. 情緒拂鬱하여 衝任氣血鬱滯하며 氣血流行不暢하여 經前一, 二日 혹은 經期에 少腹脹痛하여 拒按하고 經量이 적거나 혹은 不暢하게 되는 것이며 經血瘀滯하는 故로 色暗, 有塊하는데 血塊를 排出하고 나며 瘀滯가 경감하여 氣血이 잠시 通하면서 疼痛이 緩解되는 것이며, 瘀滯가 經血을 따라서 排出되고 나면 疼痛은 사라지게 된다. 舌紫暗有瘀点, 脈弦은 균히 瘀滯의 征이다.

辨　　證: 氣滯血瘀, 經行不暢.

治　　法: 活血化瘀, 行氣止痛.

方　　藥: 膈下逐瘀湯 加減

益母草 15g, 淨桃仁 10g, 草紅花 10g, 澤蘭葉 10g, 全當歸 10g, 制香附 10g, 廣鬱金 10g, 臺烏藥 10g, 延胡索 10g, 月季華 10g, 炒枳殼 10g, 生甘草 5g.

方　　解: 方中의 桃仁, 紅花, 益母草, 澤蘭은 活血行瘀하고 延胡索은 化瘀止痛하며 香附, 鬱金, 枳殼, 烏藥, 月季花는 理氣調肝하며 甘草는 調和諸藥한다. 氣順하고 血調해지면 疼痛은 스스로 멈춘다.

③ 肝經鬱火致倒經

主　　證: 經淨或經期衄或吐血, 血量較多, 色紅, 心煩易怒, 兩脇脹痛, 口苦, 咽乾, 耳鳴, 眩暈, 小便黃便秘, 經量少或不行. 舌紅, 苔黃, 脈弦數.

證　析: 經前이나 行經時에 血海充溢한데, 衝氣를 따라서 肝火가 上逆하면 熱傷陽絡하여 吐血, 衄血하며 經量이 많아지며 色紅하게 되는 것이며 血이 氣를 따라서 逆하게 되면 月經은 量이 적거나 나오지 않게 되며 兩脇은 肝經이 분포하는 곳으로 肝氣鬱結하면 兩脇脹痛하고 肝鬱化火한 즉 心煩易怒, 口苦, 咽乾하며 肝火上擾하여 耳鳴眩暈하고 下行하니 小便黃, 便秘가 나타난다. 舌紅, 脈弦數한 것은 균히 肝熱內盛의 象이다.

辨　證: 肝經鬱火, 血隨氣逆.

治　法: 疏肝淸熱, 引血下行.

方　藥: **丹梔逍遙散 加減**.

醋柴胡 10g, 制香附 10g, 廣鬱金 10g, 粉丹皮 10g, 川牛膝 20g, 炒梔子 7g, 杭白芍 10g, 白茅根 30g, 澤蘭葉 15g, 大生地 15g, 枯黃芩 10g, 生甘草 5g.

方　解: 方中의 柴胡, 香附, 鬱金은 疏肝解鬱하며 生地, 丹皮, 茅根은 凉血淸熱하고 黃芩, 炒梔는 淸熱降火하며 白芍은 養血柔肝하고 牛膝은 引血下行하며 甘草는 調和諸藥한다.

按　語: 女子倒經의 原因은 대부분 氣鬱과 血熱逆行으로 因한 것인데 鬱金은 辛苦寒, 入肝經하여 解鬱凉血하여 婦人經血逆行을 치료하는 要藥이 된다. 淸·汪昂의 《本草備要》에서는 鬱金을 "行氣, 解鬱, 泄血, 破瘀. 凉心熱, 散肝鬱. 治婦人經脈逆行"한다고 설명하였다.

8. 陰　癢

　陰癢은 外陰과 陰道가 가려운 것으로 甚할 경우 참기 힘들어 坐臥不寧하며 혹 각기 다른 정도의 帶下를 同伴하는 病證이다. 原蟲, 眞菌으로 인한 膣炎의 경우와 外陰部濕疹 및 糖尿病患者의 일부분에서 本病證을 관찰할 수 있다. 그 病因은 대개 肝經鬱熱에 濕이 끼어서 下注하여 나타난다.

　　主　證: 陰部瘙癢, 甚至難認, 搔之出血, 黃帶或白粘帶如膿, 其氣腥臭, 心煩難寐, 口苦, 胸脇悶, 小便短. 舌苔黃膩, 脈弦滑.

　　證　析: 患者는 肝脈鬱熱에 다시 風濕의 邪에 感하니 肝熱相搏하여 濕熱이 빠져나가지 못하는 상황으로 肝經의 脈은 陰器로 내려가니 陰部瘙癢과 黃帶如膿, 甚則腥臭하게 되는 것이며 木火擾心하니 心煩難寐하고 邪熱이 肝部에 鬱하니 胸脇悶不適한 것이며 肝膽은 서로 表裏를 이루니 肝膽熱逆하여 口苦하다. 舌苔黃膩, 脈弦滑은 균히 肝鬱, 濕熱上蒸의 象이다.

　　辨　證: 肝經鬱熱, 挾濕下注.
　　治　法: 疏肝解鬱, 淸熱利濕.
　　方　藥: 龍膽瀉肝湯 加減.

醋柴胡 12g, 廣鬱金 10g, 龍膽草 3g, 炒黃芩 10g, 炒梔子 5g, 建澤瀉 12g, 白木通 5g, 大生地 15g, 車前草 20g, 全當歸 7g, 凌霄花 10g, 生甘草 5g.

　　方　解: 方中의 柴胡는은 入肝宣暢氣血하며 鬱金과 더불어 疏肝解鬱하고 龍膽草, 黃芩, 山梔는 淸肝瀉火하며 木通, 澤瀉, 車前草, 凌霄花는 淸利濕熱하고 當歸, 生地는 養陰血하여 淸

熱瀉火藥과의 配伍로 瀉中有補하니 多量의 瀉火藥이 苦燥傷陰함을 막아준다.

外用의 熏洗方과 더불어 사용할 수 있으니 黃柏 30g, 苦蔘 30g, 蛇床子 30g이다. 이 약을 30분 정도 끓여서 2000cc로 만들어 熏洗를 하는데 매번 15분간, 하루에 두 번 사용한다. 이 處方의 用量은 3일 동안 사용할 수 있다.

9. 帶下

帶下는 婦女의 陰道에서 나오는 一種의 粘稠한 體液을 가리키는 것으로 如涕如唾, 綿綿不斷하여 그 모양이 대와 같다고 해서 帶下라고 이름 붙여진 것이다. 淸·王孟英이 말하기를 "帶下女子生而卽有, 津津常潤, 本非病也"라 하였다. 帶下가 量과 色, 質, 氣味가 달라지며 혹은 全身症狀을 同伴하게 되면 病態로 治療를 필요로 하게된다. 帶下라는 病은 肝과 밀접한 관계를 가지니 肝鬱侮土, 脾虛濕盛, 日久生熱, 濕熱下注하여 이 證이 나타나는 것이다.

主　證: 帶下量多, 或白或黃, 質粘稠, 綿綿不斷, 少腹墮脹, 太息, 口苦, 或憂鬱, 或煩急, 面色少華, 神疲乏力, 食少, 便溏. 舌苔白, 脈滑.

證　析: 肝鬱日久, 侮土礙胃하면 脾虛胃弱에 이르러 運化失常, 水濕內蓄하여 蘊久生熱, 濕熱下注하게 되니 帶下量多, 或白或黃, 綿綿不斷하게 되는 것이며 肝의 經脈은 少腹으로 가서 陰器를 돌아서 나가는데 肝氣鬱滯하니 少腹墮脹하고 脾虛中陽不振하니 面色少華, 神疲乏力하게 되며 中焦失運하니 食少하고 水濕下注하여 便溏한 것이다. 舌苔白, 脈滑은 균

히 脾虛濕盛의 象이다.

辨　證: 肝鬱脾虛, 濕熱下注.
治　法: 疏肝健脾, 淸熱利濕.
方　藥: **完帶湯 加減**.

醋柴胡 10g, 制香附 10g, 川棟子 10g, 臺烏藥 10g, 條黃芩 10g, 杭白芍 10g, 川黃柏 10g, 太子蔘 10g, 雲茯笭 15g, 廣陳皮 10g, 炒薏米 15g, 懷山藥 10g, 黑芥穗 5g.

方　解: 方中의 柴胡, 香附, 川棟은 疏肝解鬱, 理氣散結하며 太子蔘, 茯笭, 山藥은 益氣健脾하여 脾의 運化機能을 복원하여 濕을 처리하고 白芍은 柔肝養血하며 黃芩, 黃柏은 淸熱燥濕하고 薏米는 淡滲利濕하며 烏藥은 引藥下行하고 黑芥穗는 入血分하여 祛風除濕한다.

車前子, 竹葉을 酌加하여 利小便, 實大便할 수 있다. 諸藥을 合用하니 肝鬱得解, 脾虛得復하여 濕熱이 사라져 諸證이 안정이 된다.

10. 頭　痛

頭痛은 臨床에서 常見하는 證候로 外感, 內相에서 균히 나타날 수 있다. 本節에서는 肝과 관계가 있는 肝陽上亢, 肝血不足으로 나타나는 頭痛에 대해서 討論하도록 한다.

일찍이 《素問·藏器法時論》에 다음과 같은 표현이 있으니 "肝病者, ……氣逆, 則頭痛"이라 하여 情志不和, 肝失疏泄, 鬱而化火, 上擾淸竅함을 말하였고 혹은 肝血不足, 淸竅失養하니 균히 頭痛이 發生함을 말하였다.

현대의학의 高血壓, 腦動脈硬化, 椎骨基底動脈의 血液供給不足과 頭蓋內 疾患으로 인한 頭痛에서 균히 本篇의 辨證治療를 참고할 수 있다.

① 肝陽頭痛

主　證: 頭痛而脹, 煩急易怒, 失眠多夢. 舌紅, 苔薄黃, 脈弦.

證　析: 肝陽上亢하면 循經上冒巓頂하니 頭痛而脹하며 肝陽生發이 太過하면 煩急易怒하게 되는 것이고 肝火偏亢, 擾亂心神하면 神不得安하여 失眠多夢한다. 舌紅, 苔黃, 脈弦은 균히 肝陽上亢의 徵이다.

辨　證: 肝陽上亢, 循經上擾.

治　法: 平肝潛陽, 淸火熄風.

方　藥: 天麻鉤藤飮 加減.

明天麻 10g, 嫩鉤藤 10g, 石決明 20g, 懷牛膝 20g, 夏枯草 15g, 枯黃芩 10g, 炒山梔 7g, 生龍骨 20g, 大生地 15g, 女貞子 15g, 羚羊角粉 0.6g(分沖).

方　解: 方中의 天麻, 鉤藤은 平肝熄風하고 羚羊角粉은 淸肝熱하며 牛膝은 引熱下行하고 決明, 龍骨은 潛納偏亢之陽氣하며 黃芩, 夏枯草, 山梔는 羚羊角과 合하여 淸瀉肝火, 平熄肝熱하고 生地, 女貞子는 養肝腎以圖根本한다.

겸하여 肝火鬱로 因한 兩脇脹痛에는 鬱金, 川棟子, 白芍을 가한다.

面紅目赤, 口乾苦하는 肝火偏盛, 循經上炎으로 火熱灼津하는 경우에는 龍膽草, 丹皮로 淸瀉肝火하고 女貞子와 生地의 量을 30g으로 늘려서 사용한다.

腹實便秘에는 大黃, 芒硝로 通腑瀉熱한다.
만약 肝陽亢極化風하면 羚羊角湯加減을 사용하여 中風變證을 예방할 수 있다.

② 肝血虛頭痛
主　證: 頭痛綿綿不已, 且眩暈時作, 面色少華, 心悸乏力, 倦怠少食, 夜寐多夢, 經少, 色淡. 舌淡苔白, 脈沈細.
證　析: 肝은 藏血하고 生發血氣한다. 血液供給이 不足하면 生發失司하여 腦海失養하니 頭痛且暈하며 血不上榮하니 面色少華하고 血虛心神失養하니 心悸하며 魂不守舍하니 多夢하고 臟腑經脈失榮하니 乏力倦怠, 經少色淡한다. 舌淡苔白, 脈沈細는 균히 供血不足의 徵象이다.
辨　證: 肝血不足, 淸竅失養.
治　法: 滋陰養血, 益氣升淸.
方　藥: 補肝湯, 四君子湯 加減.

全當歸 10g, 大熟地 15g, 杭白芍 10g, 大川芎 10g, 臺黨蔘 20g, 炒白朮 10g, 雲茯笭 20g, 炒棗仁 20g, 紫石英 10g, 制香附 10g, 生阿膠 10g(烊化), 生甘草 3g.

方　解: 方中의 當歸, 熟地, 白芍, 阿膠는 養血滋陰하고 川芎은 上行頭目하여 止痛하며 四君은 從氣中求血하고 紫石英, 炒棗仁은 安神定志하며 香附는 理氣調肝하니 鬱로 인한 百病을 治療하는 藥이 된다.
만약 血不養肝, 肝血不足, 陰不斂陽, 肝陽上擾하여 頭痛과 耳鳴, 五

心煩熱 등의 證이 나타나면 上方에서 川芎, 黨蔘, 白朮을 빼고 石決明, 眞珠母, 鉤藤, 桑葉, 菊花 등을 가한다.

　單方驗方: 陰虛肝熱에는 夏枯草 30g을 水煎服하고 혹은 菊花 10g, 決明子 10g을 끓는 물에 넣어서 茶를 대신하여 服用할 수 있으며 혹은 寄生, 苦丁茶, 鉤藤, 荷葉, 菊花 각 6g 을 끓는 물에 넣어서 茶를 대신하여 服用할 수 있다. 위 의 예는 모두 養肝陰, 淸頭目하는 효과가 있다.

11. 目赤脹痛

目赤脹痛은 한쪽 혹은 양쪽 눈의 白睛이 紅赤, 脹痛함을 爲主로 하는 症候를 가리킨다. 《素問·陰陽應象大論》에서 말하기를 "……肝, ……在竅爲目"이라고 하였으며 《素問·氣交變大論》에서는 "肝目受邪, ……目赤痛眦瘍"이라고 하였다. 이것은 目赤脹痛과 肝은 밀접한 상관이 있음을 보여주는 것이다. 足厥陰의 脈은 눈에 연결되어 있어서 만약 肝鬱不達, 厥陰經氣失疏, 挾熱上行, 肝膽火盛, 火熱上逆, 目睛受壘하면 균히 目赤脹痛을 일으킬 수 있다. 현대의학에서 말하는 急性鞏膜炎, 急性結膜炎, 靑光眼은 균히 本證으로 볼 수 있다.

　主　證: 目珠自覺脹痛不適, 白睛紅赤, 眵多, 流淚, 伴脇痛, 口苦咽乾. 舌苔薄白, 質紅, 脈弦或數.

　證　析: 肝開竅于目하는데 肝鬱不達, 厥陰經氣失疏, 挾熱內蘊하여 上攻目竅하면 目珠脹痛, 白睛赤縷, 眵多流淚하게 되며 肝氣 失于條達하여 脇絡에 阻滯하면 脇痛이 나타나고 肝膽熱逆 하면 口苦咽乾한다. 苔白質紅, 脈弦或數은 균히 肝鬱化熱의 象이다.

辨　證: 肝鬱化熱, 上擾目竅.

治　法: 解鬱瀉肝, 淸利目竅.

方　藥: 逍遙散 合 龍膽瀉肝湯加減.

醋柴胡 10g, 廣鬱金 10g, 炒山梔 10g, 赤芍藥 10g, 粉丹皮 10g, 杭白芍 12g, 懷牛膝 20g, 夏枯草 15g, 龍膽草 3g, 靑箱子 10g, 制香附 10g, 生甘草 5g.

方　解: 方中의 柴胡는 宣暢氣機하여 解鬱散結하는 上品이며 鬱金은 性味辛苦寒하여 鬱證治療의 金石이 되는 藥이고 香附는 性平氣香하여 一切의 氣病을 主하는데 특히 女子의 氣鬱之證에 適合하다. 三藥을 合用하니 共히 疏肝解鬱하는 효과가 나타난다. 膽草, 夏枯草는 淸肝瀉熱, 緩肝火하고 동시에 靑箱子를 合用하여 淸肝明目하게 하며 아울러 夏枯草로 하여금 養血柔肝, 止目睛痛(《本草備要》에서 볼 수 있음) 하게 하고 二芍, 丹皮로 凉血活血柔肝하게 하며 生甘草는 淸熱解毒하고 調和諸藥한다.

目珠白睛赤縷粗重하고 痛症이 심한 경우에는 羚羊角粉 1.0g(分沖), 黃連 3g(《本草備要》에 나오기를 "擅治目痛眦傷淚出, 明目"라고 하였다)을 加할 수 있으니 "實則瀉其子"의 뜻이다.

12. 視物昏花

視物昏花는 視物不淸, 昏暗不明을 말하는 것이다. 《素問·藏器法時論》에서 말하기를 "肝病者, ……虛則目䀮䀮無所見"이라 하였으니 肝血不足이 血不養睛하여 雙目이 視物不淸하는 주요한 원인이 됨을 말하는 것이며 肝痰濕熱이 上擾目睛하여도 같은 證이 나타나는 것이고 肝腎同源인데 腎陰不足하면 肝血 또한 虛해져 精血虧耗가 오래되면 目睛失養하여 또한 視物昏花가 일어나게 된다. 임상에서는 虛實을 구분하여 치료한다.

① 肝膽濕熱

主　證: 雙目視物不淸, 如隔輕紗薄霧, 兼見頭昏蒙, 脇痛, 納呆, 口苦, 小便黃, 大便不爽. 舌苔白厚膩, 脈滑數.

證　析: 濕熱蘊結于肝膽하여 內阻中焦, 鬱而不達하면 上蒙淸竅하게 되니 雙目視物不淸하여 隔輕紗薄霧함과 같고 頭昏蒙하게 되며 濕熱內生하여 蘊而化熱하면 脾失健運하니 納呆口苦, 小便黃, 大便不爽 등의 證이 나타난다. 舌苔白厚膩, 脈滑數은 균히 濕熱內蘊의 象이다.

辨　證: 肝膽濕熱, 上蒙淸竅.

治　法: 淸熱利濕, 以利淸竅.

方　藥: 龍膽瀉肝湯 加減.

龍膽草 3g, 枯黃芩 10g, 醋柴胡 10g, 廣鬱金 10g, 夏枯草 15g, 川楝子 10g, 車前草 20g, 鮮荷葉 15g, 雲茯笭 10g, 滑石塊 10g, 生甘草 3g.

方　解: 方中의 龍膽草는 肝膽之火와 下焦濕熱을 專瀉하는 苦寒瀉火之品이 되며 黃芩, 夏枯草는 淸熱明目하고 柴胡, 川楝子, 鬱金은 疏理肝膽之氣하며 車前, 荷葉, 滑石, 佩蘭 등은 淸利化濁之品으로 小便을 통하여 濕熱을 밖으로 내보낸다.

② 肝血不足

主　　證: 雙目乾澁, 視物不淸, 遇勞更甚, 兼見面色無華, 心悸, 失眠, 夢多. 脣舌色淡, 脈細無力.

證　　析: 肝藏血하며 "目受血而能視"한다. 肝血不足하면 不能上榮目竅하여 視物不淸하고 雙目乾澁하게 되며 遇勞加重되고 血不養心하면 心悸하고 魂不守舍하니 不眠多夢한다. 脣舌色淡, 脈沈細無力은 균히 血虛의 象이다.

辨　　證: 肝血不足, 目睛失榮.

治　　法: 補血養肝, 上榮目竅.

方　　藥: 補肝湯 加減.

全當歸 10g, 杭白芍 10g, 大川芎 10g, 大熟地 15g, 炒棗仁 20g, 麥門冬 10g, 女貞子 20g, 枸杞子 15g, 縮砂仁 2g, 太子蔘 20g, 生阿膠 10g(烊化), 生甘草 5g.

方　　解: 方中의 四物, 阿膠, 女貞子, 枸杞子는 補血養肝하며 太子蔘은 益氣而助血行한다. 少量의 砂仁으로 動靜結合하게 하니 滋膩脾胃함을 막는다.

③ 肝腎陰虛

主　　證: 視物昏暗, 雙目乾澁, 頭暈, 耳蟬鳴, 腰膝酸軟, 或伴夢遺. 舌紅苔白, 脈細數.

證　　析: 肝腎陰虛하여 精血虧耗하면 精氣不能上榮하여 目竅失養하니 視物昏暗, 雙目乾澁하고 頭暈耳鳴하게 되는 것이고 腎精虧虛하니 腰府失榮하여 腰膝酸軟한다. 舌紅苔白, 脈細數

은 균히 陰虛內熱의 象이다.

方　藥: **左歸丸** 加減.

大熟地 15g, 懷山藥 10g, 枸杞子 15g, 山萸肉 10g, 女貞子 15g, 桑寄生 15g, 炒杜仲 10g, 粉丹皮 10g, 生地黃 15g, 縮砂仁 1.5g, 鹿角膠 15g, 生甘草 3g.

方　解: 方中의 熟地, 鹿角膠, 山萸肉, 枸杞子, 女貞子는 滋補肝腎하며 寄生, 杜仲은 强腰壯腎하고 生地, 丹皮는 滋陰凉血하고 甘草는 調和諸藥한다. 諸藥合用하면 肝腎陰虛를 보충하여 目竅得養하게 되니 諸症이 사라진다.

13. 耳鳴耳聾

耳鳴은 耳內鳴聲을 가리키고 耳聾은 聽覺失聰하여 가벼운 경우는 聽而不眞, 移爲重聽하고 重한 경우에는 소리를 전혀 듣지 못하니 全聾이 되는 것이다.

耳鳴耳聾의 두가지 證은 아주 밀접한 관계가 있으니, 耳鳴은 耳聾의 가벼운 단계이며 耳聾은 耳鳴이 아주 甚한 것이다. 그 病의 原因은 風邪外襲, 肝陽上亢, 肝血不足, 心腎不交, 膽火鬱結 등으로 다양한데 이중 肝臟이 차지하는 바가 크다. 《素問·藏器法時論》에서 말하기를 "肝病者, ……虛則…… 耳無所聞, ……耳聾不聰"이라 하였으며, 《靈樞·經脈》에서 말하기를 "膽足少陽之脈, ……其支者, 從耳後入耳中, 出走耳前"이라 하였다. 肝膽은 表裏關系를 이루니 少陽膽經의 循行을 거쳐서 本病은 肝證과 관계를 가지는 것으로 진단하게 되는 것이다.

현대의학의 高血壓, 椎骨基底動脈의 血液供給不足, 五官科의 外耳-中耳-鼓膜의 病變과 藥物中毒으로 인한 耳鳴과 耳聾의 證候에서 本偏의

辨證治療를 참고할 수 있다.

① 肝膽火盛

主　證: 耳轟鳴如鐘聲, 耳聾突然發作, 多因惱怒, 氣鬱誘發, 伴有頭脹痛, 口苦咽乾, 心煩易怒, 小便赤便結. 舌苔黃, 質紅, 脈弦數.

證　析: 暴怒傷肝하여 肝膽之氣化火하여 上逆于耳하면 淸竅被蒙하니 耳轟鳴과 耳聾이 突然發生하게 되며 頭脹痛, 口苦咽乾, 心煩易怒는 균히 肝膽의 火가 上逆한 證이고 火熱灼津하면 小便赤, 便結하게 된다. 舌苔黃, 質紅, 脈弦數은 균히 肝膽火盛의 象이다.

辨　證: 肝痰火聲, 循經上逆.

治　法: 淸肝利膽, 導熱下行.

方　藥: **龍膽瀉肝湯** 加減.

龍膽草 3g, 川黃連 7g, 炒梔子 7g, 條黃芩 10g, 醋柴胡 10g, 建澤瀉 10g, 小木通 5g, 雲茯苓 20g, 生甘草 5g, 車前子 30g(包煎).

方　解: 方中 膽草, 山梔, 黃芩, 黃連은 苦寒瀉火하고 柴胡는 疏肝解鬱하며 木通, 車前子, 澤瀉는 導熱下行하여 平肝膽之火하고 茯苓은 健脾和中하여 苦寒傷脾胃함을 막아주며 甘草는 調和諸藥한다.

耳轟鳴不止, 大便秘結 者는 當歸龍腦丸을 매번 7g씩 하루 2번 복용하도록 한다.

② 肝陽上亢

主　　證 : 耳鳴蟬音, 眩暈頭脹痛, 伴面紅目赤, 失眠健忘, 咽乾口燥, 腰膝酸軟. 舌紅少苔, 脈弦細而數.

證　　析 : 肝腎不足하여 精血衰少하면 水不涵木하여 肝陽上亢하게 되니 淸竅失榮하는 고로 耳鳴蟬音, 眩暈頭痛하게 되며 陰虛陽亢하여 虛陽上擾하니 面紅目赤, 咽乾口燥하고 腎精不足하니 失眠健忘하게 되며 腰府失榮하니 腰膝酸軟한다. 舌紅少津, 脈細弦數은 균히 肝腎陰虛, 虛陽外浮의 征象다.

辨　　證 : 肝腎不足, 虛陽上擾.

治　　法 : 補益肝腎, 滋陰潛陽.

方　　藥 : **天麻鉤藤飮 加減**.

明天麻 10g, 嫩鉤藤 10g, 石決明 15g, 懷牛膝 20g, 條黃芩 10g, 夏枯草 15g, 炒梔子 7g, 桑寄生 30g, 川杜仲 10g, 雲茯苓 10g, 夜交藤 15g, 生甘草 3g.

方　　解 : 方中의 天麻, 鉤藤은 平肝潛陽하고 夏枯草, 石決明, 黃芩, 山梔는 淸熱하며 杜仲, 寄生은 養肝腎하고 牛膝은 引熱下行하며 夜交藤, 茯神은 安神定志하고 甘草는 調和諸藥한다.

③ 肝血不足

主　　證 : 耳鳴如蟬音, 時輕時重, 耳失聰敏, 勞壘及行經後加重, 伴有眩暈多夢, 目乾, 視物模糊, 面色少華, 脣甲蒼白. 舌苔白, 質淡, 脈細.

證　　析 : 失血過多나 久病耗傷陰血로 氣血生化不足하면 肝의 藏血하는 능력이 떨어지고 耳失濡養하는 고로 耳鳴如蟬하고 聽覺

失聰하며 疲勞하거나 經行後에는 加重되고 氣血不足하니 淸竅失養하여 眩暈多夢, 面色少華하게 되는 것이며 肝開竅于目하는데 目失濡養하니 視物模糊하게 된다. 脣甲蒼白, 舌質淡, 脈細는 균히 肝血不足의 象이다.

辨　證: 肝血不足, 耳失濡養.
治　法: 養血補肝, 榮養淸竅.
處　方: **補肝湯** 加減.

大熟地 15g, 杭白芍 10g, 全當歸 10g, 川芎片 10g, 宣木瓜 10g, 炒棗仁 15g, 寸麥冬 10g, 夜交藤 20g, 女貞子 30g, 廣砂仁 3g, 合歡花 10g, 生甘草 3g.

方　解: 方中의 熟地, 白芍은 養血生血하고 當歸와 川芎은 養血行血하는데 四藥이 配合하여 補而不滯하는 것이며 棗仁, 木瓜, 麥冬, 甘草는 酸甘化陰하고 合歡花, 夜交藤은 安魂魄하며 女貞子는 養肝腎明目하고 砂仁은 行氣시켜서 諸藥의 滋膩함을 막아준다.

氣虛者는 人蔘, 黃芪를 가하여 補氣할 수 있으니 氣를 補充하여 血을 生成하게 해주는 것이다.

按　語: 耳鳴耳聾의 證은 虛實, 新久를 반드시 辨別하여야 하는데 일반적으로 급성으로 온 경우는 肝火와 肝陽이 上亢된 증상과 함께 耳鳴은 轟鳴이 많으며 耳聾은 突發性이 많다. 久病으로 나타난 耳鳴은 虛證이 많으며 肝陰血虛의 症狀外에 耳鳴如蟬, 時輕時重하고 耳聾은 점진적으로 발전하여 聽覺減退를 일으킨다. 일반적으로 虛證의 경우가 많고 實證은 적으며 갑자기 일어난 경우는 치료가 쉽고 久病은 難

治이다.
本病의 치료는 內服藥뿐만 아니라 鍼灸治療와 배합하는 것도 가능하다.

14. 衄

일반적으로 血液이 血管을 벗어나서 위로 口鼻나 혹은 肌膚로 넘쳐 나는 것을 衄이라고 총칭한다. 臨床에서는 鼻衄, 齒衄, 耳衄, 肌衄 등을 볼 수 있다. 《靈樞·百病始生》에서 "陽絡傷則血外溢, 血外溢則衄血"이라 하여 그 原因을 규명하였으며 《靈樞·邪氣藏腑病形》에서 "肝脈……大甚……先嘔衄"이라고 하였으며 《素問·玄機原病式》에서는 "衄者, 陽熱怫鬱, 乾于足陽明而上熱甚, 則血妄行爲鼻衄也"라고 하였다. 이로 보아서 衄血이라는 證은 肝, 熱과 밀접한 관계가 있는 것을 알 수 있다. 肌衄만이 脾不統血과 氣虛不攝으로 인한 것이기에 여기서는 다루지 않기로 한다. 本篇에서는 肝과 밀접한 관련이 있는 鼻衄, 齒衄에 대해서 토론하도록 하겠으며 이 두 가지는 또한 임상에서 자주 볼 수 있는 것이다.

① 鼻　衄

主　證: 鼻衄量多, 色鮮紅, 伴頭痛眩暈, 目赤, 煩躁易怒, 口乾思冷飮, 便秘溲赤. 舌苔黃質紅, 脈弦數.

證　析: 情志不舒하여 肝氣鬱結日久하면 氣鬱化火, 肝火內擾하여 迫血上溢淸竅하게 되니 鼻衄이 나타난다. 肝火上炎, 循經上逆하면 頭痛目眩, 目赤易怒하고 火熱熾盛, 耗津灼液하는 고로 便秘溲赤한다. 舌紅, 苔黃, 脈弦數은 균히 肝火內盛의 征이다.

辨　證: 肝火內熾, 迫血妄行.
治　法: 淸肝瀉火, 凉血止血.
方　藥: **龍膽瀉肝湯** 加減.

龍膽草 3g, 炒山梔 10g, 枯黃芩 10g, 白茅根 30g, 老藕節 10g, 廣鬱金 15g, 川楝子 10g, 懷牛膝 30g, 淡竹葉 10g, 大生地 30g, 生大黃 5g, 生甘草 3g.

方　解: 方中의 龍膽草는 淸瀉肝火를 主로 하는 藥이며 梔, 芩은 苦寒하여 龍膽草의 淸熱瀉火를 도우며 生地, 茅根, 藕節은 凉血止血하고 鬱金, 川楝은 疏肝解鬱하며 竹葉, 牛膝은 引火熱下行하고 生大黃은 泄熱通便하니 熱로 하여금 便을 따라서 나가게 하는 것이며 生甘草는 調和諸藥하고 또한 解毒한다. 舌少津者는 麥冬, 元蔘, 知母 등의 養陰淸熱하는 藥을 酌加할 수 있다.

② 齒衄

主　證: 齒衄量少, 色淡紅, 伴齦浮齒搖, 頭暈目眩, 失眠健忘, 耳鳴如蟬, 二目乾澁, 脇痛隱隱, 腰膝酸軟. 舌紅少苔, 脈細數.

證　析: 肝腎同源으로 肝腎陰虛하여 虛火上炎하면 灼傷血絡하여 적은 양의 淡紅色 齒衄이 나타나며 虛火上擾淸竅하는 故로 頭暈目眩하고 肝腎不足하니 淸竅失養하여 健忘失眠, 二目乾澁, 耳鳴이 나타나며 經脈失榮하니 脇痛隱隱, 腰膝酸軟한다. 舌紅少苔, 脈細數은 균히 肝腎陰虧, 虛火內擾의 征象이다.

辨　證: 肝腎陰虧, 虛火上炎, 灼傷血絡.
治　法: 滋陰降火, 凉血止血.

方　藥: 滋水淸肝飮 合 茜根散 加減.

生地黃 15g, 懷山藥 12g, 山萸肉 10g, 女貞子 30g, 牧丹皮 10g, 醋柴胡 5g, 炒山梔 10g, 茜草根 10g, 側柏葉 10g, 生甘草 3g, 生阿膠 10g(烊化).

方　解: 方中의 生地, 山萸肉, 山藥, 女貞子는 滋補肝腎하여 그 本을 치료하는 것이며 柴胡, 山梔, 丹皮는 疏木鬱, 淸肝火하고 茜草, 側柏葉은 凉血止血하며 阿膠는 養血止血하고 甘草는 和中한다. 諸藥合用하니 그 效果를 발휘한다.

또한 菊花, 桑葉을 가하여 平肝降火하는 작용을 도울 수 있다. 齒衄量多면 當歸炭 7g, 三七粉 3g(分沖)을 가할 수 있다.

15. 梅核氣

梅核氣는 肝氣鬱滯하여 咽喉部에 痰氣互結하는 일종의 병증이다. 患者는 咽喉에 매실의 씨앗같은 것이 막고 있는 듯하여 삼키려해도 삼켜지지 않고 뱉으려해도 뱉아지지 않는 자각증을 느끼게 되고 겸하여 胸脘痞悶, 氣鬱不暢한 등의 증이 나타난다. 本病은 鬱怒不暢, 肝失條達, 氣失疏泄하여 肝氣鬱結하여 나타나게 되는 것이다. 氣鬱이 좀 오래되면 克及脾土하니 脾氣不足, 健運失司, 蘊濕生痰하여 痰氣가 胸膈과 咽部에 凝結한 것이다. 혹은 情志不遂, 氣鬱化火, 煎熬津液하여 痰이 생성되고 이 痰이 咽部 등의 부위를 阻塞하여 나타난다. 고로 《丹溪心法・六鬱》에서 말하기를 "氣血衝和, 百病不生, 一有怫鬱, 諸病生焉. 故人身諸病, 多生于鬱"이라 하였다. 이와 같이 氣鬱痰結은 梅核氣의 주요병기가 되는 것이다.

현대의학의 癔病, 慢性咽喉炎 등의 症에서 本篇을 참조하여 辨證治療를 할 수 있다.

主　證: 咽中不適, 如有物梗阻, 呑之不下, 喀之不出, 胸中窒滿, 兼見胸脇疼痛, 煩急, 太息, 納呆, 乏力. 舌苔白或灰, 舌質秒紅, 脈弦或滑.

證　析: 肝鬱升脾하면 脾運失健, 聚濕生痰하여 痰氣互結于咽하니 咽中에서 어떤 것이 막고 있어 喀之不出, 呑之不下하는 自覺症을 느끼게 되며 氣失舒展하니 胸中窒滿하고 肝經鬱滯, 絡氣失和하는 故로 胸脇疼痛하며 氣鬱化火하니 煩急하고 脾失健運하니 納呆, 乏力한다. 舌苔白或灰, 脈弦滑은 균히 肝鬱挾痰의 象이다.

辨　證: 肝鬱氣滯, 痰氣凝結.

治　法: 解鬱疏肝, 化痰理氣.

方　藥: 半夏厚朴湯 加減.

法半夏 7g, 川厚朴 7g, 雲茯笭 10g, 紫蘇葉 5g, 制香附 10g, 廣陳皮 10g, 生甘草 3g.

方　解: 本方은 半夏厚朴湯을 爲主로 한 것으로 理氣化痰散結하니 二陳으로 健脾燥濕하고 蘇葉, 香附로 芳香理氣解鬱한다. 諸藥이 共히 散鬱消痰하여 利咽順氣하는 功이 있다.

脇痛重하면 醋柴胡 7g, 靑皮 10g을 가할 수 있으며 胸悶滿에는 瓜蔞 10g을 가하여 사용하고 겸하여 便秘가 있으면 양을 30g까지 늘리고 食則吐하는 경우에는 生薑 3片을 가하니 이것이 半夏厚朴湯의 全方이 되는 것이다.

本方은 病程이 비교적 짧은 경우에 적합하니 氣鬱하여 아직 化火하지 않고 병이 단지 氣分에 있어 血分으로 들어가지 않은 경우에 효과가 있다. 病程이 비교적 길어져서 氣鬱已化火燥, 壘及陰分하면 반드시 治療處方을 달리해야 하니 "病案事例(之一)"를 참고할 수 있다.

16. 頸項痛

頸項痛은 상견할 수 있는 질병이지만 내과서적에는 이런 병명이 없으며 또한 外科 骨格系疾患도 아니고 或은 外感風寒으로 인해 나타나는 경우도 있지만 많은 부분에 있어 肝과 연관이 있다. 《素問·金匱眞言論》에서 말하기를 "東風生于春, 病在肝兪, 在頸項"이라는 말이 있다. 일반적으로 頸項疼痛만 있고 다른 氣質的인 病變이 없는 경우에는 肝을 기준으로 하여 치료하게 되면 많이 좋아질 수 있다. 本證의 病因은 대개 情志過極, 氣機失調, 血行澁體, 脈絡失和, 筋脈拘急하여 나타나게 되는 것이다.

主　證: 頸項疼痛, 以脹痛爲主, 氣鬱誘發, 伴胸脇悶脹時痛, 煩急易怒, 口苦而乾. 日久尙可見頸項部陳作刺痛. 舌苔白, 脈弦.

證　析: 肝經鬱滯, 經絡不和하여 氣機不利하니 不通則痛하고 肝鬱胸脇하여 胸脇悶脹作痛하며 氣鬱于裏하니 煩急易怒하고 肝膽熱逆하니 口苦하고 口乾하게 된다. 病程日久하여 氣病이 血에 미쳐 血絡鬱阻하여 頸項部刺痛이 나타난다. 脈弦은 肝氣鬱結의 象이다.

辨　證: 肝鬱氣滯, 絡脈失和.

治　法: 疏肝解鬱, 以通經絡.

方　藥: 柴胡疏肝散 加減.

> 醋柴胡 10g, 制香附 10g, 川鬱金 10g, 川楝子 10g, 佛手片 10g, 廣陳皮 10g, 條黃芩 10g, 全瓜蔞 30g, 炒枳殼 10g, 炒山梔 10g, 粉丹皮 10g, 生甘草 3g.

方　解: 方中의 柴胡, 鬱金, 香附, 川楝, 佛手는 疏肝解鬱하여 肝鬱氣滯의 本을 치료하는 것이며 黃芩, 山梔는 淸肝膽熱逆하고 瓜蔞, 陳皮, 枳殼은 理氣寬胸하며 甘草는 調和諸藥한다.

處方中에 直接 頸項痛을 治療하는 藥材는 없고 疏肝解鬱을 위주로 하였으니 氣를 疏通시켜 解鬱하니 絡脈이 通利하여 諸證이 사라지게 되는 것이다.

17. 怒

怒는 七情으로 일어나는 병 중 하나로 정상생리 상태에서는 "肝之志"가 된다. 情志失調로 인해서 장부기능에 문란이 생겨 병이 나타나는 것으로 임상에서는 비교적 많이 볼 수 있다. 故로 《素問·陰陽應象大論》에서 말하기를 "人有五臟, 化五氣, 以生喜怒悲憂恐. ……肝……在志爲怒. 怒傷肝."이라 하였으며 《素問·臟器法時論》에서는 "肝病者, ……令人善怒"라고 하였으며 《靈樞·本神》에서는 "肝氣……, 實則怒"라고 하였다. 이상의 經文에서 怒와 肝은 아주 밀접한 관련이 있는 것을 알 수 있다. 肝主疏泄, 性喜條達하는데 肝失疏泄하여 情志失常하면 氣血失調, 臟腑機能紊亂의 證이 나타나게 되는 것이다. 怒則氣上, 血隨氣逆하니 가벼우면 頭痛眩暈하고 甚하면 昏厥하여 不省人事하게 된다. 《素問·生氣通天論》에서 "陽氣者, 大怒則形氣節, 而血菀于上, 使人薄厥"이라고 한 것처럼 怒가 百病을 만드는 것을 알 수 있는 것이다. 故로 鬱怒不暢하면 빨리 치료를 받아 병이 진행하는 것을 막아야 한다.

이런 證은 현대의학의 神經症, 輕度의 狂躁症과 類似하다.

主　證: 鬱怒傷肝, 木失條達.
治　法: 輕則疏肝解鬱, 調暢氣機 重則淸瀉肝火, 以制躁怒.
方　藥: 柴胡疏肝散 加減.

醋柴胡 10g, 廣鬱金 15g, 川楝子 12g, 制香附 15g, 炒梔子 10g, 條黃芩 10g, 粉丹皮 15g, 赤芍藥 15g, 龍膽草 3g, 生甘草 3g, 羚羊角粉 1.0g(分沖), 生大黃 3g(後下).

方　解: 方中의 柴胡, 川楝, 香附, 鬱金은 疏肝解鬱하고 炒梔, 膽草, 黃芩, 羚羊角粉은 淸瀉肝火하여 躁怒함을 막아주며 丹皮, 赤芍은 養陰凉血하고 生大黃은 臟腑實熱을 아래로 이끌어서 내려 淸瀉시켜주며 生甘草는 調和諸藥한다. 藥物治療外에 情志를 다스리는 것이 중요하다.

18. 恐

恐은 恐懼로 患者가 두려워하고 무서워하는 一種의 病證을 가리킨다. 《素問·藏器法時論》에서 이 證을 설명하기를 "善恐如人將捕之"라고 하였다. 대개 憂鬱, 思慮로 心脾를 損傷하여서 나타나는 것으로 子病及母하니 土虛木亦不足하여 肝의 氣血이 虛해져 魂이 의지할 바가 없어지니 神도 의지할 바를 잃는 것이다. 故로 《靈樞·本神》에서 "肝氣虛則恐"이라고 하였다. 이 證은 현대의학의 神經衰弱症을 包含한다.

主　證: 恐懼, 膽怯, 心神不安, 兼見不眠多夢, 短氣, 倦怠, 太息, 食少, 爪甲無華, 小便如常. 經少色淡. 或經期後延. 舌苔薄白, 舌質暗紅, 脈弦細.

證　析: 五臟 중에 腎의 志는 恐이며 肝과 腎은 同源이고 肝膽은 表裏를 이루니 膽은 決斷을 主한다. 鬱久傷肝, 陰血暗耗하여 生發無能, 氣血虛少하면 神無所附하고 魂無所依하니 決斷失司하여 恐懼, 膽怯, 易驚, 心神不安, 不眠多夢하게 되는 것이며 肝血不足하니 爪甲無華, 經少色淡하고 肝失疏泄, 脾運失健하니 納少한다. 苔少, 舌暗, 脈細는 균히 肝의 氣血이 不足한 象이다.

辨　證: 肝氣不足, 魂無所主.

治　法: 益氣養肝, 安神定志.

方　藥: 八珍湯 合 安神定志丸 加減.

太子蔘 30g, 雲茯苓 15g, 全當歸 10g, 炒棗仁 15g, 宣木瓜 10g, 石菖蒲 10g, 何首烏 15g, 炒白朮 10g, 杭白芍 10g, 大熟地 15g, 大川芎 7g, 紫石英 10g, 生甘草 5g.

方　解: 方中의 四君子는 益氣健脾하여 脾胃를 强健하게 하여 五臟에 영양분을 줄 수 있게 하니 補養肝氣하는 뜻이다. 四物로 養肝血하니 肝의 藏血하는 기능을 도와 血을 濡養하는 의미이다. 首烏, 熟地는 乙癸同治하는 것으로 肝腎不足하면 균히 恐이 나타나는 것이다. 炒棗仁, 菖蒲, 紫石英은 安神定志한다. 이외에 심리요법을 운용할 수 있으니 역시 恐懼라는 증을 치료하는데 있어서 보조방법이 된다.

19. 驚 駭

臨床에서 觸事易驚하고 懼하여 자제가 되지 않으며 더불어 心中動悸

와 不安한 證候를 驚駭라고 칭한다. 일반적으로 肝膽不寧, 外受驚嚇으로 일어난다. 그 證에 대해서는 일찍이 《內經》에서 상세하게 기록하였으니 《素問·金匱眞言論》에서 말하기를 "……肝, 其病發驚駭"라고 하였으며 《素問·痺論篇》에서 또한 말하기를 "肝痺者, 夜臥則驚"이라고 하였다. 이로써 驚駭라는 證과 肝과는 밀접한 관련이 있는 것으로 알 수 있으며, 더불어 膽은 肝에 의뢰 받는 바, 이 둘은 經脈絡이 서로 表裏를 이루어 肝의 疾病은 膽에 影響을 주고 膽의 疾病 역시 肝에 파급될 수 있다. 肝膽이 不寧하면 膽이 決斷無權해지니 故로 驚駭가 나타난다.

主　證: 遇事易驚惶, 駭然不已, 兼見虛煩不寧, 惡夢驚怕, 氣短乏力, 目視不明. 舌苔薄白, 質淡, 脈弦細.

證　析: 氣鬱傷肝하고 虐及于膽하여 膽이 決斷失司하니 肝膽不寧하여 遇事易驚駭하며 虛煩不安하고 魂不守舍하고 浮陽于外하니 睡眠이 平安하지 못하고 惡夢이 많고 잘 놀라게 되는 것이며 肝虛하니 乏力少氣하고 陰血不能上榮하니 目視不明해진다. 舌淡苔白, 脈弦細는 균히 肝膽不足의 象이다.

辨　證: 肝膽不寧, 決斷失司.

治　法: 養肝淸膽, 安魂定驚.

方　藥: 酸棗仁湯 合 平肝鎭心短 加減.

炒棗仁 15g, 生龍齒 20g, 生鐵落 15g, 生磁石 15g, 炒遠志 10g, 紫石英 15g, 寸麥冬 15g, 生地黃 15g, 杭白芍 15g, 雲茯苓 15g, 焦六麴 10g, 生甘草 3g, 朱砂面 1g(分沖).

方　解: 方中의 龍齒, 生鐵落, 生磁石, 紫石英은 平肝鎭驚하며 生地, 寸冬, 芍藥, 棗仁은 補肝益膽하고 遠志, 茯苓, 朱砂는

寧心安神하며 焦麴을 사용함은 鐵, 磁石의 重鎭傷胃함을 막기 위함이고 生甘草를 가함은 調和諸藥하기 위함이다. 이외에 동시에 정신적인 안정을 취하게 해주는 것들은 치료에 많은 도움이 된다.

20. 多 夢

多夢은 夜間睡眠중 夢擾紛紜한 것으로 不眠과 더불어서 일어날 수 있다. 《靈樞·淫邪發夢》에서 말하기를 "正邪從外襲內, 而未有定舍, 反淫于藏, 不得定處, 與營衛俱行, 而與魂魄飛揚, 使人臥不得安而喜夢", "肝氣盛則夢怒"라고 하였다. 이처럼 多夢은 外邪襲于內, 擾及臟腑하여 魂不守舍하여서 이루어지는 것이다. 肝藏魂하는데 魂이 安定되면 神도 安定되어 잠을 잘 자게되고 魂이 不安하여 飛揚于外하면 어지러운 꿈을 꾸게 된다. 故로 《素問·方盛衰論》에서 말하기를 "肝氣虛則夢見菌香生草"라 하였으니 여기에 비유되는 말인 것이다. 현대의학의 神經衰弱, 神經症은 本篇을 참조하여 辨證治療를 할 수 있다.

① 實 證

主 證: 夜寐多夢, 且夢中惱怒, 多伴性情急躁易怒, 目赤口苦, 眩暈頭痛, 納差, 口渴, 便秘溺黃. 苔黃, 舌質紅, 脈弦數.

證 析: 鬱怒傷肝하여 肝失條達하면 氣鬱化火, 魂擾不寧하여 夜寐夢多하게 되고 肝火內盛하면 急躁易怒하며 肝火上炎하면 目赤口苦, 眩暈頭痛하고 肝鬱侮土하여 胃熱內蘊, 運化失健하게 되면 納差, 口渴이 나타난다. 苔黃, 舌紅, 脈弦數은 균히 肝火內擾의 象이다.

辨　證: 木鬱化火, 擾及肝魂.
治　法: 淸瀉肝火, 解鬱安魂.
方　藥: 柴胡疏肝散 加減.

醋柴胡 10g, 廣鬱金 15g, 炒山梔 10g, 粉丹皮 15g, 眞珠母 15g, 制香附 10g, 生龍骨 20g, 川楝子 10g, 條黃芩 10g, 淡竹葉 10g, 生甘草 5g, 羚羊角粉 0.6g(分沖).

方　解: 方中의 柴胡, 香附, 鬱金, 川楝子는 疏肝解鬱하며 黃芩, 炒梔는 淸瀉肝膽實熱하고 眞珠母, 生龍骨은 平肝潛陽하며 羚羊角粉은 直折肝火하고 竹葉은 引熱下行하며 甘草는 調和諸藥한다. 本證은 肝鬱化火로 魂不守舍하여 多夢함을 解鬱淸熱瀉火爲主로 治療하는 것이다.

夢多하다고 하여 棗仁, 首烏 등 養血安神之品을 원인을 판별하지 않고 사용하면 치료효과를 얻기 힘들다. 소수의 체질이 양호한 환자가 氣鬱, 大怒 後에 夜夢狼鬪한 것은 陰陽俱盛而夢相殺毁傷(見《素問·脈要精微論》)하는 證으로 龍膽草 3g, 生鐵落 15g을 가할 수 있다.

② 虛　證

主　證: 夜寐多夢, 健忘失眠, 腰膝酸軟, 目乾澁, 視物模糊, 氣短乏力, 口乾咽燥, 耳鳴如蟬音. 舌紅, 少苔, 脈沈細.

證　析: 肝腎不足하여 虛陽이 浮越하면 魂不得安하여 夢多하게 되며 肝氣虛하니 氣短乏力하고 肝血不足으로 不能上榮于目하여 目乾澁, 視物模糊하며 肝腎陰精不足하여 不能上奉淸竅하니 耳鳴咽燥하고 水火不濟로 寐少, 健忘하며 腰府失榮하여 腰膝酸

軟한다. 舌紅, 少苔, 脈沈細는 균히 肝腎不足의 徵이다.

辨　證: 肝腎不足, 魂不守舍.
治　法: 滋補肝腎, 安神定志.
方　藥: **歸芍地黃丸** 加減.

熟地黃 15g, 生地黃 15g, 女貞子 30g, 山萸肉 15g, 全當歸 10g, 杭白芍 10g, 夏枯草 10g, 何首烏 20g, 遠志肉 10g, 枸杞子 10g, 雲茯苓 12g, 生甘草 3g.

方　解: 方中의 當歸, 芍藥, 地黃, 山萸肉, 女貞子, 枸杞子는 滋補肝腎하여 그 根本을 圖謀함이며 夏枯草는 養肝血以明目하고 茯苓은 益氣以養肝하며 遠志, 首烏와 合하여 安神하며 生甘草는 調和諸藥한다.

乏力이 심하면 太子蔘, 白朮을 가하여 補氣한다. 諸藥을 합용하니 肝腎을 충족하게 하고 虛火를 내리며 魂을 安定되게 한다. 夢多恐懼에는 紫石英 15g을 가할 수 있다.

21. 不　眠(不寐)

不寐는 "失眠" 혹은 "不得眠"으로 부르기도 하며 잠드는 것이 늘 힘들고 혹은 잠들어도 쉽게 깨서 다시 잠드는 것이 힘들며 혹은 때때로 깜짝 놀라서 깨기도 하여 안정되지 못하고 심지어는 한 숨도 잠을 이루지 못하는 特徵을 가진 證候이다. 古代文獻에서는 "不得臥", "目不瞑"이라고 불렀다. 本病은 情志所傷, 肝失條達, 氣鬱化火하여 擾動心神하니 神不得安而成不寐하는 것이며 或은 暴怒, 憂鬱, 思慮, 勞倦太過, 精血內耗로 肝腎不足하여 虛陽上擾, 陽不入陰하여 나타나기도 하고 外傷,

喀吐, 崩漏 等의 大失血病後에 肝腎不足에 이르러 母病及子하여 心神失養하여 나타나기도 한다. 고로 《靈樞・大惑論》에서 말하기를 "衛氣不得入于陰, ……則陰氣虛, 故目不瞑矣"라 하였으며 《景岳全書・不寐》에서 말하기를 "不寐證雖有不一, 然惟邪正二字則盡知矣, 蓋寐本乎陰, 神其主也, 神安則寐, 神不安則不寐, 其所以不安者, 一由邪氣之擾, 一由營氣不足耳, 有邪者多實, 無邪者皆虛"라 하였다. 따라서 개괄적으로 말하자면 不寐證의 병인은 邪氣實과 陰氣虛의 두 가지로 나타난다. 本證은 현대의학의 神經症과 更年期綜合症 등에서 주로 나타난다.

① 肝鬱氣結

主　證 : 睡臥不寧, 煩躁易怒, 兩脇脹痛, 喜太息, 食慾不振, 目赤口苦而乾, 小便黃赤, 大便秘結. 舌苔黃, 質紅, 脈弦數有力.

證　析 : 鬱怒傷肝하여 氣鬱化火, 肝火擾動하면 神魂不寧하니 睡臥不安하고 肝火內擾하여 情志失調하니 煩躁易怒하며 火熱上炎하니 目赤하고 膽鬱逆胃하니 口苦하며 肝鬱氣結하여 橫逆犯胃하니 脇痛, 納呆하고 傷及胃陰하니 口苦하며 灼津大小腸하니 便秘溺赤한다. 舌苔黃, 質紅, 脈弦數은 肝熱內擾의 象이다.

辨　證 : 肝氣鬱結, 擾及心神.

治　法 : 疏肝瀉熱, 解鬱安神.

方　藥 : **柴胡疏肝散 加減**.

醋柴胡 10g, 制香附 10g, 川棟子 10g, 廣鬱金 10g, 條黃芩 10g, 淡竹葉 10g, 杭白芍 10g, 川黃連 5g, 生龍骨 20g, 生甘草 3g.

方　解: 方中의 柴胡, 香附, 川楝, 鬱金은 疏肝解鬱하여 그 本을 치료하며 白芍은 養血柔肝하고 黃芩, 黃連은 淸瀉內熱하며 竹葉은 淸心除煩하고 生龍骨은 潛鎭安神하며 生甘草는 調和諸藥하여 共히 解鬱安神하는 효과를 발휘한다.

② 肝血不足
主　證: 夜不得寐, 面色無華, 眩暈, 耳鳴, 心悸易驚, 二目乾澁, 四肢痲木, 舌淡, 脈細.
證　析: 肝血不足하면 心神失養하여 神不得安하는 고로 夜不得寐하며 또한 多夢紛紜하고 血虛하여 頭面失榮하니 面色無華, 眩暈耳鳴하며 母病及子하여 心神不安하면 心悸易驚하고 肝血不足, 目失濡養하면 目乾而澁하며 血不榮筋하니 爪枯, 肢痲한다. 舌淡, 脈細는 균히 血虛의 象이다.
辨　證: 肝血不足, 心神失守.
治　法: 補益肝血, 養心安神.
方　藥: 酸棗仁湯 合 四物湯 加減.

炒棗仁 15g, 全當歸 10g, 杭白芍 10g, 熟地黃 10g, 鷄血藤 30g, 雲茯笭 15g, 遠志肉 10g, 何首烏 30g, 大川芎 5g, 太子蔘 30g, 寸麥冬 10g, 五味子 10g, 生甘草 6g.

方　解: 方中의 當歸, 白芍, 熟地, 鷄血藤은 補養肝血하며 酸棗仁, 茯笭, 遠志, 首烏는 養心安神하고 太子蔘, 麥冬, 五味子는 益氣養心生脈하여 扶正하며 川芎은 調暢氣血하고 甘草는 調和諸藥한다. 本方은 養肝血을 爲主, 安神補心을 輔로한다.

③ 肝腎陰虛

主　證: 不易入睡, 寐則夢多, 兼見頭暈目眩, 煩急易怒, 心悸怔忡, 腰膝酸軟. 舌紅少津, 脈細弱.

證　析: 肝腎陰虛하여 虛陽上擾하면 神魂不守하여 不寐, 多夢하고 肝腎不足으로 頭目失榮하면 頭暈目眩하며 虛火上炎하니 頭痛하고 擾及心神하니 心煩易怒, 怔忡心悸하며 腎陰不足으로 腰府失養하여 筋脈失養하니 腰膝酸軟한다. 舌紅少津, 脈弦細는 균히 肝腎陰虛의 征象이다.

辨　證: 肝腎陰虛, 神不守舍.

治　法: 滋補肝腎, 重鎭安神.

方　藥: **杞菊地黃丸 合 眞珠母丸 加減**.

枸杞子 15g, 杭菊花 10g, 熟地黃 10g, 生地黃 10g, 山茰肉 15g, 眞珠母 20g, 夏枯草 10g, 生磁石 15g, 杭白芍 10g, 紫丹蔘 15g, 生甘草 3g, 朱砂面 1g(分沖).

方　解: 方中의 二地, 山茰肉, 枸杞子는 滋補肝腎하며 白芍, 菊花는 養血平肝하고 丹蔘은 養血和血하며 夏枯草는 平肝明目하고 眞珠母는 潛納虛陽하며 朱砂는 重鎭安神하고 生甘草는 調和諸藥한다.

22. 厥

厥證은 突然昏撲하여 不省人事, 四肢厥冷을 위주로하는 病證이다. 가벼운 경우는 점차 깨어나서 失語, 偏癱과 口眼喎斜 같은 後遺症이 없으며 중한 경우에는 깨어나지 못하고 죽는 경우도 있다. 고로 《素

問・調經論》에서 말하기를 "血之與氣幷走于上, 則爲大厥, 厥則暴死, 氣復反則生, 不反則死"라고 하였다. 이 證은 현대의학의 腦血管疾患, 癔病性昏迷에서 볼 수 있다.

主　證: 突然昏倒, 不省人事, 口噤掌握, 面紅目赤, 呼吸氣促, 四肢厥冷, 血壓偏高或不高. 舌苔薄白, 質紅, 脈弦.

證　析: 肝의 志는 怒로 怒하면 氣가 上하는데 惱怒驚駭와 情志過極으로 氣機逆亂하여 上壅心胸, 蒙蔽淸竅하면 突然昏倒하여 不省人事, 口噤掌握하게 되고 肝氣逆上으로 氣機閉塞, 肺氣不宣하면 呼吸氣促하며 陽氣被鬱하여 不能外達하니 四肢厥冷하게 된다. 舌苔白, 質紅, 脈弦은 균히 肝鬱不暢의 征이다.

病　症: 肝陽暴暢, 血隨氣逆.

治　法: 平肝潛陽, 理氣降逆.

方　藥: 鎭肝熄風湯 合 羚羊鉤藤湯 加減.

生赭石 20g, 杭白芍 20g, 懷牛膝 30g, 生牡蠣 20g, 川楝子 10g, 廣鬱金 10g, 粉丹皮 15g, 嫩鉤藤 15g, 夏枯草 12g, 生龍骨 15g, 羚羊角粉 1.0g(分沖), 生甘草 3g.

方　解: 方中의 赭石은 降氣鎭逆, 平肝潛陽하며 牛膝은 引血下行 龍骨, 牡蠣는 潛陽降逆하고 川楝子, 鬱金은 疏肝解鬱하며 白芍, 丹皮, 夏枯草는 養血柔肝, 熄風하고 羚羊角은 木에 屬하고 入肝하여 專淸肝熱, 平熄肝風하니 모든 藥의 우두머리가 된다. 二方을 合用하여 解鬱, 淸熱, 順氣, 平厥의 목적을 이루게 된다.

用藥과 동시에 鍼灸治療를 같이 할 수 있는데, 고혈압환자의 경우에는 委中穴에 1-2cc 정도의 瀉血을 실시하면 효과가 좋다.

23. 癲證

癲證은 沈默痴呆, 語無倫次, 靜而多喜를 위주로 하는 病證이다. 《靈樞·癲狂》에서 말하기를 "癲疾始生, 先不樂, 頭重痛, 視, 擧目赤, 甚作極, 已而煩心……. 癲疾始作而引口啼呼喘悸者, ……癲疾始作先反僵, 因而脊痛"이라고 하여 癲證의 特徵을 묘사하였다. 그 病因에 대해서는 《素問·宣明五氣論》에서 "邪入于陰則痺, 搏陽則爲癲疾, ……"이라고 하였으며 《難經·二十難》에서 "重陰者癲"이라고 하였다. 本病의 原因에 대해서는 肝鬱日久, 思慮太過, 損傷心脾, 氣滯津聚, 結而成痰이라고 하였으며 혹은 情志不暢, 肝鬱化火, 灼津爲痰, 痰火內擾, 陽升風動, 痰氣上逆, 神志被蒙, 不能自主而發이라고 하였다. 현대의학의 精神分裂症, 憂鬱型精神病에서 本篇을 참조하여 辨證治療를 할 수 있다.

主　證: 精神抑鬱, 表情淡漠, 神志痴呆, 語無倫次, 或喃喃獨語, 喜怒無常, 不思飮食, 心悸易驚, 悲哀欲哭. 舌苔膩, 脈滑.

證　析: 肝氣被鬱, 生發無能하여 脾氣不升하니 內生痰涎하고 肝鬱化火, 痰火內擾하여 阻蔽淸竅하니 心神逆亂하여 語無倫次, 神志痴呆 등의 證이 나타난다. 脾運失健하니 食少하고 心血內虧하니 心悸하며 痰濁內蘊하니 舌苔膩, 脈滑한다.

辨　證: 氣鬱痰結, 心脾不足.

治　法: 解鬱化痰, 健脾養心.

方　藥: **順氣導痰湯** 加減.

醋柴胡 10g, 廣鬱金 10g, 制香附 10g, 法半夏 15g, 廣陳皮 10g, 制膽星 10g, 炒枳實 10g, 雲茯苓 15g, 石菖蒲 10g, 合歡花 10g, 炒棗仁 15g, 生甘草 3g.

方　解: 方中의 柴胡, 鬱金, 香附는 疏肝解鬱하며 膽星, 半夏, 陳皮는 化痰理氣하고 菖蒲, 鬱金은 開竅醒神하며 茯苓은 健脾養心하고 棗仁은 安神하며 合歡花는 安五臟, 悅心脾하고 枳實은 降氣開鬱하며 生甘草는 調和諸藥한다. 諸藥合用하니 解鬱, 祛痰, 安神의 목적에 이른다.

24. 狂

臨證에서 喧擾不寧, 躁動打罵, 動而多怒함을 위주로 하는 병증을 狂妄이라고 칭한다. 일찍이 《內經》중에 이 證이 기재되어 있으니 《靈樞·癲狂》에서 "狂始生, 先自悲也, 喜忘, 苦怒, 善恐……狂始發, 少臥, 不飢, 自高賢也, 自辯智也, 自尊貴也, 善罵詈, 日夜不休"라고 狂妄證의 特徵에 대해서 설명하였다.

《素問·至眞要大論》에서는 "諸躁狂越, 皆屬于火"라고 하였으며 《素問·病能論》에서는 "有病怒狂者, 此病安生? 岐伯曰 生於陽也.……治之奈何? 岐伯曰 奪其食則已.……使之服以生鐵絡爲飮"이라고 狂妄의 병인과 치료원칙에 대해서 말하였다.

《靈樞·本神篇》에서는 "肝悲哀動中則傷魂, 魂傷則狂妄不精"이라고 狂妄과 肝의 밀접한 관계에 대해서 명확히 설명하였다. 肝主藏魂, 心主神明하고 균히 陰血에 의해서 榮養받는 바, 만약 惱怒憤憤, 不得宣泄, 鬱而化火, 火熱傷陰하여 心陰不足, 神無所主, 肝陰不足, 木失柔潤, 魂無所依하게 된다. 혹은 脾胃陰傷, 胃熱熾盛, 心肝之火循經上擾하여 神

明繼之逆亂하여 發狂證하게 된다. 情志鬱結, 化火傷陰, 內灼痰涎, 痰氣
上擾하여 蒙蔽心神하니 神志逆亂하여 나타나기도 한다.

主　　證: 初期性情躁急, 頭痛, 失眠, 兩目怒視, 面紅目赤 繼而狂亂無
知, 逾垣上屋, 罵詈叫號, 不避親疏, 或毀物傷人, 氣力逾常,
不食不眠. 舌質甚紅且暗, 舌苔黃膩, 脈弦勁或滑數.

證　　析: 怒鬱傷肝하여 肝火暴漲, 肝陽上擾하면 淸竅被蒙하여 狂亂
無知, 罵詈不休하는 행동이 나타난다. 肝火上炎하니 頭痛,
目赤, 魂擾不寧하고 不眠多夢한다. 火熱內熾, 煎熬津液하니
舌暗紅, 苔黃, 脈弦滑數한다.

辨　　證: 肝鬱化火, 神明逆亂.

治　　法: 淸肝瀉火, 鎭心定志.

方　　藥: **生鐵落飮** 加減.

生鐵落 20g, 生赭石 30g, 生磁石 30g, 蛇含石 15g, 龍膽草 5g, 川黃
連 5g, 炒山梔 7g, 川楝子 10g, 廣鬱金 10g, 生甘草 3g, 朱砂面
1.2g(分沖).

方　　解: 方中의 黃連, 膽草, 山梔는 淸瀉心肝火逆하니 斧底抽薪함과
같은 치료이고 五種의 金石(生鐵落, 生赭石, 生磁石, 蛇含
石, 朱砂)은 균히 重鎭潛納하는 性品의 藥으로 狂越함을
치료한다. 生鐵落《本經》은 中品에 해당이 되며 時珍이 말
하기를 善怒發狂함을 金制木함으로 치료할 수 있다 하였으며
磁石, 丹砂는 古方의 磁朱丸으로 重鎭除煩, 安魂定魄하여 神
을 지킬 수 있으며 時珍의 말에 의하면 丹砂는 狂亂離魂의
重症을 治療할 수 있다 하였고 代赭石은 鎭肝降逆하니 氣血
幷治하는 좋은 藥으로 用量은 重用時에 25-30g 정도가 적당

하며 蛇含石은 性冷無毒하고 鎭心定驚하니 時珍은 本品을 鐵落, 朱砂, 麝香과 合하여 使用하니 神穴丹으로 驚風의 治療에 사용하였다. 五種의 金石之品은 神을 보호하니 狂症을 치료할 수 있으며 다시 川楝子, 鬱金으로 疏肝解鬱하여 그 根本을 圖謀하며 더불어 鬱金은 失心癲狂(《本草發明》)을 치료한다. 甘草는 調和諸藥한다.

痰濁上壅하여 喉中痰聲瀝瀝하면 靑礞石 10g, 大黃 3-5g을 가하여 2-3일간 복용할 수 있는데 證이 사라지면 傷正함을 막기 위해 服用을 중단하도록 한다. 痰涎上壅이 줄어 光證이 많이 줄면 時珍의 처방인 "白金丸"을 복용시킬 수 있으니 鬱金 3兩, 明白礬 3兩을 갈아서 梧子大의 糊丸을 만들어 매번 50알씩 1-2개월 간 복용하여 효과를 안정시키도록 한다.

按　語: 廣證의 本은 實證이지만 짧은 시간의 발작만으로도 元氣를 크게 傷하게 하고 陰精을 소모시켜 순간적으로 허약한 象이 나타나게 하기 때문에 苦寒折火, 重墮潛鎭하는 藥은 病勢를 누그러뜨릴 정도로만 사용할 수 있어 久服함이 적당치 않으니 狂證이 줄어들면 바로 益氣養血, 調理脾胃하는 藥을 酌加하여 扶正하도록 한다. 동시에 鍼灸治療를 배합하면 좋은 효과를 거둘 수 있다.

25. 癎　證

癎證은 發作性으로 精神恍惚하여 甚하면 突然撲倒, 昏不知人, 嘔吐涎沫, 兩目上視, 四肢抽搐 혹은 口中如作猪羊叫聲이 特徵인 疾患을 가리키는 것으로 깨어나고는 頭痛, 神卷같은 證이 나타나며 不定期의 反復發作을 일으킨다. 본병의 원인은 氣鬱化火하여 灼液하니 痰이 형성되어 痰熱上蒙心竅, 擾亂神明하는 것과 謀慮不遂, 鬱怒不伸하여 肝火充盛하게 되고 혹은 腎陰虧虛하여 水不涵木하니 肝陽上擾, 肝風內動하여 肢體强直, 手足抽搐이 나타나며 情志失調, 肝氣不暢, 氣滯가 進行되어 瘀血이 형성되어 매번 風陽의 相搏과 더불어 癎證이 나타난다.

① 肝風痰濁
主　證: 發作前常有眩暈, 胸悶, 乏力等證, 發作時突然跌倒, 神志不清, 抽搐, 吐涎, 伴有尖叫與二便失禁, 亦可有短暫昏迷不省, 或精神恍惚, 而無抽搐. 舌苔白膩, 脈弦滑.
證　析: 眩暈頭暈과 胸悶, 乏力은 균히 風痰上逆의 先兆이다. 肝風內動하여 痰隨風升, 風痰上擾하니 心神被蒙하여 癎證이 發作한다. 肝鬱侮土, 脾運失健하여 痰濁內生하니 風痰上涌而吐涎沫한다. 舌苔白膩, 脈弦滑은 균히 肝風痰濁의 象이다.
方　藥: 定肝丸 加減.

石菖蒲 10g, 膽南星 10g, 法半夏 10g, 明天麻 15g, 淨全蝎 5g, 白殭蠶 10g, 雲茯苓 15g, 琥珀粉 1g(分沖), 朱砂面 1g(分沖), 羚羊角粉 0.6g(分沖), 淡竹瀝 30cc(分兌), 生甘草 3g.

方　解: 方中의 菖蒲, 膽星, 半夏, 竹瀝은 割痰開竅하고 天麻, 全蝎, 殭蠶, 羚羊角粉은 平肝熄風하며 琥珀, 朱砂, 茯苓은 鎭心安神하고 生甘草는 調和諸藥한다.

② 肝火痰熱
主　證: 發作時昏撲抽搐, 或有叫吼. 平日性情急躁, 心煩少寐, 喀痰不爽, 口苦而乾, 便秘. 舌苔黃膩, 質紅, 脈弦滑數.

證　析: 肝火偏旺하면 火動生風, 煎熬津液, 結而爲痰하게 되는데 風動痰升하여 阻塞心竅하니 昏撲抽搐吐涎하게 되며 肝氣不舒하니 性情躁急하게 되고 火擾心神하니 心煩少寐한다. 舌苔黃膩, 質紅, 脈弦滑數은 균히 肝火痰熱偏盛의 征이다.

辨　證: 肝火痰熱, 阻蔽心竅.

治　法: 淸瀉肝火, 化痰開竅.

方　藥: 龍膽瀉肝湯 加減.

龍膽草 5g, 條黃芩 12g, 川黃連 5g, 炒山梔 10g, 醋柴胡 10g, 川鬱金 15g, 川楝子 10g, 白殭蠶 10g, 淨全蝎 5g, 嫩鉤藤 15g, 羚羊角粉 0.6g(分沖), 生甘草 3g.

方　解: 龍膽草, 黃芩은 淸瀉肝火하는데 鉤藤, 殭蠶, 全蝎과 合하여 瀉熱熄風, 通絡鎭痙하며 心不熱不起驚, 肝不熱不起風하니 川楝, 炒梔는 淸心火하는데 心肝의 熱이 淸해지면 諸證이 줄어들게 되며 柴胡, 川楝, 鬱金은 兼하여 疏肝鬱하는데 鬱解하면 心神安定되고 生甘草는 調和諸藥하며 全蝎의 毒을 解한다. 大便秘結者는 生大黃 10g을 가하여 瀉熱通腑할 수 있다. 病情이 穩定되면 白金丸을 복용시켜 그 효과를 공고히 하도록 한다.

③ 肝腎陰虛

主　證: 癎證發作日久, 失眠健忘, 眩暈, 耳目乾澁, 視物模糊, 耳鳴蟬音, 腰膝酸軟, 盜汗, 或便乾. 舌紅, 苔少, 脈細數.

證　析: 癎證이 反復發作하여 風陽擾動하면 肝腎의 陰이 耗傷되어

陰不斂陽, 虛火內生하여 擾亂心神하게 되니 失眠하게 되고 肝陰不足하면 目睛失榮하여 視物模糊해지며 腎陰不足하여 耳에 대해 不能上榮하면 蟬鳴이 나타나고 腦失濡養하면 健忘, 眩暈하며 腸失濡潤하니 便乾해진다. 舌紅, 少苔, 脈細數은 균히 肝腎不足의 徵象이다.

辨　證: 肝腎陰虛, 虛陽內擾.

治　法: 滋補肝腎, 潛陽安神.

方　藥: **左歸丸 加減.**

熟地黃 20g, 山茱肉 15g, 枸杞子 15g, 生牡蠣 20g, 炙鱉甲 15g, 五味子 10g, 女貞子 30g, 夏枯草 10g, 天竺黃 10g, 生甘草 5g, 朱砂面 1g(分沖), 龜板膠 25g(烊化).

方　解: 方中의 熟地, 山茱肉, 枸杞子, 龜板膠는 滋補肝腎하여 그 本을 治療하는 것이며 牡蠣, 鱉甲은 滋陰潛陽하며 五味子, 朱砂와 더불어 安神하며 女貞子, 夏枯草는 養肝之陰血하여 目澁을 治療하고 天竺黃은 化痰熱하며 生甘草는 調和諸藥한다. 全方이 滋補肝腎하고 養陰淸熱安神하는 效果가 있다.

26. 倦　怠

倦은 疲乏을 怠는 懶惰를 말하는 것으로 臨床에서는 虛損과 病後에 많이 볼 수 있으며 주로 神倦乏力, 不願作勞, 움직이면 더해지는 證候를 나타낸다. 대개 先天不足, 後天失養, 積勞內傷, 七情乖戾하여 臟腑虧損에 이른 것으로 肝이 가장 두드러진 관계를 가진 臟器이다. 肝主生發氣血하고 藏血하여 血量을 조절하는데 여러 가지 원인으로 肝의

生發이 無能해지면 氣少하여 血 역시 不充해지니 故로 《素問・六節藏象論》에서 "肝者, 罷極之本……其充在筋, 以生氣血"이라 하였으며 唐・王氷이 注한 《素問・玉機眞藏論》을 보면 "五虛"의 "氣少"는 肝證에 屬한다고 하였다. 이와 같이 倦怠의 病機는 肝의 生發無能과 깊은 관계가 있다.

主　證 : 疲倦乏力, 少氣懶言, 面色㿠白, 食慾不振, 經少色淡, 手足無力, 腰膝酸軟. 舌淡, 苔白, 脈沈細.

證　析 : 肝氣不足하여 生發無能해지면 氣虛血衰하고 臟腑失養하니 疲乏無力, 少氣懶言, 不能耐勞하게 되는 것이며 氣血不能上榮하면 頭暈, 目眩, 面色㿠白해지고 氣血不足, 心神失養하면 心悸, 失眠이 나타나며 肝失疏泄하여 脾運失健하니 納呆하고 衝任失調하니 經少色淡하며 母病及子하여 精血虧耗하니 腰府失榮하여 腰膝酸軟하고 肌膚筋膜失潤하니 手足無力하며 또한 쉽게 筋攣하게 된다. 舌淡, 苔白, 脈細는 균히 氣虛血少한 象이다.

辨　證 : 肝氣不足, 體虛罷極.

治　法 : 補肝益氣, 扶正榮筋.

方　藥 : **補中益氣湯 合 補肝湯 加減.**

炙黃芪 20g, 潞黨蔘 15g, 雲茯苓 15g, 全當歸 10g, 川芎片 7g, 杭白芍 10g, 大熟地 10g, 酸棗仁 15g, 宣木瓜 10g, 綠升麻 10g, 醋柴胡 5g, 生甘草 3g.

方　解 : 方中의 四君子에 升, 柴, 芪를 加하여 補氣升發하게 하였으며 四物에 棗仁을 加하여 養血柔肝하였고 木瓜는 理脾和胃,

芳香化食한다. 本方은 氣血幷治하고 木氣로 하여금 그 生發의 機能을 되찾게 하여 肝血得養케하여 倦怠를 없앤다.

27. 消渴病

消渴은 口渴引飮, 飮不解渴, 消穀善飢와 점차로 消瘦해지는 證候를 가리킨다. 임상의 特徵은 "三多一少"로, 즉 多飮, 多食, 多尿로 혹은 小便에 단 맛이 나기도 하며 체중이 점차로 줄어드는 것이다. 古代에 "消癉", "消中" 등의 病名記載가 있다.

《靈樞·五變》에서 말하기를 "怒則氣逆上, 胸中蓄積, 血氣逆流, ……轉而爲熱, 熱則消肌膚, 故爲消癉"이라 하였으며 《臨證指南醫案·三消》에서 말하기를 "心境愁鬱, 內火自燃, 乃消證大病"이라 하여 情志失調, 五志過極, 鬱熱傷津함이 消渴病의 重要한 原因이 됨을 말하였다. 현대의학의 糖尿病은 本證의 辨證治療를 참조할 수 있다.

① 上 消

主　　證: 渴喜多飮, 咽乾口燥, 煩急易怒, 胸中煩熱, 舌苔黃, 質紅, 脈滑數.

證　　析: 鬱怒不暢으로 情志失調, 氣機鬱結하면 肝鬱化火하니 木火刑金而致肺熱熾盛하여 耗液傷陰하므로 肺의 津液이 말라서 口渴喜飮, 咽乾九條하게 되며 肝鬱內熱하면 煩急易怒하고 胸中煩熱하게 된다. 舌紅, 苔黃, 脈滑數은 균히 肝鬱肺熱의 征이다.

辨　　證: 木火刑金, 肺熱耗陰.

治　　法: 疏肝淸熱, 潤肺生津.

方　　藥: 臨床經驗方

醋柴胡 7g, 廣鬱金 10g, 川黃連 5g, 枯黃芩 10g, 粉丹皮 15g, 寸麥冬 15g, 天花粉 30g, 大生地 30g, 生甘草 3g.

方　　解: 本方의 柴胡, 鬱金은 疏肝解鬱하여 그 本을 治療하는 것이며 芩, 連, 丹皮는 淸熱하고 生地, 麥冬, 花粉은 養陰生津 止渴하여 그 標를 治療하는 것이고 甘草는 調和諸藥한다.

方中에 天門冬 15g을 가하여 養陰潤肺하는 功을 增强할 수 있다. 만약 口渴思冷飮하면 生石膏 25g을 가할 수 있다.

② 中　消
ⅰ) 肝鬱胃熱
主　　證: 多識易飢, 易怒口苦, 形體削瘦, 大便秘結. 舌苔黃燥, 脈弦滑.
證　　析: 木喜條達하는데 不暢하면 鬱하게 되니 木鬱하면 克土하여 脾胃蘊熱, 胃火熾盛하게 되어 消灼水穀하니 多食易飢하게 되는 것이며 肝胃鬱熱하여 循經上逆하면 口苦하고 火熱耗傷津血하여 肌肉失養하니 形體削瘦한다. 熱灼津液하여 大腸液虧하면 傳導失司하여 便秘가 나타난다. 舌苔黃燥, 脈弦滑은 肝胃蘊熱의 象이다.
辨　　證: 木鬱生熱, 灼及脾土.
治　　法: 疏肝解鬱, 淸胃瀉火.
方　　藥: 臨床經驗方

醋柴胡 7g, 廣鬱金 10g, 川黃連 5g, 條黃芩 7g, 生知母 10g, 生大黃 3g, 乾地黃 30g, 生甘草 3g.

方　　解: 方中의 柴胡, 鬱金은 解鬱疏肝하며 黃連, 黃芩, 知母는 淸熱瀉火하고 生地는 滋養胃陰하며 甘草는 調和諸藥한다. 陽明經熱로 口渴思冷飮하면 生石膏 30g을 가한다. 上方을 2-3劑(2-3日分) 복용하면 증이 사라진다. 남아 있는 證은 그 證에 맞춰서 치료하도록 한다.

ⅱ) 肝鬱脾虛
主　　證: 煩急太息, 多食易飢, 乏力氣短, 形體削瘦, 大便溏或如常, 有時伴有面及下地浮腫(尿蛋白 검사에서는 대개 陰性으로 나온다). 舌苔薄白, 脈沈細.

證　　析: 木鬱克土하여 脾氣虧虛하게 되면 求食自救하니 多食易飢하게 되고 肝鬱不暢하니 太息, 煩急하게 되며 中氣不足하니 氣短乏力하고 脾氣不足하여 水穀精微를 化生하지 못하니 肌膚失養하여 形體削瘦하며 脾失健運하니 便溏하고 水濕不運하여 水停肌膚하니 水腫이 나타난다. 舌苔白, 脈沈細는 균히 脾氣不足의 象이다.

辨　　證: 木鬱克土, 脾氣虧虛.

治　　法: 疏肝健脾, 益氣調中.

方　　藥: **健脾疏肝丸 加減.**

醋柴胡 5g, 制香附 7g, 炙黃芪 15g, 臺黨蔘 15g, 雲茯苓 15g, 於白朮 15g, 肥玉竹 30g, 制黃精 30g, 天花粉 30g, 粉甘草 5g.

方　　解: 本方의 柴胡, 香附 二藥은 균히 入肝하여 解肝鬱하며 黃芪에 蔘, 朮, 草의 四君子를 가하여 健脾補中하여 中土虧虛함을

治療하고 玉竹, 黃精으로 充養肌膚하며 天花粉은 肺胃藥이니,《本草綱目》에서는 瓜蔞根(天花粉)이 消渴을 치료한다고 하였고《雷公藥性賦》에서는 "消渴之憂"를 풀어줄 수 있다고 하였으며 朱丹溪는 "消渴方"이라 하였고 近代醫學의 大家인 張錫純은 "玉液湯"에 이 藥을 사용하였다.

③ 下 消

主 證: 溺頻量多, 咽乾口燥, 二目乾澁, 視物模糊, 腰酸腿軟, 或陽痿早泄. 舌紅苔白, 脈沈細.

證 析: 病程日久하면 子病及母하니 肝腎同病으로 腎陰虧虛하여 氣化無能, 固攝無權하게 되면 溺頻量多하게 되는 것이며 肝腎陰虛하여 不能上濟하니 淸竅失養하여 咽乾口燥, 二目乾澁하며 視物模糊하게 되고 腰府失養하니 腰酸腿軟하며 腎氣不固하니 陽痿早泄하게 된다. 舌紅, 脈細는 균히 肝腎不足의 象이다.

辨 證: 肝腎虧虛, 固攝無權.

治 法: 補益肝腎, 攝精縮尿.

方 藥: 滋補肝腎丸 加減.

大熟地 15g, 山萸肉 15g, 女貞子 30g, 覆盆子 30g, 桑寄生 30g, 炒杜仲 15g, 金櫻子 30g, 地骨皮 30g, 宣木瓜 10g, 夏枯草 10g.

方 解: 本方의 熟地, 山萸肉, 杜仲은 肝腎의 陰을 滋補하고 女貞子, 覆盆子, 金櫻子는 補腎固精縮尿하며 桑寄生은 强腰壯脊하고 夏枯草는 養肝血淸肝明目하며 木瓜는 疏肝而溫澁하고

地骨皮는 《珍珠囊》에서 消渴을 治療한다고 하였으니 현대의학에서 말하는 血糖을 降下시키는 것을 말함이다. 諸藥合用하면 肝腎雙補하여 諸證을 사라지게 한다.

28. 黃 疸

黃疸은 面目, 身膚熏黃, 小溲黃赤을 特徵으로 하는 疾患이다. 《素問·六元正紀大論》에서 "濕熱相搏, 民病黃癉"이라고하여 最初로 濕熱의 邪가 黃疸의 主要病因임을 말하였다. 濕과 熱이 合하여 濕熱發黃을 말들고 濕과 寒이 合하여 寒濕發黃을 일으키는 것으로 飮食不節, 勞倦內傷으로 肝膽의 疏泄機能이 조절되지 않고 脾胃는 健運함을 잃어 膽汁의 運行이 정상적인 길을 벗어나서 肌膚로 滲溢하여 黃疸이 되는 것이다. 膽石症發黃 등의 疾患에서 本篇을 참조하여 辨證治療할 수 있다.

① 濕熱蘊結

主　證: 身目黃色鮮明, 心煩欲嘔, 脘腹脹滿, 小便短赤, 大便秘結, 舌苔黃膩, 脈弦數.

證　析: 濕熱의 邪가 人體에 侵入, 內阻中焦하여 鬱而不達하면 脾胃運化失常이 나타나며 濕熱交蒸于肝膽하면 肝失疏泄하여 膽汁外溢하니 浸漬于肌膚하여 發黃하고 熱重于濕하면 身目黃色鮮明하게 되고 濕阻中焦하여 濁氣上泛하면 欲嘔하며 鬱熱不達하면 心煩하고 腑氣不通하면 脘腹脹痛, 大便秘結하게 되며 濕熱下注, 邪擾膀胱으로 氣火失利하면 小便短赤한다. 舌苔黃膩, 脈弦數은 균히 濕熱熏蒸의 象이다.

辨　證: 濕熱內蘊, 膽汁外溢.

治　法: 淸熱利濕, 解毒退黃.

方　藥: 茵蔯蒿湯 加減.

茵蔯蒿 30g, 條黃芩 10g, 炒梔子 10g, 雲茯笭 10g, 豬笭塊 15g, 車前草 20g, 建澤瀉 10g, 炒柴胡 10g, 澤蘭葉 10g, 炒枳殼 10g, 紫丹蔘 10g, 生大黃 3g.

方　解: 方中에서 茵蔯을 重用함으로 淸化濕熱, 解毒退黃하며 黃芩, 梔子, 大黃으로 淸熱解毒散結하고 車前草, 豬笭, 澤瀉로 利水滲濕하며 柴胡로 疏達肝膽之氣機하고 澤蘭으로 和血行滯하니 氣血幷治하는 良藥이 된다. 茯笭, 枳殼으로 健脾理氣, 和胃滲濕하여 除濕의 효과를 높인다.

② 肝鬱血虛
主　證: 身目發黃而晦暗, 面色黧黑, 脇下癥塊脹痛, 皮膚可見赤紋絲縷. 舌質紫暗或有瘀斑, 脈弦澁.
證　析: 肝鬱血瘀의 證은 기타 黃疸症을 제대로 치료하지 못하고 오랜 시간이 흘러서 나타나는 경우가 많은데 氣鬱而血瘀, 瘀血留着, 結于脇下하여 점차로 癥塊를 형성하는 것이며 絡道澁滯하니 赤紋絲縷의 證이 나타나고 膽汁受阻日久하니 身目黃而晦暗하며 面色黧黑한다. 舌紫暗或瘀斑, 脈弦澁은 균히 血瘀의 象이다.
辨　證: 肝鬱血瘀, 膽道阻塞.
治　法: 疏理肝膽, 活血化瘀.
方　藥: 鱉甲煎丸 加減.

炙鱉甲 30g, 醋柴胡 10g, 桃仁泥 10g, 赤芍藥 10g, 澤蘭葉 15g, 廣鬱金 10g, 川厚朴 10g, 石葦葉 15g, 車前草 30g, 杭白芍 10g, 雲茯苓 10g, 生阿膠 10g(烊化).

方　　解: 肝鬱血瘀의 證은 黃疸病 後期에 虛實寒熱挾雜하여 症情錯綜複雜하게 나타나기에 鱉甲을 主藥으로 사용하여 軟堅散結通絡하게 하며 桃仁, 赤芍, 澤蘭으로 活血祛瘀하며 肝經脈絡의 瘀滯를 疏達시키고 柴胡, 鬱金, 厚朴으로 行氣開鬱, 疏達肝氣之鬱結하며 茯苓, 車前草, 石葦로 健脾利水除濕하고 阿膠, 白芍으로 養血柔肝한다. 諸藥合用하면 消補兼施하고 氣血幷治하는 것으로 活血化瘀, 疏肝利膽退黃하는 效果가 있다.

黃疸이 遷延日久하고 氣血不足, 肝陰虧耗, 虛風內動, 上蒙淸竅하여 意識昏蒙, 抑鬱煩躁가 나타나고 表情淡漠, 嘔惡吐衄 등의 증이 있으면 급히 至寶丹에 人蔘을 가하여 扶正固脫開竅하도록 하며 肝風內動으로 顫動抽搐하면 羚羊角, 鉤藤, 眞珠母 등을 가하여 淸熱涼肝熄風하게 하고 동시에 응급치료를 요한다.

29. 心 悸

心悸는 俗稱으로 "心荒", "心跳"라고 하며, 환자는 心中動悸, 驚惕不安을 自覺하고 심하면 스스로 어떤 행동을 하기가 힘들어지는 병증이다. 매번 情志波動, 혹은 勞壘過度로 인하여 陣發性 發作을 일으킨다.

일찍이 《內經》에 心悸와 類似한 證候에 대한 記載가 있었다. 《素問·至眞要大論》에서 말하기를 "心中澹澹大動"이라 하였다. 이 증은 대개 失眠, 健忘 등의 證과 동시에 나타난다. 현대의학에서 各種 原因

으로 일어나는 心動過速, 甲狀腺機能亢進, 神經症 등은 本篇을 참조하여 辨證治療할 수 있다.

① 氣鬱心悸

主 證: 心悸多因情志變化而發, 伴煩急易怒, 眩暈, 巓頂脹痛, 胸悶太息, 胸脇或乳房, 少腹脹痛, 食少口乾, 失眠夢多, 月經不調, 舌苔白, 脈弦數.

證 析: 肝氣鬱結心胸하여 心神不安하게 되니 心悸가 일어나고 氣鬱于裏하여 不得暢達하니 煩躁易怒하며 神昏失守하는 故로 失眠多夢하게 되고 肝氣鬱結, 循經上逆하여 滯而不通하게 되어서 眩暈, 巓頂作痛하며 木鬱侮土하여 食少하고 鬱熱耗津하니 口乾하고 衝任失和하니 月經不調하게 된다. 苔白, 脈弦數은 균히 肝鬱擾神의 征象이다.

辨 證: 肝鬱氣滯, 擾及心神.

治 法: 疏肝解鬱, 安神定志.

方 藥: 逍遙散 加減.

醋柴胡 10g, 廣鬱金 15g, 制香附 15g, 川楝子 10g, 全瓜蔞 30g, 赤芍藥 10g, 雲茯笭 15g, 眞珠母 15g, 嫩鉤藤 15g, 淨苦蔘 5g, 生甘草 3g, 朱砂面 1g(分沖).

方 解: 方中의 柴胡, 鬱金, 川楝, 香附는 主藥으로 疏肝理氣解鬱하고 瓜蔞는 寬胸散結하며 赤芍은 活血하고 鉤藤, 眞珠母는 平肝하며 苦蔘은 《本經》에서 말하듯이 "主心腹結氣"하니 近年에 들어서 實熱證으로 인한 心律失常(不整脈)에 사용

하여 좋은 효과를 거두었으며 "實則瀉其子"라는 의미를 지니고 朱砂는 鎭心安神하며 甘草는 調和諸藥한다.

② 肝火心悸

主　證: 心悸不寧心煩少寐, 兼見頭痛眩暈, 面紅目赤, 耳內轟鳴, 口苦咽乾, 脇肋作痛. 舌質紅, 脈弦細數.

證　析: 肝鬱日久하여 化火傷陰하면 陰不斂陽하여 心神躁動하니 心悸不寧, 心煩少寐하게 되며 肝火上炎하니 頭痛眩暈, 面紅目赤, 耳轟鳴하고 熱灼陰液하니 咽乾하며 肝熱及膽하여 口苦하고 火鬱肝經하니 胸脇作痛한다. 舌紅, 脈弦細數은 균히 肝鬱化火로 陰이 傷한 象이다.

辨　證: 肝鬱化火, 擾及心神.

治　法: 淸瀉肝火, 以寧心神.

方　藥: 瀉肝安神丸 加減.

龍膽草 3g, 生地黃 15g, 炒山梔 10g, 條黃芩 10g, 生石決 15g, 眞珠母 15g, 生龍骨 15g, 寸麥冬 10g, 朱茯神 10g, 淡竹葉 10g, 生甘草 5g.

方　解: 方中 膽草, 黃芩, 梔子는 淸瀉肝膽實火하고 生石決, 眞珠母는 平肝潛陽, 安神하며 麥芽, 茯神은 養心安神하고 生地는 養血凉血하며 滋陰하고 生甘草는 調和諸藥한다.

③ 血瘀心悸

主　證: 心悸不安, 氣短, 心胸陣作刺痛, 窒悶不適. 脣甲靑紫, 舌質紫暗, 或有瘀斑, 脈澁或結代.

證　析: 氣鬱日久하여 血脈이 心胸에 瘀阻하게 되면 心失所養하여
　　　　心悸不安하게 되며 血瘀氣滯, 心陽被遏하면 胸悶不適하게
　　　　되고 心絡攣急하니 胸痛하며 脈絡瘀阻하니 脣甲靑紫하고
　　　　舌質暗 혹은 瘀斑이 나타나는 것이고 脈澁 혹은 結帶함은
　　　　瘀血蓄積하여 心陽이 阻遏받는 征을 말한다.
辨　證: 肝鬱血滯, 心脈瘀阻.
治　法: 活血化瘀, 理氣通絡.
方　藥: 血府逐瘀湯 加減.

桃仁泥 15g, 草紅花 15g, 赤芍藥 15g, 茜草根 15g, 全瓜蔞 25g, 醋柴胡 10g, 廣鬱金 15g, 炒枳殼 10g, 生地黃 10g, 紫丹蔘 30g, 生龍骨 25g, 生甘草 3g.

方　解: 方中의 桃仁, 紅花, 赤芍, 丹蔘, 茜草는 活血化瘀하며 瓜
　　　　蔞, 枳殼은 寬胸理氣하고 柴胡, 鬱金은 疏肝解鬱하며 生地
　　　　는 養血活血하여 祛瘀하면서 不傷正하게 함이고 生龍骨은
　　　　鎭心安神하며 甘草는 調和諸藥한다. 全方이 活血化瘀, 理
　　　　氣寬胸, 寧心安神하는 效果가 있다.

30. 藏躁

藏躁는 情志病에 屬하며 대개 憂思過度로 心陰이 損傷을 받아서 神不守舍하여 일어나는 것으로, 情志不遂, 氣機不利, 營血暗耗하여 不能奉養心神하는 것이 그 主要 病機이다. 《靈樞·口問》에서 말하기를 "悲哀憂愁則心動, 心動則五臟六腑皆搖"라고 하였으며 《金匱要略》에서는 이 證候와 治療에 대한 明確한 認識을 밝혔으니 "婦人藏躁, 喜悲傷

欲哭, 象如神靈所作, 數欠伸, 甘麥大棗湯主之"라고 하였다. 현대의학의 憂鬱型精神病, 神經症은 本篇을 참조하여 辨證治療할 수 있다.

主　證: 精神恍惚, 心神不寧, 悲憂善哭, 不能自主, 心中煩亂, 睡眠不安, 甚則言行失節, 呵欠頻作. 舌紅少苔, 脈細數.

證　析: 抑鬱不解하여 心氣耗傷, 營血暗虧하면 心神을 奉養하지 못하게 되어 精神恍惚, 心神不寧 등의 證이 나타나게 된다. 肝氣鬱結하면 心中煩亂한다. 舌紅少苔, 脈細數은 균히 氣鬱血虧의 象이다.

辨　證: 鬱傷氣陰, 心神失寧.

治　法: 養心解鬱, 安神潤燥.

方　藥: **甘麥大棗湯** 加減.

淮小麥 30g, 生甘草 10g, 合歡花 10g, 酸棗仁 10g, 紅大棗 15g, 雲茯笭 20g, 柏子仁 10g, 太子蔘 10g, 紫百合 20g, 醋柴胡 5g, 香附子 10g.

方　解: 方中의 小麥, 甘草는 主藥으로 甘平하고 養心緩急하며 甘草와 大棗가 合하여 甘平質潤, 和中補虛하고 太子蔘, 茯笭, 百合은 養心益氣하며 柏子仁, 炒棗仁은 安心神하고 柴胡, 香附, 合歡花는 疏肝鬱한다. 諸藥을 合用하니 解鬱安神하는 效果가 있다.

本病은 복약하는 것 외에 환자의 정신상태를 고려하여 정신적인 치료를 함이 病情의 호전에 큰 관건이 된다.

31. 汗　出

대개 陰陽失調, 營衛不和, 腠理開闔不利로 因하여 汗液이 外泄되니

이름하여 汗出이라고 하고 또한 "汗證"이라고 하기도 한다. 臨證에서는 自汗과 盜汗이 가장 많다. 外感없이 낮에 흐르는 땀을 汗出이라고 하며 밤에 자면 나오다가 깨어나면 멎는 땀을 盜汗이라고 한다. 《內經》에 "汗爲心液"이라는 말이 있으며 《素問·經脈別論》에서는 "疾走恐懼, 汗出于肝"이라고 하였다. 이로 보건데 汗出이라는 證은 心, 肝과 밀접한 관련이 있다. 故로 本文에서는 情志不舒, 肝氣鬱結, 鬱而化火하여 迫液外泄로 일어나는 汗證에 대해서 주로 설명한다.

主 證: 蒸蒸汗出, 汗液較粘, 或衣服黃染, 面赤焮熱, 煩急易怒, 口苦, 溺黃. 舌苔黃, 舌質紅, 脈弦數.

證 析: 肝鬱氣滯, 鬱而化火, 邪熱鬱蒸하여 迫液外泄하면 汗出蒸蒸하게되며 火熱上炎하니 面赤焮熱하고 熱鬱于裏, 不得暢達하니 煩急易怒하며 膽熱逆胃하니 口苦하고 熱移小腸하니 溺黃하게 된다. 舌紅苔黃, 脈弦數은 균히 熾熱의 征이다.

辨 證: 肝鬱化火, 邪熱鬱蒸.

治 法: 淸肝泄熱, 滋陰降火.

方 藥: 龍膽瀉肝湯 合 當歸六黃湯 加減.

龍膽草 3g, 枯黃芩 10g, 川黃連 5g, 川黃柏 10g, 炒梔子 10g, 夏枯草 10g, 生地黃 30g, 牧丹皮 15g, 醋柴胡 5g, 廣鬱金 10g, 生甘草 6g.

方 解: 方中의 膽草, 芩, 連, 梔, 柏은 淸肝泄熱, 降火하여 熱迫汗泄함을 막고 熱必傷陰하니 生地, 丹皮를 加하여 滋陰涼血하며 柴胡, 鬱金으로 疏肝解鬱하고 生甘草는 調和諸藥한다.

久行傷筋하여 肝氣罷極, 汗出不已하거나 行勞하여 陰血大耗, 陰虛陽失하여 衛氣가 固腠理하는 기능을 잃어서 汗出恐懼한 것은 "肝氣虛則

恐"(《靈樞·本神》)으로 補肝湯에 黃芪를 加하거나 혹은 滋補肝腎丸으로 치료한다.

32. 胸滿痛

胸滿痛은 胸部痞滿, 悶督不適하며 胸痛을 동반하는 증을 가리킨다. 臨證에서 아주 많이 볼 수 있다. 일찍이 《內經》에 이 증이 기재되어 있으니 《靈樞·經脈》에서 "是肝所生病者, 胸滿"이라고 하였으며 《素問·氣交變大論》에서 말하기를 "肝木受邪……胸痛引背"라 하여 胸滿痛이라는 證이 肝과 밀접한 관련이 있음을 말하고 있다. 肝의 脈은 膈을 貫하여 肺로 上注하니 만약 情志不遂, 憂鬱惱怒하면 肝氣鬱結하니 木失條達하여 氣逆于胸, 滯而不通하거나 혹은 肝鬱化火, 上干于肺하거나 혹은 氣滯血瘀, 結于胸部하여 不通則痛하니 균히 胸中滿悶脹痛에 이를 수 있다.

① 肝鬱氣滯

主　證: 胸滿而脹, 疼痛, 攻竄不定, 甚則痛連兩脇, 不能轉側, 善太息, 氣鬱則症狀加重. 舌苔薄白, 脈弦.

證　析: 情志怫鬱, 木失條達, 肝氣上逆하여 氣機窒塞不通하면 胸滿而痛하여 攻竄不定하고 甚하면 擾及兩脇하여 不能緩解하는 것이고 氣鬱不舒하니 太息한다. 舌苔薄白, 脈弦은 균히 肝氣鬱滯의 象이다.

辨　證: 肝鬱氣滯, 壅塞不通.

治　法: 疏肝解鬱, 理氣寬胸.

方　藥: 柴胡疏肝散 加減.

醋柴胡 10g, 杭白芍 10g, 炒枳殼 10g, 川楝子 10g, 廣鬱金 10g, 制香附 10g, 全瓜蔞 30g, 廣陳皮 10g, 炙百合 10g, 生甘草 6g.

方　　解: 方中의 柴胡, 川楝, 香附, 鬱金은 疏肝解鬱散結하여 그 本을 치료하는 것이며 枳殼, 陳皮는 理氣寬胸하여 그 標를 치료하는 것이고 芍藥, 百合, 生甘草 는 酸甘化陰하니 肝鬱日久로 인한 化火傷陰함을 막는 것이니 扶正祛邪의 뜻을 가진다. 諸藥을 合用하니 解鬱氣하여 諸症이 사라지게 한다.

② 肝火上炎
主　　證: 胸滿脹痛, 連及兩脇, 心煩易怒, 頭暈目赤, 耳鳴口苦, 或伴咳嗽, 痰中帶血, 便乾溺黃, 舌苔黃, 脈弦數.
證　　析: 肝氣鬱結, 疏泄無權, 氣鬱化火하여 火隨氣竄, 擾于胸中하면 胸滿疼痛, 連及兩脇하게 되며 火熱上擾淸竅하니 頭暈目赤, 耳鳴하고 膽熱逆胃하니 口苦하며 肝火犯肺하니 咳嗽, 痰中帶血하고 便乾, 溺黃은 火熱傷陰, 陽失濡潤으로 熱移小腸한 象이다. 舌苔黃, 脈弦數은 肝膽火盛의 徵이다.
辨　　證: 肝火內擾, 氣機失調.
治　　法: 淸瀉肝火, 理氣止痛.
方　　藥: 龍膽瀉肝湯 加減.

龍膽草 3g, 條黃芩 10g, 炒山梔 10g, 醋柴胡 5g, 懷牛膝 15g, 川黃連 5g, 粉丹皮 15g, 淡竹葉 10g, 懷生地 15g, 羚羊角粉 0.6g(分沖).

方　　解: 方中의 龍膽草는 淸肝膽實火하고 黃芩, 炒梔는 淸熱瀉火하여 膽草의 淸肝膽蘊熱함을 도와주며 牛膝은 引火熱下行하

고 黃連, 竹葉은 淸心除煩하니 瀉子救母의 의미가 있으며 生地, 丹皮는 凉血養陰하고 羚羊角을 加하여 淸肝熱하니 熱極風自內生함을 막는다.

③ 氣滯血瘀

主　證: 胸部滿悶刺痛, 固定不移, 入夜更甚, 口燥不欲飮. 面色暗滯, 舌質紫暗或有瘀斑, 手掌-指瘀暗不澤, 脣色赤暗, 或有片狀瘀點.

證　析: 氣鬱日久로 氣의 證이 血에 미쳐서 瘀血이 胸中에 머물게 되면 絡道不通하여 不通則痛하게 되니 固定不移하게 되는 것이며 口燥不欲飮하여 밤에 더 심하니 균히 瘀血內有의 征이고 血瘀于內하면 新血不生하게 되니 肌膚失養하여 面色暗滯, 手掌-指와 口脣이 紫暗不澤하게 되며 舌有瘀斑, 脈沈은 균히 血瘀絡阻의 象이다.

辨　證: 氣滯血瘀, 胸陽阻痺.

治　法: 理氣活血, 化瘀止痛.

方　藥: **血府逐瘀湯** 加減.

桃仁泥 10g, 草紅花 10g, 赤芍藥 10g, 茜草根 15g, 大川芎 6g, 當歸尾 10g, 醋柴胡 10g, 炒枳殼 10g, 廣鬱金 10g, 紫丹蔘 30g.

方　解: 上方은 化瘀通絡, 瘀血得祛, 新血得生하게 하는 活血藥의 한 종류이며 柴胡, 枳殼은 疏肝理氣하게 하고 鬱金은 行氣調血止痛한다. 全方이 活血化瘀, 理氣止痛하는 效가 있다.

33. 咳　嗽

咳嗽는 肺의 질병 중 중요한 증후 가운데 하나이다. 정상생리의 상황 아래에서 肺氣는 下降하는 것이 順理이다. 外感, 內傷 등의 각종 원인으로 肺氣不降하고 上逆하게 되니 咳嗽인 것이다. 일찍이 《內經》에서 咳嗽에 대해 詳細히 說明하였으니 《素問・宣明五氣論》에서 말하기를 "五臟六腑皆令人咳, 肺爲咳"라고 하여 外邪犯肺 혹은 臟腑機能失調로 病及于肺하면 균히 咳嗽를 일으킬 수 있다는 것이다.

또한 《素問・咳論》에서 말하기를 "肝咳之狀, 咳則兩脇下痛."이라 하였으며 《素問・氣交變大論》에서는 "肝木受邪……喘咳逆氣"라고 하여 肝으로 인해서 咳嗽의 병증이 나타날 수 있음을 말하였다.

本節에서는 肝으로 인해서 나타나는 咳嗽에 대한 辨證과 치료에 대해서 논하도록 한다.

主　證: 上記咳逆陣作, 咳時面赤, 咽乾, 或喀痰如絮條, 胸脇脹痛, 口苦而乾, 氣鬱誘發. 舌苔薄白, 少津, 脈弦數.

證　析: 肝氣鬱結化火하여 上逆侮肺하면 肺의 肅降하는 기능이 조절이 되지 않아서 咳嗽陣作하게되며 肝火上炎하면 咳時面赤, 口苦咽乾하고 木火刑金하여 煉液하니 痰이 생기고 이 痰은 粘或成絮條하여 難而喀出하며 肝脈布兩脇하여 上注于肺하는데 肝肺經氣不和하니 胸脇脹痛하게 된다. 舌苔白黃, 少津, 脈弦數은 균히 肝火肺熱의 象이다.

辨　證: 木火刑金, 肺失淸肅.

治　法: 平肝瀉火, 淸肺止咳.

方　藥: 黛蛤散 合 瀉白散 加減.

青黛粉 6g, 枯黃芩 12g, 炒山梔 10g, 桑白皮 15g, 地骨皮 15g, 生蛤殼 20g, 牧丹皮 15g, 炒枳殼 10g, 川鬱金 15g, 川貝母 10g, 酒地龍 10g, 白茅根 30g, 海浮石 30g, 生甘草 6g.

方　解: 方中의 靑黛, 蛤殼, 丹皮, 山梔는 淸肝瀉火하고 桑白皮, 黃芩, 地骨皮는 淸瀉肺熱하여 肺氣로 하여금 降할 수 있게 하며 川貝母, 海浮石은 淸化痰熱하고 白茅根, 酒地龍은 淸熱凉血하며 兼하여 能히 淸熱化痰, 降逆氣하며 鬱金, 枳殼은 寬胸理氣하고 生甘草는 調和諸藥한다.

咳嗽日久, 鬱熱傷陰하여 咽喉乾槀, 痰少或無할 경우에는 養陰潤肺하는 沙蔘, 麥冬, 花粉을 酌加할 수 있다.

34. 喘　證

喘證은 呼吸困難하여 심지어는 張口抬肩, 鼻翼煽動하며 바로 누울 수 없는 特徵을 가진 病證이다. 일찍이 《內經》에서 "喘息", "鼻張", "肩息" 등의 記載가 있었으며 《靈樞·五閱五使》에서 "肺病者, 喘息鼻張"이라 하였고, 《靈樞·本藏》에서는 "肺高則上氣肩息咳"라고 하여 喘證의 形象과 臨床表現 및 本證의 病位가 肺에 있다는 것을 描述하였다. 그 原因을 살펴보면 外感 외에도 內傷으로 肝氣逆, 擾肺로 喘이 일어난다. 故로 《素問·經脈別論》에서는 "有所墜恐, 喘出于肝"이라고 하였다. 本文에서는 木鬱侮肺金하여 나타나는 喘證을 위주로 論述하겠으며 현대의학에서의 神經症으로 인한 呼吸困難과 本證은 類似한다.

主　證: 每因情志刺激而誘發, 發時突然呼吸短促, 但喉中痰聲不著, 氣憋胸悶疼痛, 胸中如窒, 或失眠心悸. 舌苔薄白, 脈弦.

證　析: 怒鬱傷肝하여 肝氣衝逆犯肺로 肺氣不降而上逆하니 喘促氣憋하고 胸中如窒하는 것이며 肝肺絡氣不和하여 胸滿疼痛하고 肝氣鬱結, 積于胸中하여 氣鬱擾神하니 失眠心悸한다. 脈弦은 氣鬱結滯의 徵象이다.

辨　證: 忿怒傷肝, 肺氣鬱痺.
治　法: 疏肝解鬱, 降氣平喘.
方　藥: 臨床經驗方

醋柴胡 10g, 廣鬱金 10g, 全瓜蔞 25g, 炒枳殼 10g, 紫蘇子 10g, 炙前胡 10g, 廣陳皮 10g, 制香附 10g, 上沈香 3g, 生甘草 5g.

方　解: 方中의 柴胡, 鬱金, 香附는 舒氣解鬱하여 肝鬱得疏, 氣滯得通하게 하며 枳殼, 瓜蔞는 理氣寬胸하고 蘇子, 前胡, 陳皮, 沈香은 降肺氣, 平喘息하여 逆氣로 하여금 내려가게 하며 生甘草는 調和諸藥한다.

本方은 疏肝解鬱을 위주로 그 本을 치료하고 降氣를 輔로하여 그 標를 治療한 것이다. 標本兼治하여 효과를 거두게 하는 것이다.

35. 咯　血

咯血은 肺絡受損으로 鮮血 혹은 紫暗血塊를 咯吐하는 失血證을 가리킨다. 그 임상 特徵은 血液이나 痰中帶血을 咯吐하며 咳喘發作 등의 證을 동반한다. 《素問·氣交變大論》에서는 "肝木受邪……甚則喘咳逆氣……咳逆甚而血溢"이라 하여 咯血과 肝의 관계를 명확히 제시하였다. 肝鬱氣滯, 鬱而化火하여 肝火上擾하니 損傷肺絡하고 血隨火逆하여 咳咯而出하는 것이다. 이처럼 木火刑金, 熱傷肺絡하는 것이 本證의 主要 病機인 것이다. 고로 《景岳全書·血證》에서 "故有七情而動火者……是皆動血之因也"라고 한 것이다.

主　證: 咳嗽陣作, 痰中帶血, 或咯吐純血鮮紅, 胸脇脹痛, 煩躁易怒, 口苦. 舌苔黃質紅, 脈弦數.

證　　析： 肝火上逆하여 刑金犯肺하니 肺失肅降, 血絡受損으로 咳嗽
  咯血하고 肝之脈布兩脇하는데 肝火偏亢, 脈絡壅滯하니 胸
  脇脹痛하며 肝膽火逆하니 口苦, 煩躁易怒한다. 舌紅苔黃,
  脈弦數은 균히 肝鬱化火, 邪熱內蘊의 象이다.
辨　　證： 木火刑金, 肺絡損傷.
治　　法： 淸肝瀉肺, 凉血止血.
方　　藥： **大蛤散 合 瀉白散 加減.**

青黛粉 7g, 生蛤殼 30g, 桑白皮 15g, 地骨皮 15g, 大生地 30g, 牧丹皮 15g, 白茅根 30g, 山梔子 10g, 枯黃芩 10g, 廣鬱金 15g, 全瓜蔞 25g, 生甘草 6g.

方　　解： 方中의 青黛, 蛤殼은 淸肝, 化痰, 凉血止血하고 桑白皮, 地
  骨皮는 淸瀉肺熱하며 丹皮, 茅根, 生地는 凉血止血하고 黃
  芩은 淸瀉肝膽之火熱하며 炒梔는 淸瀉三焦之火하여 瀉熱除
  煩하고 瓜蔞, 鬱金은 寬胸理氣止痛하며 生甘草는 調和藥性
  한다. 諸藥을 合用하니 共히 淸肝, 凉血, 解鬱, 淸肺하는
  效가 있다.

36. 胃脘痛

　胃脘痛은 胃痛이라고 하기도 하는데 心窩處의 近處에 있는 胃脘部에 동통이 발생하는 病證을 말한다. 대개 脘脹不適, 惡心嘔吐, 食慾不振, 噯氣呑酸, 大便不調 등의 證을 겸한다.
　古代文獻에서 心痛이라고 부르기도 했다. 《素問·六元正紀大論》에서 말하기를 "木鬱之發, ……故民病胃脘當心而痛"이라고 했으며, 《靈

樞·邪氣臟腑病形》에서는 "胃病者, 腹膨脹, 胃脘當心而痛"이라고 하여 木鬱이 本病의 原因임을 명확히 밝혔다. 《類證治裁·胃脘痛》에서 "因肝乘胃而脘痛者, 氣衝脇脹"이라 하였으며 《症因脈治·胃脘痛》에서는 "怒則氣上, 思則氣結, 憂思日積, 氣不宣行, 則氣滯而成痛"이라고 하였으니 이로써 肝氣鬱結, 橫逆犯脾, 致胃失和降, 氣機阻滯하여 疼痛이 발생하는 것이 胃脘痛의 主要 病機인 것이다. 현대의학의 急慢性胃炎, 胃潰瘍 등의 病은 本篇을 참고하여 辨證治療할 수 있다.

① 肝氣犯胃

主 證: 胃脘脹滿, 攻撑作痛, 痛連兩脇, 噯氣呃逆頻作, 情緖憂鬱, 每因情志不舒而症狀加重, 大便不暢. 舌苔薄白, 脈弦.

證 析: 肝主疏泄, 性喜條達한데 만약 情志不舒로 肝氣鬱結不得宣泄하여 橫逆犯胃, 氣機阻滯하면 痛症이 나타나며 脇은 肝의 分野이며 氣가 많이 走竄遊移하니 疼痛이 攻撑連脇하고 肝胃氣逆하면 噯氣頻繁하며 氣滯하니 腸이 傳導機能을 잃어 大便不暢한다. 情志不和하면 肝鬱이 더 심해져 氣가 더욱 뭉치게 되니 情志失調로 證이 더 가중된다. 舌苔薄白, 脈弦은 邪在氣分, 肝氣鬱結한 象이다.

辨 證: 肝氣鬱結, 橫逆犯胃.

治 法: 疏肝解鬱, 理氣止痛.

方 藥: **柴胡疏肝散 加減.**

醋柴胡 10g, 川楝子 10g, 制香附 10g, 廣鬱金 10g, 炒枳殼 10g, 廣陳皮 10g, 生赭石 10g, 生甘草 3g, 旋覆花 10g(包煎).

方　解: 方中의 柴胡, 川楝, 鬱金, 香附는 舒肝理氣解鬱하여 肝氣鬱
　　　　結이라는 本을 治療하는 것이며 旋覆花, 代赭石은 衝逆한
　　　　氣를 降下시키고 陳皮, 枳殼은 和胃行氣調中하니 諸藥이
　　　　共히 理氣疏肝解鬱, 和胃止痛하는 효능을 지니고 있다.
氣鬱血滯, 胃脘刺痛하면 赤芍 10g, 延胡索 7g을 가할 수 있다.

② 肝鬱胃熱

主　證: 胃脘灼痛, 痛勢急迫, 胸悶脇痛, 煩躁易怒, 嘈雜呑酸, 口乾
　　　　而苦, 目赤頭痛, 便秘溺赤. 舌苔黃質紅, 脈弦數.
證　析: 肝氣鬱結, 日久化熱하여 邪熱犯胃하면 胃脘灼痛하며 痛勢
　　　　急迫하게 되고 肝胃鬱熱, 逆而上衝하니 煩躁易怒, 目赤頭
　　　　痛, 泛酸嘈雜하며 氣鬱于裏, 滯而不伸하니 胸悶脇痛하고
　　　　肝鬱膽熱逆擾하니 口乾하고, 便秘溲赤한다. 舌紅苔黃, 脈弦
　　　　數은 內熱熾盛함이 밖으로 들어나는 것이다.
辨　證: 肝鬱化熱, 乘土犯胃.
治　法: 疏肝泄熱, 和胃止痛.
方　藥: 化肝煎 合 左金丸 加減.

川楝子 10g, 川黃連 5g, 粉丹皮 15g, 條黃芩 10g, 炒山梔 10g, 廣鬱
金 15g, 全瓜蔞 30g, 陳皮炭 10g, 吳茱萸 1g, 淡竹葉 10g, 生甘草
3g, 炒蘿蔔子 15g.

方　解: 方中의 川楝子, 鬱金은 疏肝解鬱하며 左金丸으로 瀉肝火하
　　　　니 實則瀉其子의 개념이며 吳茱萸로 引熱下行하고 開鬱하
　　　　게 하니 肝火를 끊음으로 橫逆灼胃함을 줄이는 것이고 다

시 黃芩, 山梔, 丹皮로 佐하여 淸肝泄熱하여 根本 治療를 圖謀하며 炒蘿蔔子는 和胃化食導滯하고 陳皮炭은 理氣하여 佐金丸으로 하여금 制酸하는 것을 도우니 烏賊骨, 瓦楞子 와 같은 抑酸之劑의 腥濁惡味가 없으며 竹葉은 淸熱利小便 하고 全瓜蔞는 寬胸下氣通便하여 熱로하여금 出路를 찾아 나가게 하니 諸藥이 共히 疏肝淸熱和胃의 효과가 있다.

37. 腸鳴腹脹

腸鳴腹脹은 氣虛氣滯로 因하여 腹部가 부풀어오르고 腸鳴漉漉, 혹은 痞滿不適한 病證이다. 일찍이 《內經》에서 腹脹을 "五實" 중 하나로 여겼다. 《素問・氣交變大論》에서 "歲木太過, 風氣流行……腸鳴腹支滿"이라고 하였다. 말인 즉 鬱怒傷肝, 木克脾土, 脾氣不足, 運化失健, 氣機失暢하여 腹脹腸鳴이 나타난다. 현대의학의 胃機能障碍, 急慢性胃腸炎 등은 本篇을 참고하여 치료할 수 있다.

主　證: 腸鳴腹脹, 噯氣太息, 納呆食少, 乏力, 言語低微, 便溏. 面色蒼黃, 舌苔白, 脈弦或沈.

證　析: 憂思惱怒로 肝氣鬱結하여 木鬱克土하면 脾氣虧虛하여 運化失常, 氣機不行하니 腹脹이 나타나며 脾虛濕從內生하여 水氣相激하니 腸鳴, 便溏이 나타나고 脾失健運하니 納呆食少하며 脾不升淸하니 乏力, 面色少華하고 土不生金, 肺氣不足하니 言語低微한다. 舌苔白, 脈沈或弦은 균히 肝鬱脾虛의 象이다.

辨　證: 肝鬱克脾, 運化失常.

治　法: 疏肝健脾, 理氣化濕.

方　藥: 逍遙散 合 蔘笭白朮散 加減.

醋柴胡 10g, 雲茯笭 25g, 草白朮 10g, 炒枳殼 10g, 臺黨蔘 10g, 土扁豆 10g, 陳皮絲 10g, 懷山藥 10g, 縮砂仁 3g, 炒薏米 10g, 蓮子肉 10g, 生甘草 3g.

方　解: 方中의 柴胡, 枳殼은 疏肝理氣하고 黨蔘, 白朮, 茯笭, 扁豆, 蓮肉은 健脾補中, 益氣和胃, 滲濕止瀉하며 砂仁은 醒脾和胃하니 陳皮와 合하여 行氣消脹하고 甘草는 또한 健脾調中한다. 諸藥合用하니 解氣鬱, 補氣虛, 除其濕, 調氣機, 兩和脾胃하여 諸證을 사라지게 한다.

38. 浮　腫

浮腫은 체내 水液이 肌膚에 蓄積되어 宣泄하지 못하여 頭面, 四肢가 腫脹不適하는 證候를 가리킨다. 《內經》에서는 "水病", "水脹"이라고도 稱하며 《金匱要略》에서는 "水氣"라고 칭한다. 그 병인은 대개 肺, 脾, 腎 三臟의 機能失調로 일어나며 臨床에서 氣鬱로 인한 경우가 많다. 고로 《素問・六元正紀大論》에서 말하기를 "木鬱之發……浮腫身重"이라 하였다. 水는 스스로 움직이지 못하는 故로 氣에 依賴하여 움직이게 되는데 만약 情志失調, 憂鬱惱怒로 氣不得行, 濡而不通하면 水液不得氣化하여 肌膚에 머물게 되며 혹은 肝鬱升脾하여 脾氣虧虛, 運化失職함으로 濕自內生, 鬱滯于肌膚하여 腫脹이 나타난다.

主　證: 面部-四肢腫脹不適, 其腫隨按隨起, 兼見脘腹脹滿, 皮厚色蒼, 神疲乏力, 食慾不振, 面色少華, 精神抑鬱, 溺短, 便時溏. 舌苔白, 脈沈或弦. 尿常規無異常變化.

證　析: 氣鬱于裏, 滯而不通하면 水不得氣之運載하여 肌膚에 停滯하게 되니 面肢腫脹하게 되는 것이며 氣腫重于濕蓄함으로 腫隨按隨起하게 되고 氣機失暢하니 脘腹脹滿하며 脾失健運하니 食慾不振하고 皮膚失養하니 皮厚色蒼, 面色少華하며 水不自行하니 溺短하고 清濁不分하니 便溏하다. 舌苔白, 脈沈弦은 균히 肝鬱氣結의 象이다.

辨　證: 肝鬱氣結, 水濕內盛.
治　法: 疏肝解鬱, 理氣化濕.
方　藥: 加味枳朮湯 加減.

炒枳實 5g, 土白朮 10g, 醋柴胡 10g, 廣木香 5g, 廣陳皮 10g, 雲茯苓 15g, 茯苓皮 15g, 粉猪苓 20g, 衝天草 10g, 生甘草 3g.

方　解: 方中의 柴胡, 枳實, 木香, 陳皮는 理氣開鬱하고 茯苓, 白朮은 健脾하며 猪苓, 衝天草는 利濕한다. 本證이 肝鬱을 本으로 하여 脾虛運化失常하여 濕濁不行而爲腫脹하니 治療에서도 疏肝解鬱健脾로 爲主가 되어야 하며, 少量의 分利之品으로 輔佐하도록 하니 좋은 효과가 있다.

39. 泄　瀉

泄瀉는 大便次數가 늘고 糞便이 稀溏하여 심지어는 물과 같이 나오기도 하며 혹은 完穀不化하는 病證이다. 일반적으로 糞便에는 膿血과 裏急後重 等의 證이 없다. 本證은 《內經》에서 "泄", "濡泄", "飧泄" 등으로 불리웠다. 漢唐의 時期에는 "下痢"라고 稱했으며, 宋 이후에는 泄瀉라고 總稱하였다. 病因이 肝에 있는 경우 대개 情志失調, 憂鬱惱怒, 肝失條達, 橫逆乘脾犯胃하여 脾胃受制, 運化失常하여 泄瀉를 하게 된다. 고로 《素問·氣交變大論》에서는 "歲木太過, 風氣流行, 脾土受邪. 悶病飱泄……"이라고 하였으며 《靈樞·經脈》에서는 "是肝所生病者, ……飱泄"이라고 하여 肝鬱及脾로 인해 脾氣虧虛, 運化失健하여 泄瀉가 나타남을 강조하였다. 현대의학의 膜性腸炎, 胃腸神經機能調節失調 등의 病에서 本篇을 참고하여 치료할 수 있다.

主　證：胸脇脹滿或疼痛, 噯氣食少, 每因抑鬱惱怒或情緒緊張則腹痛卽瀉, 瀉後痛減. 舌質淡紅, 苔薄白, 脈弦.

證　析：七情所傷으로 肝失條達, 氣機不利, 疏泄失司하여 肝氣橫逆犯脾乘胃하니 脾胃運化失司하여 泄瀉가 나타나며 肝鬱氣結하면 胸脇滿或痛하고 脾胃氣逆하니 噯氣食少한다. 舌苔白, 脈弦은 균히 木旺侮土의 象이다.

辨　證：木鬱侮土, 胃腸失和.

治　法：疏肝健脾, 和胃止瀉.

方　藥：通瀉要方 加減.

土白朮 10g, 杭白芍 10g, 北防風 10g, 廣陳皮 10g, 制香附 10g, 川楝子 10g, 醋柴胡 10g, 廣木香 5g, 宣木瓜 10g, 生甘草 3g.

方　解：方中의 白朮은 健脾步虛而止瀉하고 白芍, 木瓜는 抑肝木而和胃하며 防風은 升淸止瀉, 散肝疏脾하고 柴胡, 香附는 疏肝解鬱하는 效果가 있으며 木香은 陳皮를 도와 理氣化濕濁止腹痛하고 甘草는 補中調和藥性한다. 諸藥이 共히 抑肝扶脾하는 효과를 나타내어 병을 낫게 한다.

40. 嘔 血

嘔血은 血이 胃를 따라서 입으로 吐하는 것을 말하는데, 血色은 대

개 暗紅이며 때로 음식물의 殘渣를 함께 내보내기도 하며 대개 脘脇脹悶
疼痛 등의 證을 동반한다. 胃는 水穀之海로 多氣多血한데 만약 外邪犯胃
하거나 胃體虛弱하면 균히 胃의 經絡이 損傷되어 嘔血할 수 있다. 그중
情志內傷, 肝火犯胃는 역시 중요한 발병원인 중 하나가 되며 暴怒傷肝,
혹은 情志抑鬱하여 火自內生, 灼傷胃絡, 迫血妄行하기도 하고 혹은 胃熱
이 있는 체질이 肝火擾動으로 氣逆血奔, 上逆하여 嘔血이 나타나기도 한
다. 《素問·擧痛論》에서 "怒則氣逆, 甚則嘔血"이라고 하였다.

主　　證: 嘔血紫暗, 煩急易怒, 脇痛口苦, 便黑溺熱. 舌質紅, 脈弦數.

證　　析: 暴怒傷肝으로 肝火橫逆犯胃, 損傷胃絡하니 氣逆血分하여
　　　　　嘔血紫暗하고 肝火內熾하니 脇痛하며 火熱上炎하여 口苦,
　　　　　煩急易怒하고 瘀血內熱下移하니 便黑溺熱한다. 舌質紅, 脈
　　　　　弦數은 균히 肝熱內蘊, 耗傷胃陰하는 象이다.

辨　　證: 肝火犯胃, 迫血妄行.

治　　法: 瀉肝淸胃, 凉血止血.

方　　藥: 龍膽瀉肝湯 加減.

龍膽草 3g, 條黃芩 10g, 炒山梔 10g, 大生地 15g, 粉丹皮 10g, 白茅
根 30g, 老藕節 15g, 茜草炭 10g, 廣鬱金 10g, 懷牛膝 20g, 雲茯苓
10g, 生甘草 3g, 三七粉 3g(分冲).

方　　解: 方中의 龍膽草는 肝經의 實火를 瀉하고 黃芩, 梔子는 苦寒
　　　　　瀉火止血하며 生地, 丹皮, 茅根, 藕節, 茜草炭은 凉血과 止
　　　　　血을 兼하고 牛膝은 引熱下行하며 鬱金은 氣中血藥으로 血
　　　　　中의 鬱熱을 解하고 이런 寒凉한 藥 중에 茯苓, 甘草를 補
　　　　　佐시켜 胃氣를 보호하도록 하였다.

41. 嘔 逆

嘔吐는 食物과 痰涎이 胃로부터 上湧하여 입으로 나오는 病證이다. 대개 胃失和降, 氣逆于上으로 나타나게 된다. 일찍이 《內經》에 이 病證이 記載되어 있었다. 《素問·六元正紀大論》에서 "火鬱之發, ……民病……嘔逆"이라 하였으며 《靈樞·經脈》에서는 "是肝所生病者, …… 胸滿嘔逆"이라 하였다. 이것은 嘔逆이라는 證의 病位는 胃에 있고 病因은 肝에 있다는 것이다. 恚怒傷肝, 木失條達, 橫逆犯胃하거나 氣鬱化火, 火熱上炎으로 胃氣不降하여 上逆하는 것이 嘔吐인 것이다. 현대의학의 神經性嘔吐, 慢性胃炎으로 인한 嘔吐는 本證에 속한다.

主　證: 嘔吐吞酸, 噯氣頻作, 胸脇滿痛, 每于情志刺激則嘔吐更甚. 舌苔薄白, 舌邊紅, 脈弦滑.

證　析: 肝鬱不舒, 鬱而生酸하며 橫逆犯胃하니 嘔吐가 일어나고 胸脇滿痛은 肝氣鬱結과 絡氣不和한 征이며 噯氣頻作은 胃失和降한 것이다. 고로 諸證은 균히 肝氣犯胃로 일어난 것이다.

辨　證: 木鬱侮土, 胃失和降.

治　法: 解鬱疏肝, 和胃降逆.

方　藥: 旋覆代赭湯 加減.

旋覆花 10g(包), 代赭石 10g, 枯黃芩 7g, 薑半夏 7g, 茯苓塊 10g, 川石斛 15g, 制香附 10g, 川厚朴 10g, 廣陳皮 10g, 廣鬱金 10g, 粳米 5g.

方　解: 胃는 下降함을 順理로 삼으니 胃氣不降하면 逆하는 故로 赭石, 旋覆花로 降胃氣하고 陳皮, 半夏로 和胃止嘔하며 香附, 鬱金으로 理氣疏肝하고 厚朴으로 行氣消暢하며 黃芩으

로 淸肝膽之熱하고 吐必傷陰하니 石斛, 粳米를 酌加하여 養胃陰하도록 하였다.

嘔吐物의 粘度가 높으면 黃連 3g을 가하고 酸苦가 重하면 吳茱萸 1g과 黃連을 6g까지 가하도록 하니 左金丸의 의미를 가지는 것이며 嘔吐物 중에 帶血絲하면 竹茹, 枇杷葉을 가하여 止吐하며 淸熱和血絡하도록하고 舌紅口乾하면 麥冬 10g, 北沙蔘 15g을 가하도록 한다. 滯虛者에는 西洋蔘 1-2g을 가하여 平補氣陰하도록 한다.

42. 泛酸口苦

泛酸은 酸水가 胃中에서 입으로 上泛하는 것을 말하고, 口苦는 입에서 쓴 맛을 自覺하는 것을 말하여 甚하면 嘔吐苦水하는 것이다. 《素問・至眞要大論》에서 말하기를 "諸嘔吐酸, ……皆屬于熱"이라고 하였으며, 《靈樞・四時氣》에서는 "善嘔, 嘔有苦, ……邪在膽, 亦在胃, 膽液泄則口苦, 胃氣逆則嘔苦"라고 하였다. 종합하면 本證이 肝膽鬱熱로 疏泄이 이루어지지 않아서 胃濁不降하여 膽氣上逆한 소치라는 것이다.

主　證: 泛酸時作, 口乾口苦, 甚則嘔苦, 胃脘瞋脹, 心煩易怒, 兩脇脹痛, 大便偏乾. 舌苔灰黃, 脈滑.

證　析: 肝氣鬱結로 氣機阻滯하여 膽液上溢, 逆乘脾胃하면 泛酸嘔苦하게 되어 胃脘瞋脹하며 肝木受邪로 絡氣失和하니 兩脇脹痛하고 肝氣犯胃, 鬱久化熱하여 灼及津液하니 口乾하며 邪熱鬱裏, 擾及心神하니 心煩易怒하는 것이고 便乾, 舌苔灰黃은 균히 脾胃蘊熱의 征이다.

辨　證: 肝膽蘊熱, 胃失和降.

治　法: 淸瀉肝膽, 理氣和胃.

方　藥: 左金丸 加減.

川黃連 5g, 吳茱萸 1.5g, 條黃芩 10g, 川楝子 7g, 廣鬱金 10g, 雲茯苓 10g, 炒枳殼 10g, 枇杷葉 10g, 焦神曲 10g, 炒蘿菖子 10g, 生甘草 1.5g.

方　解: 方中의 黃連이 主藥으로 肝火의 上炎하는 氣勢를 직접 끊어버리고 吳茱萸는 輔藥으로 辛通下達하여 開鬱結하며 川楝, 鬱金은 疏肝利膽하고 黃芩은 瀉肝膽鬱熱하며 茯苓, 枳殼, 炒蘿菖子는 健脾和胃, 行氣降逆한다. 鬱久化熱傷陰하면 川石斛으로 養陰和胃氣할 수 있다.

43. 納 呆

納呆는 食慾不振, 不知飢餓, 不思食함을 말한다. 本證의 病位는 脾胃이지만 肝膽이 重要한 作用을 한다. 肝氣疏泄이 正常으로 이루어지고 脾胃의 運化機能이 잘 되면 二臟이 서로 協調하고 制約하니 人體의 氣機가 調暢되어 消化吸收하는 機能이 正常的으로 된다. 만약 肝鬱氣滯하여 木鬱乘土로 脾失健運하면 消化吸收 機能에 障碍가 발생하여 食慾不振의 證이 나타나게 된다. 고로 《素問·至眞要大論》에서 "風氣大來, 木之勝也, 土濕受邪, 脾病生焉"이라고 하였으며, 《素問·氣交變大論》에서 "歲木太過, 風氣流行, 脾土受邪, 民病……食減"이라고 하여 納呆가 木克脾土로 나타남을 강조하였다.

主　證: 不思飮食, 噯氣呃逆, 精神抑鬱, 煩躁不寧, 胸悶不舒. 舌苔白, 脈弦.

證　析: 肝氣鬱結로 疏泄無權하면 木鬱克土하여 脾失健運, 胃失和

降하니 不思飮食, 噯氣呃逆하게 되며 肝鬱不伸으로 氣機阻滯하니 胸悶煩躁, 精神抑鬱 등의 證이 나타난다. 脈弦은 肝鬱의 象이다.

辨　證: 肝鬱侮土, 胃失受納.
治　法: 疏肝調氣, 健脾開胃.
方　藥: **逍遙散** 加減.

醋柴胡 10g, 制香附 10g, 杭白芍 10g, 雲茯苓 10g, 廣陳皮 10g, 廣砂仁 3g, 鷄內金 10g, 佛手柑 10g, 焦山楂 10g, 焦神曲 10g, 生甘草 3g.

方　解: 方中의 柴胡, 香附, 佛手는 理氣解鬱하며 茯苓, 陳皮, 砂仁, 鷄內金, 焦山楂, 焦神曲은 健脾開胃하고 陳皮는 辛開苦降, 調中和胃한다. 諸藥을 合用하니 肝氣를 條達시키고 脾胃를 强하게 하여 諸證을 사라지게 한다.

44. 便　秘

便秘는 大便이 秘結不通하거나 혹은 排便의 時間間隔이 늘어나는 證을 말한다. 그 주요 원인은 大腸의 傳導機能失常과 肺, 脾, 肝, 腎의 機能失調가 균히 관계가 있으며 그 중 특히 肝臟과의 관계가 가장 많다. 《難經·十六難》에서 "肝脈……其內症……便難"이라고 하였다. 肝氣鬱久生熱하여 木火凌中하여 灼傷陰液하면 腸失濡潤하여 糟粕內停으로 便秘가 나타난다.

主　證: 排便困難, 噯氣頻作, 兩脇痞悶脹痛, 心煩口乾, 舌苔薄膩, 脈弦滑.
證　析: 肝鬱化熱로 灼傷陰液하면 腸失濡潤하여 傳導失司하니 排便

困難하고 肝鬱不舒하면 噯氣頻作하며 肝鬱氣血하여 脈絡失和하면 兩脇痞悶脹痛하고 內熱傷陰, 津不上承하면 口乾하며 火鬱擾神하니 心煩한다. 舌苔薄膩, 脈弦滑은 균히 肝脾不和의 象이다.

辨　證: 肝鬱耗陰, 腸失濡潤.
治　法: 行氣導滯, 潤腸通便.
方　藥: 柴胡疏肝散 合 增液湯 加減.

醋柴胡 10g, 杭白芍 10g, 廣鬱金 10g, 大生地 15g, 寸麥冬 10g, 潤元蔘 10g, 炒枳殼 10.g 火麻仁 15g, 炒蘿蔔子 10g, 郁李仁 10, 川厚朴 6.

方　解: 方中의 柴胡, 鬱金은 疏肝解鬱하며 炒蘿蔔子, 厚朴, 枳殼은 行氣導滯하고 生地, 麥冬, 元蔘은 養陰生津하며 麻仁, 郁李仁은 潤腸通便한다.

45. 奔豚氣

奔豚氣는 대개 憂思驚恐으로 일어나는데 환자는 少腹에서 위로 치고 오름을 자각하게 되는데 갑자기 일어났다가 갑자기 멎어 그 氣는 胸咽까지 上衝하며 돼지가 奔突함과 같다하여 奔豚氣라고 한다. 《靈樞·經脈》에서 肝腎脈은 균히 喉嚨을 循行한다고 하였다. 肝氣鬱結로 子病及母하여 肝腎의 氣가 循經上逆하니 咽喉로 攻衝하여 本證이 나타난다.

主　證: 自覺有氣從少腹上衝 心胸及咽喉, 發作欲死, 驚悸不寧, 胸悶不舒, 太息, 口苦咽乾. 舌苔薄白或薄黃, 脈弦緊. 發作後一如常人.
證　析: 情志不舒, 憂思抑鬱하면 氣結熱聚하여 循經上逆으로 氣從

少腹上衝心胸 及咽喉하게 되니 奔豚과 같은 象으로 發作하면 죽고싶을 정도로 힘들고 驚悸不寧하게 된다. 氣過하면 멈추고 대개 자주자주 反復發作하게 된다. 肝鬱不舒하면 太息胸悶하며 膽熱逆胃하고 口苦咽乾한다. 舌苔薄黃하고 脈弦緊은 肝鬱熱逆氣結한 征이다.

辨　證: 肝鬱氣結, 循經上逆.

治　法: 疏肝散結, 平衝降逆.

方　藥: 奔豚湯 加減.

川楝子 10g, 全當歸 5g, 川芎片 3g, 杭白芍 10g, 條黃芩 10g, 粉葛根 10g, 清半夏 10g, 制香附 10g, 廣鬱金 10g, 遠志肉 6g, 生薑片 3片, 生甘草 5g.

方　解: 方中의 川楝子, 黃芩, 葛根은 苦泄升津하고 甘草는 緩解急迫하며 川芎, 當歸, 白芍은 養血調肝하고 香附, 鬱金은 理氣解鬱하며 生薑, 半夏는 和胃氣, 降衝逆한다. 諸藥이 공히 疏肝降逆하는 작용이 있다.

按　語: 奔豚湯의 原方에는 李根皮라는 약이 있는데 하지만 本品은 《神農本草經》, 《本草綱目》, 《本草備要》 등의 책에서는 볼 수 없는 것이다. 賢師名醫에게 청컨대 이 약에 대해서 알고 있는 부분과 경험에 대하여 알려주기 바라며 필자는 臨證에서 처방을 할 경우에 川楝子로 대신하여 舒解肝腎之氣하였다. 虛者는 沈香으로 納氣하고 烏藥으로 順肝腎之逆氣 하여 모두 일정한 효과를 얻었다. 初學者는 참고하시라.

46. 癃閉

癃閉는 소변량이 적고 點滴難出하고 심하면 癃塞不通하는 것을 주증으로 하는 병이다. 일반적인 경우 소변은 三焦의 氣化가 잘 이뤄짐에 의존하는 것인데 七情內傷, 肝氣鬱結, 疏泄失司하면 三焦의 水液運化와 氣化作用에 영향을 미치어 水道의 通利에 장애가 생겨서 不暢하게 되니 癃閉가 나타난다. 肝의 脈은 陰器를 돌아 少腹 아래로 이르니 《靈樞·經脈》에서 말하기를 "肝足厥陰之脈, ……是主肝所生病者, ……癃閉"라 하였다. 현대의학에서 각종 원인으로 일어난 尿瀦留가 대개 본증과 유사한 것이다.

主　證: 小便不通, 或通而不暢, 情志抑鬱, 煩急易怒, 脇腹脹滿. 舌苔白或薄黃, 舌質稍紅, 脈弦.

證　析: 肝鬱氣滯하여 疏泄이 失司하면 水液排出에 장애가 생겨서 小便이 不通하고 혹은 通而不暢하게 되며 煩急易怒하고 脇腹脹滿한 것은 모두 肝氣不舒하는 원인이다. 舌苔薄黃, 舌質紅은 균히 肝鬱化火의 象이다.

辨　證: 氣機鬱滯, 通調水阻.

治　法: 舒肝理氣, 通利小便.

方　藥: 柴胡疏肝散, 導赤散 加減.

醋柴胡 10g, 制香附 10g, 廣鬱金 10g, 赤芍藥 10g, 小木通 5g, 淡竹葉 10g, 白茅根 20g, 車前子 20g, 淨石葦 10g, 大生地 15g, 甘草梢 5g.

方　解: 方中의 柴胡, 香附, 鬱金은 舒肝理氣하며 赤芍, 茅根은 凉血活血하고 石葦, 木通, 竹葉, 車前草, 甘草梢는 清熱利小便한다. 諸藥을 合用하면 공히 疏肝理氣, 通利三焦하는 작용이 나타난다.

47. 氣 淋

氣淋은 "五淋"의 하나이다. 小便頻急하고 淋瀝不盡, 尿道澁痛, 臍下滿悶이 특정이다. 肝氣鬱滯하여 疏泄失司하면 脈絡瘀阻 혹 氣郁化火하고 氣化鬱于下焦하면 膀胱氣化不利하게 된다. 고로 《素問·本病論》에서 말하기를 "厥陰不遷正, ……民病淋溲"라 하였다. 《證治要訣·淋閉》에서 말하기를 "氣淋氣鬱所致"라고 하여 모두 氣淋의 원인이 鬱結로 不通하는 것임을 말한다. 현대의학의 泌尿器感染, 泌尿器結石 등의 병은 모두 本證으로 참고하여 치료할 수 있다.

主　證: 小便澁滯, 淋瀝不暢, 餘瀝難盡, 臍腹滿悶, 甚則脹痛. 舌質暗, 苔薄白, 脈弦滑.

證　析: 肝主疏泄하며 그 脈은 少腹을 돌아 絡陰器, 燒廷孔하니 肝鬱氣滯, 日久化火하여 鬱于下焦하거나 혹은 겸하여 濕熱侵襲膀胱하여 氣化失司하면 小便澁滯하여 淋瀝不暢한다. 고로 隋·元巢方은 《諸病源候論·諸淋病候》에서 말하기를 "氣淋者, 腎虛膀胱熱, 氣脹所爲也"라 하였다. 氣機結滯하여 鬱而不通하면 不通則痛하니 少腹滿悶脹痛한다. 舌暗, 脈弦滑은 균히 氣機不暢, 下焦蘊熱의 征象이다.

辨　證: 肝失疏泄, 氣化失司.

治　法: 舒肝和血, 通淋利尿.

方　藥: 沈香散 加減.

廣鬱金 10g, 冬葵子 10g, 滑石塊 15g, 少青皮 10g, 廣木香 10g, 淨石葦 10g, 全當歸 10g, 杭白芍 10g, 臺烏藥 10g, 赤芍藥 10g, 甘草梢 10g, 沈香面 3g(分沖).

方　解: 方中의 鬱金, 靑皮는 疏肝解鬱하며 沈香, 木香은 利氣疏導하고 當歸, 白芍은 養血柔肝하며 石葦, 滑石, 冬葵子는 利尿通淋하고 烏藥은 入肝引藥下行시켜서 順氣散結로 消脹止痛하며 赤芍은 活血散瘀結하고 兼하여 淸血熱하고 甘草梢는 淸熱解毒과 兼하여 利尿通淋하여 止廷孔痛한다. 더불어 煩躁易怒, 胸悶脇脹하면 香附 10g, 柴胡 10g, 黃芩 10g을 가하여 疏解肝鬱而淸其肝火하고 日久氣滯血瘀하면 紅花, 茜草를 가하여 活血化瘀할 수 있다.

3. 病案事例

1. 梅核氣

趙某某, 男, 42歲.

性格이 急躁하고 화를 잘 내는데 한달 前부터 咽中에서 뭔가가 막아서 통하지 않는 느낌과 胸中에 悶脹한 느낌을 가지기 시작하였다. 飮食을 삼키는 것에는 아무런 지장이 없었고 때로는 심하기도 하고 때로는 가볍기도 하였으니 情志不舒나 무리를 하면 심해졌다. 때로 呃逆이 있으며 歎息을 많이 하였으며 식사와 二便은 정상이었다. 中西醫 治療와 鍼灸治療를 하였으나 효과가 좋지 못하였다. 面色은 黃色이며 語聲低啞하고 舌苔白, 根微黃하고 舌質稍紅하였으며 脈은 弦數하였다. 최근 3일간 咳嗽와 가래가 있었다.

辨　證: 肝鬱不舒, 痰氣凝結.

治　法: 理氣化痰, 解鬱化中.

方　藥: 臨床經驗方

法半夏 10g, 川厚朴 5g, 炒枳殼 5g, 廣陳皮 10g, 苦杏仁 10g, 紫蘇子 10g, 薄荷葉 3g(後下).

上方으로 3劑(3日)를 복용하고 나서 咽堵, 胸悶이 줄었고 특히 胸膈이 많이 편해졌다. 苦梗 10g, 炒蘿葍子 10g, 焦曲 10g, 焦麥芽 10g을 가하고 枳殼을 枳實로 바구어 7劑를 복용시키니 모든 證이 사라졌다.

2년 후 화를 내고서 다시 復發하여 咽中이 막힌 느낌과 咽痛, 口乾思冷飲, 煩急重의 證이 나타났다. 병원과는 거리가 멀어서 예전에 먹었던 약의 처방으로 8제를 먹었는데 오히려 증상이 심해졌다. 다시 나와서 진료를 받으니 病情은 전과 비슷하나 痰粘, 便秘, 咽部紅赤, 苔白而乾, 舌質紅, 脈弦滑하였다. 이는 病情이 이미 3개월이 지나며 證이 氣燥痰阻, 陰傷血熱하니 半夏, 厚朴 같은 약이 효과를 발휘하지 못하고 오히려 병을 가중시킨 것이다.

理氣解鬱, 淸熱凉血, 化痰散結하는 처방으로 바꾸니

廣鬱金 10g, 全瓜蔞 20g, 川貝母 10g, 乾荷葉 10g, 苦桔梗 10g, 赤芍藥 10g, 天花粉 15g, 潤元蔘 10g, 淸連翹 10g, 粉丹皮 12g, 川楝子 10g, 生甘草 7g.

上方으로 5劑를 복용하니 證이 현저하게 좋아져서 다시 5제를 복용하게 하여 완전히 나아졌다.

按　語: 처음 발병은 氣鬱痰阻가 爲主가 되어 病程이 짧았고 症狀도 비교적 가벼웠으니 半夏厚朴湯으로 효과를 보았다. 2년 후 다시 복발이 되었을 때는 비교적 오래되어 氣已燥, 陰已傷, 血熱熾하니 前에 사용하였던 처방으로는 효과를 볼 수 없었을 뿐만 아니라 오히려 나빠진 것이다. 같은 병이기는 하지만 발병기간이 달라짐에 따라서 病이 氣分에서 血分으

로 偏寒에서 偏熱로 달라지고 治療方法도 여기에 따라서 달라지는 것이니 中醫의 辨證施治의 特色이라고 하겠다.

2. 癃閉證

白某某, 女 50歲.

3일전에 식구들과 다투다가 氣惱하여 右脇下脹滿作痛한 후로 小便이 시원하지 못하다가 點滴難出하고 少腹脹痛窘迫難忍하니 煩躁太息, 口乾渴思冷飮하였다. 급히 某醫院으로 가서 진찰을 받으니 소변검사에서 색도 정상이었으며 균에 대한 정상으로 나왔고 證도 緩解되어 "神經性尿閉"라고 진단을 받아 그에 해당하는 藥을 처방받았는데 藥中에는 車前子, 滑石, 通草, 水葱子 등이 있었다. 하지만 服藥後 스스로 排尿를 하지 못하게 되어 음식도 먹지 못하고 大便만 조금 보는 정도가 되었다. 다시 병원에 가서 誘導法과 熏洗, 鍼灸治療를 하였지만 효과가 없어서 導尿法을 사용하게 되니 3일간 5차례 導尿를 하여 매번 淡黃色 소변 약 1000cc 정도를 導尿해 냈으며 마지막으로 導尿를 하고 6시간이 지났지만 해결되지 않고 少腹堅硬拒按하고 口渴이 甚하였다. 급히 우리 병원으로 와서 진료를 받게 되었는데 面色黃暗不澤하고 雙眉緊蹙하고 憤懣不已하였다. 舌苔白, 津短, 質紅, 脈滑數.

辨　　證: 肝失疏泄, 陰脈虛耗, 以致膀胱氣化不利.

治　　法: 疏肝育陰, 以利氣化.

方　　藥: 臨床經驗方

醋柴胡 15g, 川楝子 15g, 制香附 10g, 合歡花 15g, 北沙蔘 20g, 杭白芍 20g, 臺烏藥 10g, 補骨脂 10g, 焦六麴 10g, 生甘草 3g.

本方은 柴胡疏肝散과 一貫煎을 加減한 것으로 1劑를 복용하고 3시간 정도가 지나니 소변이 조금씩 나오기 시작하여 마음이 안정되어 갔다. 연속해서 4제를 복용하니 溲利, 口渴, 煩急, 不寐 등의 證이 사라졌다. 스트레스를 받지 않게 하여 몸과 마음을 단련하라고 하였으며 반년 후 재차 내원하였을 때까지 문제가 없었다.

按 語: 癃閉證은 內科의 應急症 중 하나로 환자의 고통은 매우 크다. 《景岳全書·癃閉》의 기재를 보면 "小水不通, 是爲癃閉, 此最危最急證也……數日不通, 奔迫難堪, 必致危殆"라고 하였다. 일반적인 醫籍에서는 이 병을 "氣鬱癃閉"라고 하였으며 《靈樞·經脈》에서는 "閉癃"이라고 이름하였다. 대개 "閉"자는 欲解不得解, 滴點全無, 脹急難通함을 말하는 것이며 "癃"자는 小溲不暢, 滴點屢出, 短少滯澁하니 병세가 상대적으로 비교적 緩한 것이다. 그 病位는 腎과 膀胱이지만 그 通暢은 肝氣條達과 三焦氣化의 정상적인 작동에 의한 것이다. 대개 癃閉는 그 病因이 肺熱氣壅, 膀胱濕熱, 津液枯渴, 命門火衰, 石淋阻滯, 敗血瘀阻가 主가 된다. 本例는 氣鬱로 3일간 尿閉로 5번 導尿를 한 환자로 비교적 적은 경우이다. 일반적으로 中醫의 治病은 반드시 그 本을 구하는 고로 처방 중에는 利尿藥物을 넣지 않았으며 疏肝理氣에 중점을 두어 그 약의 양을 많게 하여 肝의 疏泄과 三焦의 氣化를 촉진하여 "水道出焉"하게 하여 치료를 한 경우이다.

3. 不 寐

滕某某, 女 30歲

患者의 남편이 갑작스러운 사고를 당해 사망하였으며 그로 인해 매우 상심한 결과 5 晝夜를 잠을 이루지 못하였다.

이후 여러 종류의 수면제를 복용하고 주사를 맞았으나 효과를 보지 못하였고 또한 中成藥인 補心丹, 朱砂安神丸과 湯藥(當歸 12g, 茯苓 10g, 炒棗仁 25g, 柏子仁 20g, 眞珠母 30g, 生牡蠣 30g, 生龍齒 20g, 生磁石 30g, 朱砂 1.5g, 琥珀粉 1.5g)을 복용하였으나 역시 수면을 취하지 못하였다. 우리 병원으로 진료를 왔을 때는 神志恍惚, 頭髮蓬亂, 二目呆滯無神, 行步欲倒하여 다른 사람의 부축을 받으며 懶言少語하고 疲勞가 極에 달하였지만 잠시도 눈을 붙이지 못하니 이미 6일 동안을 잠을 자지 못한 상태로 頭暈脹痛, 不思飮食, 時作歎息, 二便均少하였다.

血壓은 정상이었으며 舌苔薄白, 舌質暗紅, 口脣暗微紫, 脈沈見澁하였다. 四診合參으로 먼저 病因을 구하니 환자는 중년으로 갑작스러운 남편의 사망으로 마음이 매우 상해있음을 알 수 있었다. 木喜條達, 不暢則鬱, 思則氣結, 肝鬱則血滯한다. 肝은 剛藏으로 또한 藏血함을 주관하는데 氣血失和로 陽不入陰하면 失眠하게 된다. 消散鬱結, 養血活血하는 治法을 세우게 되었다.

辨　證: 肝鬱血滯, 氣血失和.

治　法: 舒肝解鬱, 養血活血.

方　藥: 臨床經驗方

醋柴胡 15g, 川楝子 20g, 制香附 15g, 廣鬱金 15g, 紫丹蔘 20g, 赤芍藥 20g, 北沙蔘 20g, 合歡花 20g, 法半夏 10g, 北秫米 15g, 生甘草 3g. (貳劑)

上方을 복용한 지 3시간 후에 점차로 잠에 빠져 들어가니 식구들이 코고는 소리를 들을 수 있었고 3시간 정도의 수면을 취하게 되었다.

다음날 복약 후 다시 4시간 정도를 잤으며 상기증상이 점차로 줄어 식사를 하게 되었다. 2일 후 다시 내원하였을 때는 정신이 좀 들었으며 二目有神하고 行步輕快하였으며 面目이 전날과 비교하여 다른 사람과 같았다. 처방에 柴胡, 川楝, 香附, 鬱金을 10g으로 減하여 3 劑를 복용시키니 좋아졌다.

4. 頸 痛

關某某, 男, 40歲

急性急躁의 경우로 2일전에 다른 사람과 다투고 나서 금일 목 양측으로 통증이 심하게 되었으며 저녁을 7兩 정도 먹고 나서 胃脘痛을 느꼈으나 심하지는 않았고 口乾食少하고 溲黃便調하였다. 양방병원에 가서 진찰하니 특별한 양성반응이 나타나지 않았다. 舌苔는 薄黃하였으며 脈은 弦象이 나타났다.

辨　證: 憂怒傷肝, 循經上虐, 擾及中土.
治　法: 解鬱舒肝, 和中止痛.
方　藥: 臨床經驗方

制香附 10g, 炒枳殼 10g, 縮砂仁 10g, 苦桔梗 10g, 生白朮 10g, 白蒺藜 10g, 杭菊花 10g, 炒神曲 10g, 生穀芽 10g, 炒稻芽 10g.

上方을 1 劑 복용하니 頸部痛症이 멎었고 脘痛 역시 덜해졌으나 脘悶하고 納食은 아직 적었고 頭脹感이 있었다. 原方에 枳殼을 줄이고 厚朴 10g, 陳皮 10g을 가하여 3 劑를 복용시키니 諸證이 해소되었다.

按　語: 상기 증상 중에 頸痛은 氣鬱로 일어난 것인데 足厥陰의 肝 經絡은 頸部兩側으로 循行하며 또한 《素問·金匱眞言論》에

서 말하기를 "東風生于春, 病在肝兪, 在頸項"이라 하였으니 舒肝理氣之劑를 사용하여 빠른 효과를 거두었다. 臨證에서 頸部疾患은 肝과 관계가 있는 경우가 많으니 瘰癧病 또한 鬱證에 기초하여 치료하면 좋은 효과를 거둘 수 있다.

5. 月經遲延

薄某某, 女 17歲

환자는 평소 성격이 急躁하였으며 최근 1년간 특히 煩急이 심하였다. 스스로 熱氣가 少腹에서 上蒸함을 느껴 頭暈而脹, 視物不淸, 腹脹痛, 汗出, 四肢乏力, 手足皆麻, 兩臂拘攣不舒, 月經遲延하고 形體는 壯碩하였다. 舌苔白하고 脈은 弦象을 띠었다.

辨　證: 肝氣鬱滯, 衝任失調.

治　法: 舒肝解鬱, 條理衝任.

方　藥: 臨床經驗方

制香附 10g, 小枳實 7g, 全當歸 10g, 大生地 10g, 大川芎 7g, 延胡索 10g, 眞珠母 15g, 益母草 10g, 桃仁泥 10g, 阿膠珠 10g, 炒紅花 3g, 杭菊花 10g.

上方을 4제 복용하고 煩急, 熱氣上蒸, 頭暈而脹하는 것은 균히 덜해졌으며 腹脹痛은 없어졌고 脈은 조금 緩解되었다. 上方을 계속해서 5제 복용하고 나서 월경이 나오고 諸證이 사라졌다.

按　語: 女子는 二七에 이르면 任脈이 통하고 血充足하여 월경이 때가 되면 나오게 되는 것으로 이런 經行은 腎과 胞宮을 本으로 삼으며 肝은 藏血하고 司血海하고 主疏泄하니 肝鬱氣滯

하면 疏泄失常하게 되면 血海가 充孕하여 不虛하더라도 월경이 나오지 못하게된다. 本例는 舒肝解鬱을 위주로 하고 佐로 育陰潛陽하여 行經에 이르게 하는 것이다. 고로 醫家에서 女子는 肝이 先天이라는 說이 있으니 卓見인 것이다.

6. 腹痛

李某某, 男, 26歲

환자는 1달 전 아들이 아파서 병원에 갔다가 다른 사람과 다투고 돈을 잃어버린 후로 大便이 점차 秘結해져 마치 羊의 便과 같은 형상이었으며 身冷出汗, 神識恍惚하여 병원에 입원하게 되었다. 다음날 정신이 맑아지고 腹痛은 멈췄으나 禁食을 요구받았으며 이후 일주일을 검사하였으나 원인을 찾아 내지 못하여 병원에서 나오게 되었다.

그 후로 매번 배변 후에 酸苦辣味의 食物을 吐하고, 惡心, 呃逆, 太息, 腹脹痛하여 하루에 2-3회 羊屎狀의 대변을 보고 矢氣絶少하여 다시 병원으로 가서 검사를 받게 되었다. 조직검사를 하게 되었고 본인도 동의를 하였다. 음식을 먹는 것은 괜찮은 편이었으며 잠이 들면 盜汗이 있었고 夢多, 氣短, 太息이 있었다. 舌苔黃白, 舌質紅, 脈弦象이었다.

辨　證: 肝氣鬱結, 疏泄失常, 熱壅腑實.

治　法: 舒肝解鬱, 和胃通腑, 平補氣陰.

方　藥: 臨床經驗方

川楝子 10g, 小靑皮 10g, 川厚朴 10g, 小枳實 10g, 紫蘇子 10g, 生白朮 10g, 川石斛 20g, 雲茯苓 10g, 粉丹皮 10g, 法半夏 10g, 生大黃 10g.

上方을 복용한 후로 腸鳴하였으나 便은 나오지 않았고 2 제를 복용하니 마른 변이 무척 많이 나왔고 다음날 새벽에는 마른 변이 먼저 나오고 다음은 묽은 변이 나왔으며 腹痛이 덜해졌으나 腹脹은 여전히 심하였고 방귀도 시원하지 못하였으며 口苦嘔吐는 덜해지고 盜汗도 적어졌다. 苔白滑, 中部淡黃, 脈弦略數하였다. 다시 上方에 元胡粉 3g(따로 沖服), 生大黃은 熟大黃으로 바꾸고 蘇子를 7g으로 줄이고 炙甘草 7g을 가하였다. 다시 3제를 복용하니 大便은 하루 한번으로 순조로웠으며 脘腹脹痛은 없어졌고 식욕이 살아나고 방귀도 정상이 되었고 苔는 약간 黃色이었으며 舌質은 正常이었고 脈은 弦하였다.

처방을 아래와 같이 바꾸어 3제를 복용시키니

臺黨蔘 15g, 生白朮 15g, 雲茯苓 10g, 炙甘草 7g, 紫蘇子 10g, 法半夏 10g, 川厚朴 10g, 薑竹茹 10g, 炒枳殼 10g, 川楝子 10g, 苦桔梗 10g, 小靑皮 10g, 廣陳皮 10g, 焦六麴 10g, 生穀芽 10g, 炒麥芽 10g.

복약 후에 다른 증상이 없었고 정신과 음식, 대소변이 정상이었으며 5개월 후에 감기로 내원할 당시 확인해보니 상기증상의 재발이 없었다.

按　語: 本病은 시종 舒肝解鬱, 調和脾胃하니 消補兼施의 治法으로 치료효과를 나타낸 것이니 "見肝之病當先實脾"라는 古訓을 돌아보게 하는 것으로 비록 熱壅腑實하여 承氣方을 사용하였지만 계속해서 四君子로 輔하니 이는 病久氣必虛한 것이기 때문이다.

7. 肝鬱氣結, 風火相煽, 氣血逆上〈昏厥〉

張某某, 男, 59歲

환자는 평소에 鬱怒煩急하여 때로 頭暈疼痛한데 2 일전 정신적인 부담으로 돌연히 神識不淸, 口角流涎, 雙下肢行走不便, 左上肢亦然, 語言蹇澁, 二便尙可 하여 某醫院의 응급실로 가서 혈압을 재니 200/100mmHg가 나와 急性腦血管意外(腦梗塞)으로 진단이 나와서 水液을 주사하니 혈압이 180/100mmHg로 떨어진 상태로 내게 진찰을 오게 되었는데 증상은 頭暈而痛, 面赤熱, 煩急語澁, 口乾苦, 行走不便, 二便調. 苔薄白, 舌質紫暗, 脈象弦勁하였다.

辨　證 : 肝氣鬱結, 陽亢風動.
治　法 : 平肝潛陽, 熄風通絡.
方　藥 : 臨床經驗方

大生地 30g, 杭白芍 30g, 寸麥冬 30g, 雙鉤藤 30g, 明天麻 10g, 眞珠母 30g, 生龍骨 15g, 九菖蒲 10g, 懷牛膝 30g, 杭菊花 10g, 生牡蠣 30g, 白殭蠶 10g, 嫩桑枝 15g, 竹瀝水 30g(分兌).

上方을 4제 복용하니 左半身이 부드러워지고 頭暈痛이 덜해졌으며 口角流涎이 멎고 말이 비교적 자유로워졌으며 舌强이 풀렸고 식욕도 돌아오고 舌紫가 적어졌으며 脈은 전과 같았고 혈압은 164/96mmHg 였다. 原方에 川楝子 10g을 가하여 7제를 복용시키니 증상이 균히 덜해지고 四肢의 活動이 정상으로 돌아왔으며 말은 자유로워졌다. 苔薄白, 脈象도 빠르게 부드러워져 丸藥으로 만들어서 계속 복용시키니 좋아졌다.

按　語 : 木喜條達, 肝鬱日久하면 陽亢風動하게 되는데, 발병 전에 정신적 압박이 심하여 化升風動하게 되니 血苑于上, 閉阻淸竅하니 經絡을 阻滯하여 상기증이 나타나게 된 고로 平肝을 위주로 하고 潛陽을 輔로 치료하여 효과를 나타낸 경우이다.

8. 氣鬱脇痛

李某某, 男, 45歲

환자는 반년 전에 右脇脹痛으로 잠시 치료한 적이 있는데 20일 전에 怒하고 나서 다시 右脇部에 疼痛이 나타나 左脇으로 돌아다니고 重하면 옆으로 눕지 못하며 心悸自汗, 口乾苦, 嘔酸苦水, 納佳, 溺黃, 大便如常하였다. 평소 急躁易怒, 全身時有竄痛, 不畏風寒, 體質減弱하였다. 肝機能은 정상이었다. 舌苔白滑, 舌面有碎裂紋, 舌質紅, 脈象左沈緩, 右弦緩하였다.

辨　證: 肝鬱氣滯, 脈絡失和, 正氣已虛.

治　法: 舒肝理氣, 養血通絡, 兼以益氣.

方　藥: 臨床經驗方

醋柴胡 10g, 杭白芍 10g, 全當歸 10g, 雲茯苓 10g, 生白朮 10g, 制香附 10g, 炒枳殼 5g, 炒山梔 10g, 炒棗仁 10g, 青橘葉 10g, 生甘草 3g.

上方을 4제 복용하고 나서 증상이 명현하게 줄어서 5제를 다시 복용시키니 모든 증이 좋아졌다.

按　語: 안에서 氣滯하여 疏通되지 못하면 肝의 分野에서 뭉치게 되는데 肝과 膽은 서로 表裏關系로 氣結于肝하면 上擾于膽하여 脇痛과 嘔吐酸苦하는 증상이 나타나게 되는 것이다. 고로 치료에서는 疏肝을 治法으로 겸하여 養血益氣하여 효과를 나타내었다.

9. 肝體損傷, 生發無能

陳某某, 女, 17歲. 1975年 11月 1日 初診.

환자는 1975년 9월 30일 자전거를 타고 가다가 자동차와 부딪혀서 자동차에 끼인 채로 복부가 땅바닥에서 100m 정도를 끌려가는 사고를 당하여 대량출혈로 인한 혼수상태로 宣武醫院 응급실로 긴급후송 되어온 환자로 수술 시에 肝臟의 兩葉에 많은 수의 작은 가루들이 박혀서 손을 쓸 수 없는 상태여서 제거하니 정상적인 간은 1/3에 불과하였다. 수혈하고 상처를 봉합하였는데 수술은 성공적이어서 생명을 건지게 되었다.

하지만 全身에 極度의 疲勞, 無力行走, 面色慘白, 精神恍惚, 二目無神而雀目하고 식사량이 무척 적었으니 매번 1兩에 미치지 못하였으며, 恐懼하여 야간에는 옆에 사람이 있어야 잠들 수 있었으며 惡夢을 꾸어 시시로 깨어났다. 爪甲脆薄하여 조금만 스쳐도 아팠다. 補肝藥과 많은 종류의 비타민을 복용하고 주사하여 雀目은 명현하게 줄었으나 남아 있는 證이 있어 내가 있는 병원을 찾게 되었다.

主　證: 全身乏力, 少氣懶言, 雙下肢酸軟不能行步하여 업혀서 들어왔으며 야간에 두려움이 많고 睡眠이 좋지 못하고 꿈이 많았으며 驚悸, 目乾, 食慾不振, 指甲觸痛, 二便如常, 月經量少色淡. 舌苔白, 舌質淡, 脈象沈細弱하고 面色晄白不澤하였다.

辨　證: 肝體損傷, 生發無能.

治　法: 補肝體而圖其本.

方　藥: 補肝湯, 當歸寶血湯 加減.

全當歸 15g, 大川芎 10g, 大熟地 15g, 杭白芍 7g, 寸麥冬 10g, 宣木瓜 10g, 炒棗仁 15g, 潞黨蔘 20g, 紫石英 20g, 生龍骨 15g, 灸黃芪 20g, 生甘草 5g.

11月 8日 二診: 上方을 7 劑 복용한 상태로 한 사람의 부축만으로 환자가 천천히 걸어 들어왔으며 食事量은 조금 증가하였고 눈은 아직

乾澁하고 야간의 공포감은 여전하며 낮에도 마찬가지였고, 조금만 많이 걸어도 숨을 들여 쉬기가 힘들고 面色은 晄白하고 舌脈은 여전하였다. 上方藥에 阿膠 7(烊化)을 가하여 계속해서 7제를 복용시켰다.

11月 15日 三診: 환자는 부축해주는 사람과 더불어 버스를 타고 왔으며(전에는 앰뷸런스를 타고 왔다) 面色이 조금은 紅潤한 것이 나타났고 行步도 비교적 힘이 있었으며 食事는 정상에 가까웠고 야간의 공포감은 전과 비교해서 호전되었으며 惡夢도 현저히 줄었으며 얼굴에는 근심이 사라졌고 정신은 아직 조금은 회복이 덜 되었다. 舌苔薄白, 舌質淡紅하고 脈沈하고 가벼운 滑象을 띄었으며 脈道는 비교적 充盈하여 약하지 않았으니 아래와 같이 方을 조절하여 계속해서 7劑를 사용하였다.

全當歸 15g, 大川芎 10g, 大熟地 20g, 杭白芍 7g, 朱寸冬 10g, 宣木瓜 10g, 肥玉竹 30g, 紫石英 20g, 生龍骨 15g, 潞黨蔘 30g, 炙黃芪 25g, 炒棗仁 15g, 生阿膠 7g(烊化), 大紅棗 15枚, 生甘草 5g.

11월 23일 四診: 환자는 스스로 버스를 타고 내원하였으니 行步에 힘이 있고 面色은 뚜렷히 紅潤하고 식사도 정상적이었으며 야간의 공포는 없어졌고 指甲脆薄觸痛함은 뚜렷하지 않았으며 눈에 乾澁함은 없어졌다. 月經은 量이 적고 色淡하였고 정신은 맑아졌다. 上方을 그대로 하여 다시 7劑를 복용시킴.

12月 2日 五診: 흐린 날 상처부위에 隱痛이 있는 것을 제외하고는 특별한 증상이 없었고 단지 늘 추위에 약하였다. 宣武醫院에서 혈액검사 결과 적혈수는 13.6g% (퇴원시는 10.1g%)였으며 肝機能은 정상이었다. 上方을 계속해서 2日에 1劑를 복용시킴.

12月 17日 六診: 특별한 자각증상이 없어 上方에 桂枝 20g을 가하

여 丸藥을 만들어 每丸 10g으로 매번 1환씩 하루에 두 번 복용시킴.

  2개월 후 병원을 방문하였을 때 환자의 신체는 이미 완전히 회복되어 정상이었으며 面色은 紅潤하였고 신체는 건강하고 식사도 아주 좋았으니 이미 다시 자신의 일을 하고 있는 중이었다.

按 語: 肝臟 本體가 1/3이 損傷된 고로 그 기능이 완전할 수 없음은 알 수 있는 바이다. 《素問·六節藏象論》에서 말하기를 "肝者, 罷極之本, 魂之居也, 其華在爪, 其充在筋, 以生血氣"라고 하였으니 환자에서 나타난 神情恍惚, 極度乏力, 面色慘白無華, 行步艱難은 균히 肝의 生發無能에서 오는 것이다. 《素問·宣明五氣》에서 말하기를 "肝藏魂"이라고 하였으며 《素問·本神》에서 말하기를 "肝氣虛則恐"이라고 하여 肝의 氣血이 虧虛하면 日夜恐懼하고 多夢驚悸, 夜不成寐하여 다른 사람으로 하여금 옆에서 지키게 한다. 《素問·藏器法時論》에서 말하기를 "肝病者, ……虛則目䀮䀮無所見"이라 하였으니 환자는 雀目夜視難하였다. 손톱은 肝의 華로 筋之餘, 血不榮筋而全身無力하고 손톱이 脆薄觸痛하는 것이다. 濕土敦厚하니 肝의 生發疏泄이 없으면 그 運化受納의 직능을 원활히 할 수 없게 되니 納食이 매우 적게 된다. 舌淡, 脈沈細는 氣血不足의 征이니 고로 補肝湯, 當歸補血湯으로 肝의 氣血을 培補하여 生發의 機能이 회복되게 함으로 건강을 회복하게 한 것이다. 本例는 《內經》에 있는 肝과 관련되는 論述을 指導思想으로 삼아 補肝之劑를 重用하여 좋은 효과를 거둔 경우이다.

4. 肝病治療의 總括的 原則

1. 初期 - 〈疏肝解鬱爲主〉

　病因은 대개 七情所傷으로 특히 정확히 말하기는 어렵지만 스스로 자제하는 것과 惱怒함을 충분히 발산하지 못하는 것에서 온다고 볼 수 있다. 《素問·擧痛論》에서 말하기를 "百病生於氣也"라고 하였다. 고로 초기에는 疏肝解鬱을 위주로 치료를 하여야 하는데, 《內經》에 따르면 "木鬱達之"라고 하는 疏肝理氣의 치료법에 대한 가르침이 있어 치유에 대해서 알려주고 있다.

2. 中期 - 〈養肝柔肝和血爲主, 視其有無血鬱或血瘀, 隨證調治〉

　肝鬱氣滯日久하면 陰血必傷하고 쉽게 瘀結하니 育陰養肝의 바탕에 理氣活血, 化瘀通絡하면 諸證이 사라진다.
　이때 氣結蘊熱한 상태에서 치료 상에 비록 舒氣하여야 하지만 과도히 辛燥한 약을 사용하여 傷陰血함은 피하여야 하니 이는 肝은 血의 의뢰에 의해서 濡養됨이다. 淸熱함에 있어 또한 과도히 苦寒한 약을 사용하여 生發하는 성질을 너무 억제함은 피해야 하니 肝은 舒暢條達함을 위주로 하기 때문이다. 勇躍은 剛하거나 柔하지 말아야 하며 伐하거나 和하지도 않게 하고 藥量은 적당히 해야 병이 낫는다.

3. 後期 - 〈肝腎同治(虛則補其母)〉

　癥痂痞塊가 있다면 당연히 培補氣血을 바탕으로 化瘀軟堅함이 완만하지만 本을 치료함이 되는 것이다. "大積大聚豈可犯也, 衰其大半而止"라는 古訓을 잊지 말아야 한다.

치료 중에 있어서 仲景의 "見肝之病, 知肝傳脾, 當先實脾"라는 교훈을 머리에 넣고서 임해야 하니 이는 생리의 상황에서 肝木은 疏泄하고 脾土는 敦厚하는데 肝木이 병리의 상황에서는 脾土를 克하게 되니 肝病을 치료할 경우에는 반드시 脾土를 먼저 安和시켜야 肝病이 脾에 영향을 미쳐 氣血을 공급함에 나쁜 영향을 끼치는 것을 막는 것이니 肝의 生發은 藏血함을 그 근본으로 삼으니 스스로 正이 충분하면 邪를 물리치게 되어 병이 없어지게 되는 것이다.

氣와 血은 서로 依存하고 서로 用하니 氣能生血하고 血能載氣하니 氣亢則血耗하고 血少則氣散한다. 肝氣와 肝血 사이의 관계는 이러하니 비록 치료하는 단계에 있어 肝氣와 肝血이 차지하는 비중이 같지 않지만 시종 氣血同治하는 원칙을 지켜야 하며 疏肝解鬱함에 養血, 活血함을 잊어서도 않된다. 養陰柔肝에서 理氣를 잊어서는 않되니 이는 "疏其血氣, 令其條達, 而致和平"의 목표에 도달하고자 함이다.

5. 肝病治療의 常用 方劑 및 成藥

〈疏肝類〉

1. 小柴胡湯
2. 四逆散
3. 柴胡疏肝散
4. 逍遙散
5. 越菊丸
6. 舒肝丸
7. 平肝疏絡丹

〈養肝類〉

1. 補肝湯
2. 四物湯
3. 四君子湯
4. 當歸補血湯
5. 酸棗仁湯
6. 一貫煎

7. 二至丸 8. 歸芍地黃丸 9. 滋補肝腎丸

〈淸肝瀉肝類〉

1. 龍膽瀉肝湯(丸) 2. 四靑丸 3. 羚羊鉤藤湯
4. 鎭肝熄風湯 5. 蒿芩淸膽湯 6. 瀉肝湯
7. 滋水淸肝飮 8. 左金丸 9. 化肝煎

〈溫肝類〉

1. 暖肝煎 2. 金鈴子散

〈養血活血類〉

1. 桃紅四物湯 2. 丹蔘飮 3. 延胡索散

〈消肝腫類〉

1. 鱉甲煎丸

〈厥陰蛔厥類〉

烏梅丸

6. 肝病治療의 常用藥

1. 疏肝 : 柴胡, 香附, 鬱金, 香櫞皮, 佛手柑, 橘葉, 薄荷, 白梅花, 玳玳花, 合歡花, 旋覆花, 川芎(血中之氣藥).

2. 伐肝 : 三稜, 白朮, 靑皮, 木瓜.
 3. 養肝 : 當歸, 地黃, 丹蔘, 夏枯草, 酸棗仁, 桑寄生, 桑葉, 鷄血
        藤, 何首烏, 阿膠, 山茱萸, 巴戟天, 肉蓯蓉.
 4. 柔肝 : 白芍, 女貞子, 柏子仁, 牛膝, 天冬, 生地.
 5. 淸肝 : 黃芩, 黃連, 菁蒿, 靑黛, 川楝子, 茵蔯, 桑葉, 羚羊角, 鉤
        藤, 地骨皮, 蒙花, 板藍根, 馬鞭草, 牛黃, 丹皮, 竹葉, 夏
        枯草, 炒梔子.
 6. 瀉肝 : 膽草, 蘆薈, 川黃連.
 7. 鎭肝 : 生磁石, 生赭石, 靑礞石.
 8. 平肝 : 生鐵落, 秦皮.
 9. 軟肝 : 鱉甲, 天山甲, 牡蠣, 沒藥, 三七, 土元.
10. 溫肝 : 肉桂, 吳茱萸, 荔枝核, 茴香, 淫羊藿, 烏藥.
11. 益肝氣 : 人蔘, 太子蔘, 玉竹, 黃精, 蕤仁.
12. 散肝風 : 蒺藜子, 決明子, 穀精草, 防風, 天麻, 僵蠶, 白花蛇, 蟬衣.
13. 活血化瘀 : 紅花, 赤芍, 丹蔘, 延胡索, 地龍, 澤蘭, 桃仁, 茜草,
            琥珀, 劉寄奴, 水蛭, 馬鞭草, 蒲黃, 五靈脂, 旋覆花.
14. 安蛔 : 烏梅.
15. 斂肝 : 白芍, 木瓜, 烏梅.

〔結　語〕

　肝의 발병은 임상에서 아주 많이 볼 수 있는 것으로 肝은 滯陰而用
陽함으로 치료에서도 먼저 疏肝함으로 그 升發하는 성질을 條達하는
것이 순서가 되는 것이며 補陰血하여 養肝滯하고 藏血함이 그 本이 되
는 것이다. 仲景에 따르면 "見肝之病, 知肝傳脾, 當先實脾"라고 하였으

니 木土가 和平하면 氣血의 生産과 生發함이 調和를 이루는 것이다. 藥을 사용할 경우에도 理氣함에 不傷正함을 育陰함에 不礙脾함을 그리고 培土함에 不過燥함을 주의해야 한다. 氣는 平하고 和하여야 하며 血은 養하고 調하여야 하니 氣血衝和하면 百病이 생길 수 없는 것으로 인체는 능히 스스로 건강을 지키고 장수하게 되는 것이다.

第二部 臨證에서의 네 가지 觀點

1. 氣血의 觀點

일찍이 春秋戰國時期부터 醫家에서는 인체의 생리기능과 병리의 과정 중에 氣血에 대한 인식이 존재하였으니 《素問·調經論》에서는 "人之所有者, 血與氣耳"라고 하였다. 《內經》에서 생리든 병리든지 氣血에 대한 논술을 매우 중요시하여 氣血의 관점을 임상실천에 응용하여 나갔다. 《素問·至眞要大論》에 따르면 "治病必求其本……疏其血氣, 令其調達, 而致和平"이라고 하였으니 治病에 있어서는 반드시 病의 根本을 생각하고 臟腑病變의 部位를 이해하여 疏和血氣하는 방법을 사용하여 인체를 정상상태로 회복시킨다는 것이다.

《內經》중 많은 곳에서 나타난 陰陽, 臟腑, 經絡의 생리, 병리 변화와 질병의 발생에 대하여도 "氣血"이라는 두 글자에서 벗어나지 않으니 《素問·陰陽應象大論》에서도 "陰陽者, 血氣之男女也"라고 하여 陰陽을 男女라는 상대적 개념으로 형용하였으니 사람에는 男과 女가 있듯이 機體에는 氣와 血이 있음을 말한 것이다.

그 후의 歷代 醫家에서도 마찬가지였으니 張仲景의 《傷寒論》, 《金匱要略》에서 말한 承氣湯, 下瘀血湯 李東垣의 脾胃論 徐靈胎의 元氣存亡論 溫病大師인 吳鞠通의 衛氣營血, 三焦辨證 王淸任의 補氣活血化瘀法 唐容川의 血證論 …… 등등에서 나타난 바 균히 臟腑經絡 辨證에서 氣血의 구체적인 운용에 관한 것이다.

1. 氣血의 生理

氣의 來源은 두 가지이니 하나는 몸과 더불어 先天秘藏한 腎의 元氣이며 다른 하나는 後天의 水穀之氣이다. 先天의 氣는 생장발육활동과 亢病能力의 많고 적음과 관계가 있다. 後天 水穀之氣는 대자연의 元氣가 胸中의 宗氣와 合하여 喉嚨으로 出하여 呼吸하고 心胸으로 通하여 百脈을 朝하여서 行血하게 하는 것과 脾의 輸布와 腎精의 化生을 거쳐서 각 장부를 充澤하게 하는 元氣를 말한다. 先天의 元氣와 後天의 水穀之氣가 서로 合하여 인체의 생명활동를 만들어내는 것을 이름하여 眞氣라고 한다.

《靈樞》에서 "眞氣者, 所受于天, 與穀氣幷而充身也"라고 하였다. 五臟 중에는 肺가 氣의 運行에 있어 주도적인 작용을 하니 肺司呼吸하여 氣의 本이 되며 《靈樞》에서 "上焦開發, 宣五穀味, 熏膚充身, 澤毛若霧露之漑是爲氣"라고 하였다. 비록 肺가 氣의 本이라고 하나 반드시 腎精 化生之氣의 힘을 받아야지만 체내에서 그 흐름이 끊임없이 일어나게 되니 腎을 氣의 根이라고 말한다.

인체의 氣에는 元氣, 宗氣, 衛氣, 營氣와 五臟之氣가 있다. 元氣, 宗氣는 위에서 말하였다. 營氣는 水穀의 精華에서 나오는 것으로 脾胃로부터 根源하여 脈中에서 운영되어 五臟六腑를 內注하고 四肢百骸를 外營하며 衛氣도 水穀으로부터 나오는 것인데 營氣와는 같지 않은 것이며 脈外를 운행하는 悍氣를 말함인데 皮膚와 分肉의 사이를 순행하여 溫養肌肉皮膚하고 保護體表抗禦外邪한다. 五臟의 氣는 五臟의 精微가 轉化한 것이니 각 臟腑의 機能으로 나타난다. 淸·喩嘉言이 말하기를 "惟氣以成形, 氣聚則形存, 氣散則形亡"이라고 하였으니 氣의 인체생명 활동에 있어서의 중요성에 대하여 설명한 것이다.

血의 생리에 대해서 《靈樞·決氣》에서 말하기를 "中焦受氣取汁, 變

化爲赤, 是爲血"이라 하였다.

즉 血의 來源은 水穀의 精氣이며 脾胃의 生化輸布를 거쳐서 脈中에 注하여 變化한 것이 血인 것이다. 사람의 일체의 思惟活動에서 눈은 보고 귀는 들으며 발은 걸음을 걷고 손바닥은 쥐니 피부의 감각을 가리키는 것으로 五臟六腑의 滋養과 기능의 협조는 血에 의뢰되는 바이다. 血이 脈中에서 순행하여 쉬지 않고 계속해서 순환함은 氣의 機能과 밀접한 관련이 있는 것이다.

氣는 陽에 속하고 血은 陰에 속하니 血은 氣의 推動에 의뢰하여 행하니 氣行하면 血도 行하고 氣滯하면 血도 滯하게 되어 血은 氣를 따라서 行한다는 것으로 氣가 血의 帥라는 말이 나온 것이다. 唐容川이 말하기를 "運血者卽是氣, 守氣者卽是血"이라고 하였다. 氣는 血이 없으면 寧謐溫煦하지 못하여 浮氣躁氣하고 血에 氣가 없으면 推動運行하지 못하니 瘀血死血이 되는 것이니 균히 각종 병리 변화를 일으키게 되는 것이다. 이런 氣와 血의 관계에 대한 인식은 임상에 있어서 계속적인 가르침으로 내려오고 있는 것이다.

2. 氣와 血은 均히 물질이다

血이 물질이라는 것에 대해서는 아무런 의심도 없지만 氣가 물질인지 아닌지에 대해서는 지금까지도 통일된 인식이 없다. 어떤 醫家에서는 眞氣, 元氣가 기능적인 활동이라는 인식을 가지고 있으며 다수의 학자들은 氣가 宇宙間의 가장 極細微한 流動的 物質이라고 인식하고 있으니 이 세계의 모든 現狀이 氣이며 천지간의 만물 또한 이런 氣로 구성되어 있으며 人體의 氣도 물질이라는 것이다. 壯子가 말하기를 "人之生也, 氣之聚也, 聚則爲生, 散則爲瀉"라고 하였다.

이것은 비교적 일찍이 나온 氣가 物質이라는 闡述인 것이다. 近代醫家인 秦伯末氏가 말하기를 "血은 物質이고 氣 또한 당연히 物質이다"라고 하였다. 營氣는 일종의 精微로운 영양물질로 인식할 수 있으니 영양물질의 내원은 水穀이라 할 수 있으며 脾胃의 運化溫煦로 형성되니 一種의 物質이 轉化해서 또 다른 하나의 物質로 된 것이다.

이리하여 人體의 正氣와 疫癘病毒의 氣, 暑濕穢濁의 氣와 같은 大自然의 邪氣 또한 균히 有形有質의 物이라는 데는 말할 나위가 없는 것이다. 당연히 사람이 呼吸하는 氣도 우리가 인식할 수 있는 부분인 것이다. 元氣, 營氣 등에 이르러 구체적으로 측정할 수 있는 방법이 없지만 과학의 발전에 따라서 앞으로 반드시 찾아낼 것이다.

3. 臨床에 있어서 氣血의 應用

① 發病에 있어서 氣의 重要性과 急性熱病 治療와의 관계

氣는 인체활동에 있어 가장 기본이 되는 물질이며 또한 外邪를 방어하는 능력을 가지고 있다. 인체는 六淫이 侵襲하면 발병하게 되는데 선행되는 요소는 正氣가 虛하다는 것이니 이는 古代에 운용하던 內因論의 典範인 것이다. 예를 들면 《素問·評熱病論》에서 말하는 "邪之所湊, 其氣必虛"라 하였으니 즉 正氣가 안에서 잘 있으면 邪氣가 침범하지 못한다는 뜻이다.

李東垣은 《脾胃論》에서 "眞氣又名元氣, 乃先身生之精氣也, 非衛氣不能滋之, ……脾胃之氣卽傷, 而元氣亦不能充, 而諸病之所有生也"라 하였다. 《內經》의 "濕熱相交, 民多病癉"이라는 記載와 결합시켜 본다면 객관적으로 비정상인 기후 아래에서라면 많은 사람이 感受되어야 하지만 일부의 사람만이 病(黃癉)이 이환되며 건강한 사람 모두가 발병하는 것이 아니니 邪氣의 病毒은 正氣가 虛하다는 內因의 조건 아래에서

만 작용을 한다는 것이다. 이리하니 病을 예방함에 있어 신체를 단련함이 正氣를 充沛시켜 外邪를 방어하는 것이며 질병의 치료에서도 正氣와 病邪의 관계를 고려해야 하는 것이다.

急性熱病의 치료에 있어 正氣가 陽熱毒邪의 침습으로 正邪交爭의 상태가 이루어지니 祛風解表, 淸熱解毒, 利濁通下, 和解表裏의 어떤 방법을 막론하여도 邪를 없애자는 것이다.

하지만 이는 邪를 없애는 수단이며 目的은 邪를 除去하여 正을 안정시키는 것이니 瀉火通腑하는 重劑인 大承氣湯을 사용하는 것은 《內經》의 가르침인 "亢則害, 承乃制"가 되는 것으로 瀉下하여 土燥火盛함과 腑實不通한 證情을 해결하는 것이다. 만약 이처럼 되지 못하면 三焦의 氣化作用이 정상적으로 일어나지 못하며 더불어 陰血 역시 燥屎 內結로 인해 더욱 손상이 된다.

이처럼 瀉下의 목적은 元氣를 보존하는 것으로 津液으로 하여금 火邪亢盛의 害를 당하지 않게 하여 氣血을 화평하게 하는 것이다. 毒邪를 제거하여 氣陰을 보호하는 것이 바로 祛邪存正이다. 만약 正氣가 耗傷되어 邪氣를 제거할 수 없으면 扶正祛邪의 법을 사용한다.

예를 들면 人蔘白虎湯으로 즉 人蔘으로 大補元氣하고 甘草 粳米로 扶正하며 또한 生石膏로 肅殺淸胃하여 扶正祛邪의 목적을 이룬다. 夏季에 暑熱로 氣를 傷하였을 경우 淸暑益氣湯을 사용하는 것도 같은 이치인 것이다. 또한 小柴胡湯證으로 少陽鬱熱하고 正氣가 비교적 虛하면 人蔘, 甘草, 大棗를 사용하여 扶正하고 柴胡, 黃芩으로 解熱하는 것이다. 이외에 助陽解表法 역시 이와 같은 것이다.

② 補氣의 臨床的 應用

인체의 氣血이라는 기초물질에서 먼저 고려를 할 부분은 氣이며, 그

氣의 虛함에서는 肺와 脾가 爲主가 되니 肺는 氣의 本이며 肺氣가 足하면 기타 四臟의 氣도 足하게 되며 肺氣의 來源은 脾이며 脾는 後天之本으로 氣血의 源이되니 脾氣가 虧虛하면 위로는 精을 輸布하지 못하여 肺를 기르지 못하고 아래로는 溫腎塡精하여 制水하지 못하고 中焦脾胃가 虛하면 受氣取汁而變化爲赤하여 이루어지는 血의 기능이 떨어져 營血이 부족해지니 肝 역시 陰血의 滋養을 받지 못하게 되는 고로 脾氣가 虛하면 五臟이 다 虛해지는 것이다.

《內經》의 "虛者補之, 損者益之"라는 治則에 따라 蔘芪를 重用하여 大補脾肺하면 효과를 거두는 경우가 많으니 예를 들면 腎炎의 치료에서 辨證이 脾虛水腫型이나 肝硬化의 치료에서 辨證이 脾虛不運, 水濕停留로 인한 腹水의 경우 균히 蔘芪를 重用할 수 있는 것으로 이때 黃芪는 30g에서 60g까지 사용하며 많은 경우는 아니지만 120g까지 사용할 수 있으며 腫滿을 제거하고 肝腎의 기능을 회복하는데 균히 좋은 작용을 한다.

하지만 補氣藥을 사용할 경우 주의할 두 가지 점이 있으니 하나는 補하지만 滯하지 않게 하는 것(補而不滯)이고 다른 하나는 虛로 인해 補함을 받아들이지 못하는 것을 막는 것(防止虛不受補)이다. 補而不滯는 補氣藥을 사용할 때 病情의 필요나 脾胃의 運化機能을 초과하여 사용할 수 없음을 말하는 것으로 補氣藥 중에 理氣之品을 소량 가하는 것이니 黃芪와 陳皮를 合用하며 白朮과 枳殼을 같이 쓰고 蔘芪에 소량의 三稜, 白朮로 佐하는 등등으로 體虛氣滯, 胸腹痞滿한 환자에 적당하며 虛不受補를 방지하기 위해서는 환자의 체질에 맞게 조리를 하도록 하여야 하는데 虛하면서 熱이 있는 경우에는 먼저 그 熱을 내리도록 하며 濕濁이 동반된 자는 먼저 芳化함에 健脾之劑를 가하고 脾呆胃熱者는 먼저 醒脾和胃하고 滯氣가 있는 경우에는 먼저 化滯한 후에 平補

脾肺하는 藥으로 조절하도록 하고 더불어 용량에 있어서도 점차로 증가시켜서 氣虛者를 회복시키도록 한다.

　常用하는 益氣而不助熱之藥은 明黨蔘, 太子蔘, 茯笭, 於朮, 蓮肉, 山藥, 薏苡仁, 沙蔘, 百合, 玉竹, 黃精, 甘草, 大棗 등이다.

　慢性病의 치료에 있어서 특히 補氣藥의 응용을 주의하여야 한다. 冠心病(胸痞)의 치료를 예로 들어 설명하도록 한다. 冠心病을 치료함에 주로 宣痺通陽, 活血化瘀, 化痰降濁하는 치법을 사용하는데 藥은 瓜蔞, 薤白, 丹蔘, 紅花, 赤芍, 葛根, 地龍 등을 사용한다. 근년에 들어 冠心病의 발병 연령이 40세 전후가 많이 관찰 되는 바 《素問·陰陽應象大論》에서 말하기를 "年四十陰氣自半矣"라 하였으니 이 시기에 正氣가 점차로 虛해짐을 알 수 있으니 脾肺의 元氣가 부족해지고 氣虛血必滯하고 心絡瘀阻痺塞不通하니 胸悶痛의 征이 나타난다.

　치병에서 반드시 그 本을 求해야 하는데 "氣爲血帥, 氣行血行"하기에 寬胸, 理氣, 活血化瘀, 溫化痰濁을 바탕으로 하여 적당히 補氣藥, 예를 들면 黃芪, 黨蔘, 茯笭 등을 가하여 치료효과를 증가시킨다. 濕濁이 重하고 苔가 厚膩하면 먼저 芳化濕濁하고 나중에 그 氣를 補하도록 하며 濕濁이 가벼운 경우에는 黃芪, 佩蘭, 荷葉을 동시에 사용할 수 있고 口苦, 苔黃厚한 경우에는 黃芩을 가하도록 하며 補氣로 인해 胸悶이 加重되는 것을 막기 위해서는 橘葉, 杏仁, 陳皮, 苦梗, 鷄冠石 등을 酌加할 수 있고 氣虛와 더불어 가벼운 熱象이 있으면 淸熱藥中에 益氣하며 不助熱하는 沙蔘, 百合, 玉竹 등을 가하여 補耳不熱하게 하며 熱象이 사라지고 나면 蔘, 芪, 朮 類를 사용하도록 한다. 臨證에서 常見하는 胸陽不振, 脈絡瘀阻하며 더불어 氣虛, 乏力, 納呆, 苔白膩 등의 證에 대해서는 苔가 白膩함으로 藿香, 佩蘭을 자주 사용하도록 하며 黃芪, 太子蔘, 茯笭, 薏苡仁을 酌加하여 몸에 힘이 생기게 하고 음식량이 늘어나도록 하여 苔膩

함을 물리치고 더불어 胸悶痛의 征을 완화시킨다.

대개 氣虛하면 脾도 반드시 弱하니 脾가 弱하면 濕不運하여 上蒸하는 고로 納少를 개선함에는 도움이 되지 않는 藿香, 佩蘭을 가하여 苔白膩함을 개선시키고 여기에 補氣藥을 가하여 사용하니 氣가 충만해지니 脾의 運化作用이 강해져서 化濕하고 또한 血은 氣를 따라서 움직이니 瘀血도 개선이 되는 것이다.

③ 理氣의 臨床的 應用

《素問·擧痛論》에서 "百病生于氣也"라고 하였으며 朱丹溪는 "氣血衝和, 百病不生, 一有怫鬱, 萬病生焉"이라고 하였으니 氣鬱이 發病에 있어 중요한 위치를 차지함을 알 수 있다. 肝鬱氣滯로 일어나는 冠心病은 80% 이상을 점하고 있으니 치료에 있어 氣鬱을 충분히 重視해야 한다.

또한 冠心病에서 冠狀動脈의 擴張, 心筋에 대한 供血增加와 心筋硬塞 시의 血栓을 용해하는 방면에서 뿐만 아니라 치료 중 理氣의 작용에 대해서도 고려를 하여야 하니 "氣滯血必瘀, 氣行則血行"함이니 病情에 근거하여 柴胡, 香附, 鬱金, 合歡花 등을 酌加하여 循氣和血의 목적을 이루도록 한다.

이외에 理氣舒肝은 疏和氣血하고 變理陰陽하는 중요한 방법으로 肝鬱氣結로 氣血失和하여 陽不入陰하는 失眠을 치료할 경우에 首烏, 炒棗仁, 柏子仁, 朱砂, 琥珀, 眞珠母 등의 약과 補心丹, 朱砂安神丸 등의 약으로 효과가 아주 적은 환자에게 柴胡, 川楝子, 香附, 鬱金, 丹蔘, 赤芍 등으로 疏散氣血, 調和氣血하여 잠을 잘 수 있게 하는 경우가 적지 않다. 理氣는 당연히 舒肝을 爲主로 하는데 대개 肝의 性은 喜條達하고 惡抑鬱하니 인체에서 나타나는 病證이 다른 장기에 영향을 미치는 경우가 많아서 "肝爲五臟之賊"이라는 말이 있으며 肝氣不舒하면 鬱

熱傷陰하여 傷則凌心, 刑金하고 中則侮土하며 下則汲腎而自救하고 肝風內動하여 巓頂과 淸竅를 上擾하고 四肢筋脈으로 虐이 미치지 않음이 없다. 이로 인해 理氣舒肝은 五臟六腑를 安撫하여 臟腑의 기능을 협조하는 작용을 한다.

④ 活血의 臨床的 應用

인체 질병이 나타남에서 적지 않은 이유는 氣滯血瘀로 인한 것이니 일반적인 規律로 보면 먼저 氣에서 병이 나타나고 후에 血에 영향을 주는 것으로 특히 久病에서는 반드시 血脈에 영향을 미치는 것이다. 氣滯에 대해서는 위에서 설명하였으니 다시 설명은 하지 않겠다.

瘀血이 제거되지 않으면 新血不生하고 더불어 血瘀로 氣의 운행도 순조롭지 못하게 되니 氣血이 다 순조롭지 못하게 되는 것으로 마침내 병에 이르러 회복이 되지 못하게 되는 것이다. 所以 活血祛瘀法이 적당히 그리고 확실히 운용된다면 치료효과를 끌어올리고 病程을 단축시킬 수 있다.

예를 들면 大葉性 肺炎 환자로 2달간 발열하여 내리지 않고 咳嗽痰多, 胸痛氣憋하며 임상병리검사에서 백혈구 수치가 높아 있고 X-Ray 상 片狀, 塊狀의 陰影이 있는 경우가 있었다. 일부 환자에게 많은 종류의 항생제와 대량의 淸解肺熱, 理氣化痰止咳의 中藥을 투여하였으나 효과가 만족스럽지 못하였으니 회진에서는 肺에 공간점유성 病變이 있는 것이 아닌가 의심할 정도였다.

그래서 上方에 적당량의 活血藥인 赤芍 25g, 丹蔘 20g, 地龍 10g을 가하였더니(또한 紅花 10-15g, 茜草 15g을 가할 수 있다) 病情의 회복과 백혈구 수치의 회복에 있어 빠른 속도를 보였으며 방사선 촬영에서 나타나는 陰影의 흡수에도 큰 도움을 주었다. 대개 痰熱壅肺하여

肺氣不利하면 肺絡血運不暢하게 되니 비록 淸熱化痰, 理氣宣肺之劑를 사용한다고 해도 肺內의 염증으로 인한 血行瘀滯한 병리상태를 개선함에는 부족함이 있다. 털끝만큼의 의심도 할 것없이 肺內의 陰影은 毒邪鋸留로 인해 痰濁이 壅滯한 것으로 活血藥을 적당히 사용하면 祛瘀生新하여 氣血運行疏暢해지고 毒邪消散하니 痰濁을 배출하게 되며 뿐만 아니라 活血藥에는 淸熱解毒 기능을 지닌 藥이 적지 않으니(赤芍, 丹皮, 茅根 등과 같은), 이런 까닭인 것이다.

또한 慢性結腸炎으로 대변의 횟수가 많고 묽은 변을 보게 되며 점액질 혹은 피가 섞인 변을 볼 경우 더불어 좌하복에 隱隱한 동통 혹은 刺痛, 墜痛이 있으며 S狀 結腸에 대한 내시경 검사로 결장점막이 암홍색 혹은 자색으로 삼출물이 있고 瘀斑, 出血點 혹은 水腫이 있는 것을 확인할 수 있다.

이는 환자 장에 血絡이 不和하고 壅滯하여 不通하니 정상적인 傳導와 運化 기능을 발휘하지 못하는 것을 추측할 수 있는 것이며 더불어 약물의 흡수도 저하되어 있음을 알 수 있다. 淸利濕熱, 健脾理氣하는 약물을 투여함과 동시에 赤芍 15g, 紅花 10-15g 혹은 茜草 10-15g을 酌加하면 血運一暢, 氣行無阻하여 局部病變으로 인한 혈액순환부조를 개선할 수 있으며 염증으로 인한 흡수장애를 도울 수 있으니 치료효과를 높이는 것이다.

이외에 傳染性 黃疸型 肝炎에 있어 淸利濕熱하는 약 중에 澤蘭, 赤芍, 茜草, 丹皮, 紅花 등의 活血藥을 酌加하면 황달의 消退를 빠르게 할 수 있다. 그리고 慢性 出血性 疾患에서 瘀血停着, 出血不止한 경우로 일반 止血藥으로 그 효과가 미흡하며 血外溢, 內漏한 證이 나타나는 경우로 兩目이 環靑하고 舌質暗或有瘀斑하며 그 출혈량이 많지 않고 혈색이 紫暗하고 脈澁或沈하면 化瘀止血法을 사용하여 종종 좋은 효과를 거둔다. 組方은 花蕊石이 爲主가 되고 桃仁, 丹皮, 鬱金, 赤芍, 牛膝, 地龍, 茜草, 酒大黃을 配伍하는데 출혈량이 많을 경우에는 藕節, 茅根, 三七, 生赭石 등의 化瘀止血之品을 사용할 수 있다.

⑤ 氣血幷治의 臨床的 應用

慢性疾患에 있어 氣病이 血에 영향을 주고 血病이 氣에 영향을 주는 경우가 많이 있는 고로 臨證에 있어 氣血幷治는 일종의 상용하는 治法인 것이다. 腦血栓形成과 腦栓塞의 치료로 예를 들어 말하면 뇌혈관질환의 대부분은 本虛標實의 증후로 《內經》에 따르면 "血實宜決之, 氣虛宜掣引之"라는 원칙이 있으니 즉 補氣, 攻血(活血化瘀)인 것이다. 淸·王淸任의 補陽環五湯이 전형적인 방제 중 하나이다.

그중 黃芪는 補氣하고 四物湯(赤芍이 白芍을 대신하고 地黃은 滋膩하기 때문에 감량하여)은 補血하는데 여기에 桃仁, 紅花, 地龍 등의 活血化瘀之品을 가하니 氣血皆虛, 經脈瘀阻의 半身不遂에 사용하면 좋은 효과를 거둔다.

다시 많은 신경쇠약 신경증환자를 살펴보면 그중 적지 않은 수가 氣血失和에 鬱證과 藏躁證 등이 더불어 일어난 것이다. 환자의 자각증상은 매우 많아 매우 고통스러우며 온 몸이 성한 곳이 없어 의사로 하여금 머리가 아프게 한다.

臨證에서 먼저 理氣와 和血이라는 점에서 시작을 하면 氣血順暢하고 心神得養하여 睡眠飮食이 개선되니 機體가 회복될 수 있게 되는 것이다. 우선 그 矛盾을 밝혀보면 氣虛抑 혹은 氣滯인지? 血虛抑 혹은 血滯인지? 혹은 氣血俱病인지? "盛者責之, 虛者責之"라는 원칙에 따르면 補虛瀉實, 疏和氣血의 법으로 조절하면 대다수의 환자 상태는 뚜렷이 좋아진다. 그 후 그 臟腑를 살피고 經絡을 다스리면 치료를 할 수 있는 것이다. 이런 류의 환자는 여성이 많으며 대개 身脹, 肢酸, 煩急, 月經不調, 驚氣後延, 色暗黑塊多, 舌質暗有瘀斑 하고 혹은 出血點이 나타나며 口脣, 手掌瘀血이 때로는 暗紫色을 띠고 조금만 압박을 가해도 蒼白해졌다가 금방 회복이 되고 指端의 微細循環 검사에서 血色紫暗, 血行遲緩, 赤血球准積, 血管絆迂曲 혹은 點狀出血斑이 나타난다.

柴胡, 香附, 鬱金, 川楝子, 歸尾, 丹蔘, 赤芍, 茜草 등과 少量의 紅花, 王不留行 등과 같은 理氣活血藥을 복용하면 균히 증상을 개선하니 舌質, 口脣, 手掌 등에 있는 瘀血 또한 개선되어 회복된다. 예를 들면 血虛(貧血)의 치료에서 當歸補血湯을 사용하는 경우 黃芪의 量을 아주 많이 사용하여 從氣生血하고 舒肝理氣의 전형인 逍遙散에서 芩, 朮, 草로 補氣하고 歸芍으로 養陰血한 것이 氣血兩方面을 안배한 古人의 入方法인 것이다.

總括하여 氣血은 臟腑辨證의 핵심이며 또한 상호의존적인 統一整體이니 고로 臨證에서 治氣함에 顧血하고 治血함에 顧氣함이 필요한 것이다. 治氣時에 어떤 補血, 和血, 凉血, 活血의 약물을 넣고 治血時에는 어떤 補氣, 益氣, 舒氣, 行氣, 降氣, 破氣의 약물을 넣어서 從氣血虛實의 객관적인 변화에 대한 수요와 고려가 필요한 것이다.

2. 鬱證의 觀點

〔概 述〕

鬱證은 중의학 특유의 병명이다. 鬱證은 憂愁煩惱로 인해서 情志가 抑鬱되어 나타나는 病證을 가리킨다. "鬱"("鬱")은 즉 滯塞不通, 鬱而不發하는 의미인 것이다. 鬱證의 임상 표현은 常見하는 것으로 여성 환자가 많다. 일찍이 《素問·六元正氣大論》에서 "鬱"자의 기재가 있어 다음과 같으니 木鬱, 火鬱, 土鬱, 金鬱, 水鬱 등의 五氣之鬱이다. 《丹溪心法》의 기재 중에는 氣, 血, 濕, 熱(火), 痰, 食 등의 六鬱이 있다.

明·孫一奎의 《赤水玄珠·鬱證門》에서 五臟本氣自鬱을 말하니 즉 心鬱, 肝鬱(膽鬱), 脾鬱, 肺鬱, 腎鬱 등의 명칭으로 그 중 肝氣鬱結이 가장 많이 보이니 朱丹溪가 말한 六鬱과는 차이가 있지만 丹溪의 氣鬱은 六鬱之首로 일치한다. 元·王安道는 "凡病之起, 多由于鬱"이라 하였다.

고로 醫家에서 "百病生于鬱"이라는 말이 나왔다. 狹義의 鬱證은 氣鬱, 氣逆, 痰氣凝結, 鬱火傷陰이 主가 되며 廣義의 鬱은 情志不舒, 氣機鬱阻로 일어나는 血滯, 痰結, 濕蓄, 熱聚, 食積과 六淫外邪의 침습으로 나타나는 臟腑의 기능실조와 이로 일어나는 病變을 모두 鬱이라고 칭한다. 본편에서는 情志致鬱의 病證施治에 대해서 논술한다.

鬱證의 成因은 七情(喜, 怒, 憂, 思, 恐, 驚)으로 인한 손상에서 벗어나지 않으니 특히 말하기 힘든 상황과 惱怒를 풀지 못함에서 많이 생긴다. 《素問·擧痛論》에서 말하기를 "百病生于氣也"라고 하였고 朱丹溪는 "氣血衝和, 百病不生, 一有怫鬱, 萬病生焉"이라 하였다.

氣鬱惱怒하면 肝木이 먼저 부담을 받으니 肝喜條達하는데 不暢하면 鬱하여 膽氣鬱于咽하여 梅核氣가 생길 수 있으며 肝鬱渴阻膽하여 나타나는 것은 多疑善怒하고 決斷無能한 것이고 氣滯不舒하여 橫逆客土하면 脾胃失調의 증후들이 나타나며 木火刑金하여 冒犯心肺하고 神擾陰傷하면 百合病과 藏躁症이 되는 것이고 鬱火耗陰, 損及肝腎하여 波及衝任하면 男子는 腰痛과 陽痿가 나타나고 女子는 月經不調가 나타나며 氣鬱上逆하여 橫竄經絡하면 頭暈脹痛하고 四肢顫動할 수 있다.

이로 보아 肝臟이 鬱證의 발병에 차지하는 비중이 가장 높은 것이다. 肝主疏泄하니 疏發氣血한다. 《素問·六節藏象論》에서 말하기를

"肝者罷極之本, 魂之居也, 其華在爪, 其充在筋, 以生血氣"라 하였으니 "以生血氣"라는 四字가 肝의 疏調氣血하는 생리기능의 개괄인 것이다. 그리고 其他 四臟에는 이런 류의 結語가 없는 것이다.

　肝主疏和生發氣血하고 멈춤 없이 胃腸을 疏泄하며 또한 疏和衝任하니 醫家에서는 "肝爲女子之先天"이라고 한 것이다. 肝과 膽은 서로 表裏를 이루고 膽은 決斷을 主하니 《素問·六節藏象論》에서는 "凡十一藏取決于膽也"라고 하였다. 고로 鬱을 잘 치료함은 疏肝利膽에 중점을 두고 調和氣血하여 令其調達하면 鬱證이 스스로 사라진다.

　鬱證日久하고 氣病及血하면 氣滯하여 血瘀가 나타나니 발생한 臟腑經絡에 따라 여러 종류 병이 나타날 수 있음이며 심지어는 氣滯血瘀에 挾濕하거나 挾痰聚하여 癥痂를 만듬이며 肝鬱及脾하여 水穀不能化生하니 氣血이 鬱하여 化火하고 특히 煩躁하고 陰液益耗하여 氣陰兩傷에 이르고 여러 종류의 陰虛內傷의 증후를 발생시킨다. 本病은 현대의학의 神經症, 神經衰弱, 癔病, 高血壓, 冠心病, 胃腸機能障碍, 慢性肝膽疾患 등에서 나타나는 증상과 유사하다. 동시에 鬱로 인한 여성 月經失調와 眼耳鼻咽喉科 질병 등을 포괄한다.

　鬱證初期에는 情志不暢과 氣分鬱結에 속한다. 《素問·六元正氣大論》에 기재한 것처럼 "木鬱達之"의 뜻처럼 疏肝理氣로 치료를 하니 氣가 疏通되면 鬱證이 어떻게 존재하겠는가?

　고로 早期의 치료는 病程 발전과 혹은 病變하여 다른 병이 되는 것을 막으니 실로 중요하다 할 수 있다. 만일 잘 못 치료하거나 혹은 치료 시기를 놓치게 되면 氣의 病이 血에 미쳐 臟腑 기능에 영향을 주게 된다. 鬱結된 病의 위치와 정도를 정확히 파악해서 氣에 있는 지 혹은 血에 있는 지와 虛實寒熱의 치우침을 명확히 하여 治療法則을 정해야 한다. 氣鬱은 疏氣解鬱을 위주로 하고 調理脾胃, 利濕, 消滯散結하는 약을 佐로 사용하며 血滯와 瘀를 형성한 경우에는 당연히 活血化瘀之品을 配伍하도록 한다. 本病은 대개 本虛表實하여 虛實兼見하니 그 虛者는 疏氣하며 不傷正하는 藥物을 배오하는 것 외에 培補氣血, 滋水涵木, 養心健脾, 安神定志함을 잊어서는 않된다.

方藥을 사용함에 補虛에는 壅滯紫泥한 약을 過用하지 말아서 木의 喜條達하는 성질을 따라야 하며 瀉實舒氣함에 너무 苦寒한 藥으로 攻伐하여 傷陰耗氣하는 弊를 막아야 한다.

[辨證施治]

① 氣鬱不舒

主 證: 精神抑鬱, 面容憔悴, 胸悶太息, 兩脇脹滿, 噯氣呑酸, 胃脘腹部作脹, 納少, 大便乾稀不調, 甚或便難, 小便滯澁, 甚或癃閉. 舌苔薄白, 脈滑或見弦象.

證 析: 氣鬱하니 肝이 條達하는 기능을 잃고 情怫하여 즐겁지 않으며 胸懷欠暢하고 噯氣頻作, 兩脇脹痛한다. 木鬱하니 呑酸하고 橫逆脾土하니 腹脹食少한다. 肝은 疏泄을 主하며 또한 二便을 司하는 腎과 同源이니 氣結이 重하면 二便이 難하게 될 수 있다. 《靈樞·脈經》에서 말하기를 "是肝所生病者……癃閉"라 하였으며 《難經·第十六難》에서는 "假令得肝脈……淋溲便難"이라 하였다. 脈證을 종합하면 氣鬱不舒, 脾胃失和, 致成諸候한 것이다.

治 法: 疏氣解鬱, 理脾和胃.

方 藥: 四逆散 加減.

醋柴胡 7g, 小枳實 7g, 杭白芍 10g, 白荳蔲 3g, 陳皮炭 10g, 乾柿蒂 10g, 生甘草 3g.

加　　減: 胸悶重하고 痰多하고 粘하며 便秘가 있는 경우에는 瓜蔞 15g, 川貝母 7g을 가한다. 川貝母는 潤肺化痰하는 功이 있을 뿐만 아니라 解鬱散結한다.

胸痺證(冠心病, 心筋供血不足)이 나타나서 左上胸 혹은 胸部에 脹悶作痛하면 沙蔘 20g, 丹蔘 15g을 가한다. 沙蔘은 滋養肺陰하는 작용 외에 寬胸療胸痺(淸·汪昻《本草備要》)하고 丹蔘은 養心活血하며 不膩滯하여 通血脈而安神定志할 수 있다.

兩脇脹痛이 비교적 심할 경우에는 陳皮 10g, 鬱金 10g을 가하고 體虛者는 枳實을 枳殼 7g으로 바꾸고 혹은 合歡花, 白梅花, 香櫞皮, 佛手柑 중 1-2 가지를 선택하여 균히 10g을 사용한다. 合歡花는 性味甘平하고 安五臟, 和心脾하여 사람으로 하여금 歡樂忘憂하게 한다.

이외에 신선한 연뿌리(藕)를 食用을 사용할 수 있다. 《本草綱目》에 藕는 淸熱除煩하고 理氣通竅하여 久服하면 사람을 즐겁게 한다고 (令人歡) 하였다.

噯氣, 呃逆이 자주 있으면 旋覆花, 代赭石 各 10g을 가하여 降逆之恐을 증강시키고 口苦에는 黃芩을 가하고 吞酸이 심하면 左金丸 10g을 사용할 수 있으며 納呆에는 冬瓜仁 10g, 鷄內金 10g, 木瓜 10g을 가한다. 木瓜는 理脾伐肝하고 和胃消食하는 恐이 있으니 하지가 氣鬱受寒으로 인해서 자주 抽筋이 일어나는 경우에 특히 적합하다.

舌苔白膩하면 佩蘭 10g, 荷葉 10g, 神曲 10g을 가하여 芳香化濁, 和胃升淸하게 하고 乳房脹痛에는 橘葉, 夏枯草 각 10g을 가한다.

氣鬱로 因해서 二便難한 경우에서 단순한 利水通便之制의 사용만으로는 그 효과가 충분하지 못할 경우에 柴胡 12-15g, 川楝子 10-15g (佐 生甘草 3g)으로 利肝之疏泄하여 暢二便한다. 단기간만 복용시켜서 병이 해결되면 약도 멈춘다.

氣鬱이 비교적 가벼운 경우 獨勝丸을 사용할 수 있으니 즉 香附 한 가지로 구성되며 용량은 10g이고 혹은 小蜜丸으로 준비하여 매번 7g씩 매일 두 번 복용한다. 本品은 性平氣香하고 특히 婦女의 氣鬱證에 적합하다. 그 味辛함은 能히 散鬱하고 微苦함은 能히 淸熱하며 微甘함은 和中할 수 있으니 一切의 氣病을 主한다. 《本草備要》라는 책에서 이 藥을 盛贊하였으니 能히 利三焦, 解六鬱하여 多愁多憂를 치료하고 推陣致新하니 鬱證을 치료하는 要藥이라 하였다.

氣鬱化火하여 頭脹痛, 目赤, 面部灼熱, 耳內轟鳴, 口苦煩躁, 脇痛拒按하며 때로 灼熱感이 있고 溺少便秘, 舌苔黃燥, 質紅, 脈弦數하면 淸瀉肝火之劑를 사용할 수 있다. 丹梔逍遙散에 白朮을 于朮로 바꾸고 다시 茯笭, 鬱金, 川楝子를 각 10g(여자의 경우 7g) 가하여 사용한다. 鬱金은 性味辛苦微寒하며 그 藥名은 그 功用과 같으니 治鬱에 있어 金과 같이 귀한 약이라는 것이며 특히 血熱倒經者에 특효과 있다. 만일 證이 줄지 않으면 龍膽瀉肝湯으로 치료를 하니 膽草는 1.5-3g을 사용하며 滯虛하고 肝火亢盛한 경우에는 龍膽草를 1.5-2g을 사용한다.

氣鬱化火하고 氣陰未傷한 경우에는 이 처방으로 苦寒直折하게 한다. 하지만 苦寒敗胃하니 용량은 過重하여서 않되며 병이 멈추면 약도 멈추어야 한다.

痰氣凝結하여 咽中에 炙肉같은 것이 느껴지고 삼켜도 삼켜지지 않고 뱉아도 뱉아지지 않으면 證은 梅核氣에 속한 것으로 半夏厚朴湯으로 理氣化痰散結한다. 만약 梅核氣가 오래되어 氣燥痰阻, 陰傷血熱하여 咽乾色紅, 舌赤, 口渴煩急하니 上方의 辛溫氣燥한 藥이 맞지 않을까 두려

우니 川貝 10g, 赤芍 10g, 玄蔘 10g, 苦梗 10g, 生甘草 7g 등을 사용하여 理氣解鬱, 淸熱凉血化痰散結하여 치료할 수 있다.

② 氣鬱血滯

主　證: 憂鬱少歡, 胸脇刺痛不移且有悶脹, 煩熱, 目窠烏黑, 失眠較重, 甚至徹夜不寐. 脣色暗, 深紅或紫紅, 舌質不鮮甚或暗紫伴有瘀點斑塊, 脈沈澁. 婦女可見經閉, 行經不暢, 甚則少腹癥結.

證　析: 氣鬱日久하면 氣의 病이 血에 미치니 氣는 血의 帥이며 氣行하면 血行하고 氣滯하면 血滯하니 氣血俱病에 이르러 鬱證이 가중되어 臟腑失和, 衝任失調하여 肝區에 刺痛이 不移하고 脹하며 目, 脣, 舌 심지어는 手掌에 紅紫 혹은 瘀斑 등의 血鬱諸證이 나타난다. 뿐만 아니라 氣鬱不舒로 血滯不暢하면 陰陽失和하여 陰不涵陽으로 重度의 失眠에 이른다. 諸證이 氣鬱血滯로 이루어진 것이다.

治　法: 疏理氣機, 解鬱活血.

方　藥: **柴胡疏肝散, 桃紅四物湯** 加減.

醋柴胡 7g, 制香附 10g, 當歸尾 10g, 赤芍藥 10g, 大川芎 7g, 草紅花 7g, 紫丹蔘 10g, 炒枳殼 10g, 廣鬱金 10g, 靑橘葉 7g, 何首烏 10g, 桃仁泥 10g, 生甘草 5g.

加　減: 胸脇刺痛이 비교적 重하면 延胡索 10g, 地龍 10g, 茜草 10g을 加하며 經閉者는 紅花를 10-12g으로 늘리고 地龍 10g을 가한다. 痛經에는 養血을 잊지 말아야 하니 血充하면 行經하는 것이다. 少腹刺痛하며 癥痂가 있으면 少腹逐

瘀湯을 사용한다.

體虛하고 氣滯血瘀가 있는 경우에는 澤蘭을 15-20g으로 重用하니 本品은 味辛苦甘香性平하여 能히 疏肝解鬱, 活血行瘀, 通九竅, 消癥痂, 散肝脾之惡血하며 補而不滯, 行而不峻하여 氣血幷治의 良藥이 된다.

香附, 益母草와 益氣養血活血하는 太子蔘, 丹蔘, 茯苓을 佐로 하면 비교적 장기간 복용할 수 있다. 어떤 경우 女子의 鬱證이 日久하여 月經不調 외에 面生黧黑斑하니 이것은 얼굴에 색소가 침착된 것으로 역시 氣血鬱滯한 것이 얼굴에 나타나는 征으로 白芷, 地龍을 각 10g을 酌加할 수 있다. 白芷라는 芳香利竅하고 主表하는 陽明經藥을 취하여 얼굴로 올라가서 黑斑을 消하게 하며 地龍은 通絡活血한다. 腰痛多産(인공유산을 포함하여)으로 腎虛하면 熟地, 杜仲 등의 약을 가할 수 있다.

③ **鬱久傷陰**

主　　證: 精神恍惚, 悲憂喜哭, 心煩不安, 時有欠伸, 寐少夢多. 舌苔白, 質淡紅, 脈弦細.

證　　析: 鬱則氣滯하고 久必化熱하니 熱則傷陰하는데 그 중 心, 肝, 腎이 주로 손상받는다. 心은 主血하고 藏神하니 氣鬱化熱하여 營陰暗耗하면 心神失養으로 上記의 證이 나타나니, 즉 《金匱要略》에서 말한 "藏躁"가 그것으로 氣鬱陰虛(心陰虛爲主)로 나타나는 것이다.

治　　法: 補益陰血, 寧心安神.

方　　藥: **甘麥大棗湯** 加味.

粉甘草 7g, 淮小麥 15g, 紅大棗 15枚, 紫石英 12g, 炒棗仁 15g, 合歡花 10g.

加　減: 甘麥大棗湯의 처방 중에 甘草가 君藥으로 主藥이니, 甘은 能히 緩急하고 益氣和中하며 淸瀉心火하고 不傷正하며 小麥은 甘平養心除煩하니 臣藥이 되고 大棗는 甘溫潤心肺, 補土益氣하여 和中緩急하는 佐使가 된다.

겸하여 氣鬱乏力하면 黨蔘 15g, 茯苓 10g을 가할 수 있다. 黨蔘은 氣로써 生血하게 하고 大棗는 血로써 生氣하게 하니 氣가 旺하면 能히 生血하고 血이 充하면 安神할 수 있는 것이다. 惡夢紛紜하고 神不守舍함은 肝血虧虛한 征으로 동시에 目乾澁, 視物不淸, 指甲枯脆함이 나타날 수 있으며 酸棗仁湯 혹은 景岳의 一陰煎(二地, 白芍, 丹蔘, 麥冬, 牛膝, 生甘草)에 生龍骨, 生牡蠣를 가하여 사용할 수 있다.

血虛로 面色蒼白, 心悸怔忡, 夜寐不安, 脫髮하면 歸脾湯에 首烏, 鷄血藤을 가하여 養血安神시키고 또한 人蔘歸脾丸, 補心丹을 매번 1환씩 하루에 두 번 복용할 수 있다. 동시에 琥珀粉 혹은 朱砂面을 0.6g씩 물에 타서 저녁에 먹을 수 있다. 心悸不寐하면 炒棗仁面 15g을 물에 타서 하루 한번 晩服할 수 있다.

腎陰虧虛로 腰酸痛重, 遺精, 或月經稀少하면 歸芍地黃丸에 龜板을 가하여 사용할 수 있으며 有夢而遺하는 경우는 知柏地黃丸을 無夢而遺或 滑精者는 金鎖固精丸, 金櫻子膏를 사용할 수 있다.

陰虛盜汗에는 當歸 10g, 生地 10g, 麻黃根 12g, 生牡蠣 15g, 浮小麥 10g을 가한다.

煩急重하면 少量의 川黃連(1.5-3g)을 가하고 體虛에는 竹葉 10g, 蓮子心 1.5g을 가하고 溺赤熱에는 川黃柏 5g을 가한다.

④ 陰虛火旺

主　證: 眩暈耳鳴, 煩急易怒, 心悸, 面部潮熱, 口渴, 有時口苦, 少寐, 溺赤便秘. 苔白, 舌質紅 脈弦細數.

證　析: 鬱久陰傷하는데 특히 氣惱煩急함이 주된 원인이다. 《素問·疏五過論》에서 "暴怒傷陰"이라고 하였으며 陰虛陽必亢하고 火必旺하여 擾及淸竅하고 壘及心神하니 肝膽에 파급되어 諸證이 나타난다.

治　法: 滋陰淸熱, 養血平肝.

方　藥: **滋水淸肝飮, 一貫煎 化裁.**

大生地 15g, 北沙蔘 15g, 寸麥冬 15g, 全當歸 7g, 川楝子 7g, 杭白芍 12g, 枯黃芩 7g, 粉丹皮 10g, 夏枯草 10g, 生甘草 3g.

加　減: 耳轟鳴者는 梔子 10g, 酒膽草 3g, 苦丁茶 5g (이 약은 부녀에게는 愼用하여야 하니 "苦寒 不利衝任"이라는 말이 있기 때문이다) 耳蟬鳴者는 女貞子 15g, 五味子 10g을 가한다.

眩暈이 重하면 鉤藤 12g, 羚羊角粉 0.6g(分沖)을 가하고 高血壓을 동반한 경우에는 더 적합하다.

이상의 네 가지 證에서 脈證을 제외하고 舌診은 鬱證의 辨證治療에서 아주 중요하다. 이것은 鬱證이 氣血과 五臟六腑에 균히 영향을 미치기 때문이다. 舌體는 脾를 나타내며(주로 氣) 舌苔는 胃를, 舌質은 血을 나타내며 아울러 五臟의 經脈은 모두 혀로 통한다. 《靈樞》에서 心之經脈系舌本 肝之經絡舌本 脾之經脈連舌本 腎之經脈挾舌本 肺朝百脈이라고 하였다.

鬱病의 初期에는 舌診의 변화가 크지 않으니 痰鬱이 있으면 舌苔白滑하고 濕鬱하면 白膩하고 熱과 互結되면 苔가 黃膩하며 食積은 苔가 灰糙口濁하고 鬱而化火하면 舌乾津短하며 陰虛하면 舌質紅하고 血分虛

耗하면 舌質淡하며 血鬱挾熱하면 舌暗紅하고 심지어는 紫紅하고 血鬱 日久하면 血瘀가 쉽게 생겨 舌邊 혹은 舌體에 瘀點과 瘀斑이 나타나며 肝鬱陰傷하여 風陽內動하면 舌顫하고 脾虛濕蓄하면 舌邊에 齒痕이 나타나고 舌體가 胖嫩해진다. 이상과 같이 鬱證에 있어 舌診은 辨證治療 및 用藥에 아주 중요한 진단기준이 되는 것이다.

治療에 있어 理氣藥은 木香, 半夏, 烏藥, 沈香, 厚朴, 陳皮 등으로 性多辛燥하여 쉽게 傷陰할 수 있으나 香附, 鬱金, 佛手, 香櫞皮, 澤蘭, 合歡花, 白梅花, 白蒺藜 등의 약은 理氣하며 不傷陰한다. 淸熱藥의 사용에서 너무 苦寒한 것, 즉 膽草, 大黃, 川連 등의 약은 적게 쓰는 것이 좋으며 쓰더라도 잠시 사용하는 것이 좋고 夏枯草, 鬱金, 女貞子, 連翹, 丹蔘 등의 淸熱藥은 不傷陰한다.

氣虛의 象이 뚜렷할 경우에도 茯答, 百合, 玉竹, 黃精, 山藥, 蓮肉을 사용하면 좋다. 이중 玉竹은 人蔘과 黃芪를 대신하여 補中益氣할 수 있으며 더불어 不寒不燥하고 補益肝腎하여 久服에 적당하다(淸·旺昻 《本草備要》).

총괄하여 鬱證은 情志所傷으로 湯劑外에 逍遙丸, 越菊丸과 같은 약을 복용할 수 있으며 脇痛肢麻에는 平肝疏絡丹, 天麻丸을 사용할 수 있다. 이외에 정신적인 부담을 덜고 낙관적인 사고를 가지도록 노력하고 鍼灸, 氣功, 太極拳 등의 치료 및 단련을 하면 병이 더 빠른 시간에 나아질 것이다. 《臨證指南》에서 말하기를 "鬱證全在病者移情異性"이라 하였으니 道理가 있는 말이다.

[病案事例]

① 氣鬱多食

李某某, 女, 32歲. 1987年 9月 12日 初診.

患者는 1주일 전에 남편과 말다툼을 하였는데 당시에는 단지 右脇部가 불편한 느낌만이 있었는데 이후로 氣短, 胃脘空感, 飢餓欲食하였으며 처음에는 일반적인 음식을 먹으면 되었는데 점차 고급 음식이 아니면 먹지를 않게 되었다.

남편이 보기에 억하심정을 가진 것으로 판단하였으나 부인의 얼굴이 점차로 창백해지고 大汗出하며 호흡이 고르지 못하여 곧 쓰러지려 하였다. 계속해서 먹어대니 滋味濃厚한 음식 서너 가지를 먹고 우유 등을 1근 이상 먹으며 계란도 7-8개, 빵과 케익을 2근 정도 먹으니 하루 음식값만 40원(한국돈 6400원)이 들었다.

남편은 많은 근심을 하게 되었고 "난 식욕도 없고 이대로 간다면 죽고 말 것이다"라고 하며 눈물을 뚝뚝 흘렸다. 某醫院에 가서 검사를 하니 흉부 X-Ray로 肺部에 가벼운 감염이 있음이 나타나고 血糖, 尿糖, 케톤체 등도 정상이었으니 神經性 多食症을 의심하게 되어 진정제를 주었다. 다시 中醫科에 와서 진료를 하니 氣鬱胃熱, 消穀善飢라고 하여 柴胡 10g, 枳實 10g, 香附 10g, 大黃 5g, 生甘草 3g의 처방을 이틀 분 받았다. 복약 후 2번의 설사를 하고 증상은 여전하였다. 다른 의사를 찾아 補中益氣湯 이틀 분을 처방 받고서 설사는 멈추었다.

현재 환자의 정신상태는 恍惚하고 氣喘吁吁하고 보행은 곧 쓰러질 것 같아 남편의 부축을 받고 손에는 많은 음식을 들고 있었다. 진찰을 하니 飢餓를 참지 못하고 계속해서 먹어대니 많은 음식이 금방 없어졌다. 내가 볼 때 환자는 精神萎頓, 二目無神, 面色靑黃하였다. 자세히 證情을 물어보니 계속해서 먹어대며 탄식하고 울었다. 舌苔薄白하고 脈弦細하였다. 평소 다른 질환은 없었다.

진단은 怒鬱傷肝, 疏泄失常, 克及脾土하여 中氣下陷欲脫하여 먹어서 스스로를 구하려는(求食以自救) 것이었다. 疏肝으로 치료의 本法으로 삼고 補氣로 標治를 삼았다. 아래의 方藥을 2 일분 처방하였다.

川楝子 15g, 醋柴胡 15g, 白梅花 30g, 合歡花 30g, 生黃芪 20g, 生甘草 3g, 臺黨蔘 20g, 沈香面 1g(分沖).

삼일 후에 재진을 하니 부부가 웃으면서 애기하고 들어 왔으니 부인의 氣脫한 증이 좋아지고 식사도 예전의 상태를 회복하였으나 단지 보행이 비교적 불안해 보였으나 음식을 조금 먹고는 좋아졌다. 上方에 沈香面과 生甘草는 본래의 양으로 하고 나머지 모든 藥의 量은 1/2로 줄여서 3일분을 처방하였다.

4일 후 남편이 내원하여 말하기를 아내의 모든 증이 좋아져 이미 이틀 전부터 일을 하기 시작하였다고 하였다.

按　語: 本例은 氣鬱 후에 多食으로 많은 양을 급하게 먹게 되고 배고픔을 찾지 못하고 식사를 하지 못하면 昏厥虛脫하는 證에 대한 것이었다. 병의 초기에 다른 병원의 中醫科에서 "消穀善飢"라는 진단으로 치료를 하여 大柴胡湯을 투여하였으나 효과를 얻지 못하였다. 本證의 病因은 氣鬱이 특이하게 심한 경우로 급히 脾土를 侮하여 中氣下陷을 이루어서 氣喘吁吁 하고 氣不接續하니 강제로 급히 음식을 먹어서 스스로를 구하려고 한 것이다. 氣의 病이 深錮하고 中土 역시 衰하였으니 消補兼施法을 사용하였다. 治病에 있어 반드시 그 本을 救하여야하니 舒肝重劑로 일반적인 양을 초과하여 사용하였으며 標證 역시 반드시 고려를 하여야 하여 蔘芪로 固中氣하였다. 標本兼顧하여 2 제의 약으로 나아진 경우이다.

② 氣鬱迫血

黃某某, 女, 20歲. 病例號 584159

환자는 4일 전에 苦惱한 적이 있었는데 이틀 간 대변에 혈액이 묻어서 나오고 量多色鮮紅하였으며 대변을 본 후에 항문에 灼痛이 있었고 밤중에 臍腹隱痛이 있었다. 월경은 紫色으로 나오고 때로 倒經이 있었다. 일찍이 아버지가 돌아가셔서 평소에 抑鬱不舒하니 말이 없는 편이었다. 舌苔白剝脫, 舌尖紅, 脈沈弦하였다.

證 析: 神情煩悶하니 木鬱하였음을 알 수 있다. 肝主藏血하여 通血海하니 陰平陽密하고 血液循經以周流于全身한다. 氣鬱陽亢하니 熱이 血을 迫하여 奔放沸騰하기를 잘하고 월경이 없으니 다른 곳으로 넘쳐서 나타나기도 하는 것이다. 《內經》에서 말하기를 "陽絡傷則血外溢"이라 하였으니 木邪凌及陽絡하니 월경기가 되어서 衄血과 倒經이 나타나며 또한 말하기를 "陰絡傷證血後溢"이라 하였으니 氣鬱熱逆虐及陰經하니 便血이 나타난다.

治 法: 疏肝解鬱, 理脾止血. (蓋見肝之病當先實脾也)

方 藥: 臨床經驗方

醋柴胡 10g, 杭白芍 15g, 全當歸 15g, 雲茯苓 10g, 土白朮 10g, 側柏炭 10g, 粉丹皮 7g, 炒山梔 7g, 炙甘草 7g, 伏龍肝 30g.

첫 번째 재진 시에 腹痛은 멎고 便血이 줄었들어 上方에서 炒梔子를 梔子炭으로 바꾸고 伏龍肝을 去하고 生棗仁, 炒棗仁, 柏子仁을 각 10g 가하니 養心安神하게 하였다. 3제를 복용시키니 便血이 멎고 月經이 순조롭고 倒經은 없었으며 心情이 비교적 舒暢하였다.

③ 氣鬱躁狂

李某某, 女, 42歲. 1985年 7月 14日 初診.

근 3일 동안 氣鬱로 哭叫躁怒하여 미친 것 같으니 渴症이 멎지 않고 手拘緊, 失眠多夢, 納可, 二便調하였다. 어제 상오 心中에 迷惑한 感을 10분 정도 느꼈다. 舌苔灰, 脈弦滑하였다.

辨　證: 肝鬱不舒로 相火亢盛, 擾及心神.
治　法: 疏肝解鬱, 淸瀉相火, 潛鎭心神.
方　藥: 臨床經驗方

醋柴胡 10g, 川棟子 10g, 廣鬱金 10g, 宣木瓜 10g, 杭白芍 15g, 赤芍藥 10g, 制香附 10g, 節菖蒲 7g, 炒棗仁 15g, 生磁石 10g, 焦六麴 10, 生甘草 3, 朱砂面 1(每晩一次).

上方을 3 제 복용하고 나서 諸證이 사라지고 편안하게 되었는데 항상 꿈이 많았다.

按　語: 本證은 肝氣鬱結로 暴怒傷陰하여 肝膽相火亢盛하니 擾及心神하여 叫哭不安하고 躁怒似狂, 失眠多夢한 證으로 侵擾心包하니 心中迷惑하고 虐及筋脈하니 手足拘緊한 것이다. 본방은 柴胡疏肝散加減 合 磁朱丸이다. 柴胡는 宣暢鬱結之氣하고 鬱金은 解血分之鬱熱하니 鬱金은 氣中血藥이며 木瓜는 理脾伐肝, 疏和筋脈하고 川棟子는 苦寒하여 肝膽과 心包相火를 淸瀉하며 生磁石, 朱砂는 鎭墜, 除煩潛納, 安神定志하니 이 처방은 開心氣之閉鬱, 養陰血以安神하는 것이다.

④ 氣鬱胸痺

李某某, 男, 56歲. 1988年 9月 17日 初診.
1개월 전 업무로 다른 사람과 잠시 다투고 나서 갑자기 좌측 가슴이

悶脹疼痛하며 左背로 당기는 느낌이 좌측 팔까지 미쳤으며, 長太息하고 乏力短氣가 1주일간 빈번히 일어나고 매일 4, 5번이 있고 한 번에 3-5분간 지속이 되어 冠心蘇合丸 등의 약을 먹고서 덜해졌다. 심전도에서 Ⅱ, ⅢⅤ5에서 ST가 하강하였다. 舌苔는 薄白하고 脈弦滑하였으며 혈압은 170/110mmHg였다.

證　析: 胸中은 陽氣가 主하는 곳으로 肝鬱하면 氣滯하고 더불어 胸悶滿作痛과 長太息이 있으나 잠시는 편안하니 土는 木鬱로 氣弱하고 乏力하게 된다.

治　法: 解鬱培土, 寬暢胸陽.

方　藥: 臨床經驗方

醋柴胡 10g, 川楝子 10g, 制香附 10g, 青橘葉 10g, 全瓜蔞 15g, 雲茯笭 10g, 土白朮 10g, 炒枳殼 10g, 合歡花 10g, 生甘草 3g.

약을 4제 먹고 난 첫 번째 재진에서 左上胸의 悶脹疼痛의 횟수가 현저하게 줄어 하루에 한번이나 혹은 발작이 없었으며 통증의 정도도 많이 덜해졌고 몸에 힘이 좀 붙었다. 혈압은 152/98mmHg였다. 舌苔와 脈象은 여전하였다. 계속해서 上方을 7제 복용하였다.

두 번째 재진에서 胸悶脹痛이 없었으며 체력이 회복되었고 수면, 식사, 배변이 정상이었다. 혈압은 140/90mmHg였다. 심전도도 정상을 회복하였다.

按　語: 胸痺證의 최초기록은 《靈樞·本藏》이며 그 후에 《金匱要略》에서 本病에 대해 상세하게 기록하였다. 병리기전은 氣機鬱阻, 胸陽失宣, 痰濁, 瘀血, 寒邪凝結로 이루어진다. 某醫院의 통계에 의하면 氣鬱로 본병이 유발되는 통계가 80% 이상에 이른다고 한다. 《靈樞·脈經》에 의하면 "是

肝所生病者, 胸滿"이라고 하였으며 또한 《素問·氣交變大論》에서 말하기를 "肝木受邪, ……胸痛引背"라고 하여 胸滿과 胸痛이 肝氣滯와 관계가 있음을 말하고 있다. 고로 本病의 치료는 疏肝解鬱, 寬暢胸陽, 佐以培土함을 法으로 삼아 효과를 거둘 수 있는 것이다.

⑤ 氣鬱便秘

張某某, 女, 30歲. 1990年 8月 24日 初診.

환자는 근 3년 동안 氣鬱로 인한 便秘로 7-8 일에 한번씩 변을 보게 되었으며 麻仁潤腸丸, 麻仁滋脾丸, 牛黃上淸丸, 番瀉葉 등 여러 종류의 약물로 치료를 하였으나 효과를 얻지 못하였다. 현재 煩急易怒, 胸脇脹滿, 腹脹夢多, 夜間口渴, 飮食如常, 經調의 證을 가지고 있으며 舌苔白, 舌質紅, 脈弦滑하였다.

辨　證: 肝失疏泄, 陰虛腸燥.

治　法: 疏肝淸熱, 養陰潤燥.

方　藥: **臨床經驗方**

醋柴胡 12g, 川楝子 15g, 制香附 12g, 廣鬱金 15g, 大生地 30g, 潤元蔘 30g, 川石斛 20g, 寸麥冬 30g, 肥知母 15g, 炒梔子 10g, 全瓜蔞 30g, 生龍骨 15g, 生甘草 3g.

上方을 7제 복용하고 나서 9월 3일 재진 시에 煩急易怒, 胸脇脹悶, 腹脹, 夜間口渴은 모두 明顯하게 줄었으며 大便은 이틀에 한번을 보게 되었다. 다시 7제를 복용하고 나서 모든 증상이 사라지고 大便도 매일 한 번을 보게 되었다.

按　語: 本例는 氣鬱 후에 肝의 疏泄失常으로 便秘가 나타나게 된

것으로 스스로 여러 약물(그 중에 疏肝하는 약물은 없었고 養陰하는 힘도 부족하였다)을 복용하였으나 효과가 없었다. 肝失疏泄하고 傳導失司하면 腑氣不通하는데 氣鬱日久하여 化火傷陰하니 陰傷腸燥로 便秘가 나타나게 되는 것이다. 《難經》에 근거하면 "肝之內證便難"이라고 하였으니 柴胡, 川楝子, 香附, 鬱金으로 疏肝解鬱하고 瓜蔞는 理氣寬胸하며 능히 通腑하고, 佐로 生地, 元蔘, 寸冬, 石斛 등으로 養陰하니 解鬱하여 疏泄을 정상화하고 津液을 충족히 하니 傳導機能이 회복되어 諸證이 좋아진 것이다.

⑥ 氣鬱海底作痛 (海底 : 會陰部)

李某某, 女, 21歲. 1985年 9月 2日 初診.

환자는 4개월 전에 이틀 동안 고열이 있고 난 후 氣鬱로 인해서 海底脹痛이 나타나서 某醫院에서 3개월 동안 치료를 하였는데 항생제를 주사하고 내복약을 먹고 또한 中藥 30첩을 먹어도 효과가 없어서 내가 있는 병원으로 내원하게 되었다.

현재 會陰部가 脹痛하고 煩急易怒, 心悸, 乏力, 口苦, 少腹脹滿, 月經量少하였고 飮食과 二便은 괜찮았다. 舌苔厚膩, 齒齦瘀血紫暗, 脈弦滑하였다.

辨　證 : 肝鬱氣滯, 經絡血瘀.

治　法 : 理氣活血, 通絡止痛.

方　藥 : 臨床經驗方

醋柴胡 10g, 川楝子 10g, 廣鬱金 10g, 紫丹蔘 20g, 赤芍藥 15g, 茜草根 10g, 全當歸 10g, 臺烏藥 10g, 草紅花 10g, 澤蘭葉 15g, 炒黃芩 5g, 生甘草 3g.

上方을 7제 복용하고 9월 11일 재진으로 내원하였을 때 諸證이 줄어들었고 舌苔厚膩와 齒齦瘀暗도 줄어들어서 上方에 地龍 10g을 가하여 다시 7제를 복용시켰다. 會陰部 作痛은 없어졌고 舌苔薄白하고 齒齦瘀暗이 好轉되었다. 나중에 다른 병으로 내원하였을 때까지 회음부의 통증은 없었다.

 按　語: 海底는 前陰과 後陰 사이의 부위를 가리키는 것으로 이전에 먹었던 약을 살펴보면 草薢, 知母, 黃柏, 木通, 石葦 등의 淸熱利濕之劑였으니 鬱로 일어난 發病 原因에 맞지 않는 것으로 효과를 보지 못한 것이었다. 이리하여 辨證을 정확히 하여 적당한 약을 사용하니 효과가 있었다.

⑦ 氣鬱乳癖

尹某某, 女, 56歲. 1986年 6月 23日 初診.

환자는 반년 전에 氣鬱로 인해 우측 유방이 硬結作痛하여 검사상으로 우측 유방에 腫物이 의심되어 수술을 권유받았으나 수술하는 것이 무서워 내가 있는 병원으로 오게 되었다. 검사를 해보니 乳頭에서 滲出物은 없었고 식사와 二便은 괜찮았다. 舌苔白厚, 脈弦滑하였다.

 辨　證: 肝鬱氣滯, 痰濁鬱阻.
 治　法: 疏肝理氣, 化痰消癖.
 方　藥: 臨床經驗方

醋柴胡 10g, 川棟子 10g, 夏枯草 10g, 天花粉 15g, 青橘葉 15g, 荊三稜 10g, 蓬白朮 10g, 鬼箭羽 10g, 酒地龍 10g, 生甘草 3g.

5제를 복용하고 나서 우측 유방의 硬結함이 줄었고, 痛症도 줄었으며 舌苔는 薄白하여서 上方에 天花粉을 대신하여 浙貝母 10g을 가하고 다시 炒枳殼 10g, 澤蘭 20g을 가하여 처방을 하였으며 따로 犀黃丸을 매번 1.5g씩 하루 두 번씩 복용하게 하였다. 14제를 복용하고 나서 우측 유방의 결절은 사라졌으니 그 외의 불편함이 없었다.

按　語: 乳房內에 硬結成塊함을 "乳癖"이라고 칭하니(《中藏經》) 현대의학에서의 乳腺增生과 비슷한데 대개 氣鬱挾痰으로 인한 것이다. 病程이 반년이 지나지 않아서 복약 후에 많이 소실되었으니 수술의 고통을 면하게 된 것이다. 만약 병이 오래되어 풀리지 않고 질이 비교적 단단하고 심하면 乳岩이 있으면 早期에 수술하여 나쁘게 되는 것을 막아야 한다. 本方으로 疏氣解鬱, 化痰散結함 외에 犀黃丸으로 消癖散結함을 촉진시켰다. 처방은 《外科全生集》에 나오는데 牛黃, 麝香, 乳香, 沒藥의 네 가지 약재로 구성된 것으로 開竅化痰하고 通達氣血之瘀滯하니 乳岩, 乳癖에 탁월한 효과를 지닌다.

⑧ 氣鬱瞼瞤

周某某, 女, 33歲. 1984年 12月 24日 初診.

환자는 근 2년 동안 左瞼下推動頻繁하며 더불어 氣鬱煩急, 失眠多夢, 脘熱納呆, 口乾하여 계속하여 진정제와 침구치료를 하였으나 효과가 없었다. 舌苔白하고 脈弦하였다.

辨　證: 肝鬱傷陰, 筋脈拘急.

治　法: 疏肝育陰, 調和筋脈.

方　藥: 臨床經驗方

醋柴胡 10g, 川楝子 10g, 杭白芍 30g, 宣木瓜 15g, 嫩鉤藤 15g, 白蒺藜 20g, 何首烏 15g, 全當歸 7g, 紫丹蔘 10g, 夏枯草 15g, 生甘草 3g.

상방을 6제 복용하고 재진 시에 左眼 瞼瞤의 횟수와 정도가 줄어 상방에 女貞子 20g을 가하고 白蒺藜를 去하여 7제를 복용시킨 후 左眼 瞼瞤의 推動이 크게 줄었고 煩急이 가벼워졌으며 失眠多夢도 好轉되었으며 口乾脘熱은 이미 없어지고 식사도 호전되었다.

처방을 바꾸니

川楝子 10g, 杭白芍 30g, 紫丹蔘 30g, 宣木瓜 15g, 何首烏 15g, 女貞子 30g, 全當歸 7g, 嫩鉤藤 15g, 炒棗仁 15g, 黑芝麻 20g, 黑桑椹 20g, 廣陳皮 10g, 生甘草 3g.

상방을 7제 복용하고 나서 左眼瞼의 推動은 멎었지만 가끔씩 불편한 굳어지는 느낌이 있고 다른 증상은 없었다. 舌苔薄白하고 脈滑하였다. 치료를 확실히 하기 위하여 상방 1제에 紅棗 30g을 가하여 細末 蜜丸하여 每丸을 10g으로 하루 2환씩 복용하게 하였다. 반 년 후에 내원하였을 때까지 瞼瞤은 없었다.

按　語: 환자는 2년간 병을 앓았으니 鬱久傷陰, 陰虛筋燥而拘急推動한 것이기 때문에 方中에 柴胡, 川楝을 疏肝解鬱하는 治療의 本으로 삼고 白芍, 丹蔘을 重用하여 柔筋하니 《內經》의 "疏其氣血, 令其條達"하는 뜻에 부합하는 것이니 氣舒筋和하여 瞼瞤함이 安定을 찾은 것이다.

⑨ 氣鬱面部黧黑(黑褐斑)

薛某某, 女, 25歲. 1984年 5月 19日 初診.

환자는 근 3년에 걸쳐 黑斑이 생겼는데 평소에 쉽게 煩急하고 脘脹 脇痛, 腰酸疼하며 經期는 앞당겨지고 飮食과 二便은 정상이었다. 舌苔 白質暗, 脈沈弦하였다.

辨　證: 肝鬱血滯, 衝任失和.
治　法: 疏肝和血, 調理衝任.
方　藥: 臨床經驗方

醋柴胡 7g, 川楝子 10g, 香白芷 10g, 地骨皮 20g, 白蘞根 10g, 大生地 20g, 女貞子 30g, 全當歸 10g, 澤蘭葉 10g, 合歡花 15g, 粉丹皮 10g, 生甘草 3g.

上方을 6제 복용하고 面部의 黑褐斑이 조금씩 없어지기 시작하였고 脘脇痛과 煩急, 腰酸疼도 줄었으며 舌脈은 여전하여 아래와 같이 上方에 가감하여 처방을 하였다.

醋柴胡 10g, 川楝子 10g, 香白芷 10g, 紫丹蔘 30g, 白蘞根 10g, 川黃柏 10g, 女貞子 30g, 全當歸 10g, 澤蘭葉 20g, 川厚朴 10g, 粉丹皮 10g, 淡竹葉 10g.

上方을 7제 복용하고 面部의 黑褐斑이 전부 소실되었으며 諸證 또한 좋아졌고 月經도 정상이 되었다.

按　語: 面部의 黑斑은 黧黑斑, 黑褐斑으로 칭하기도 하는데 주로 氣滯血瘀로 肌膚失養, 氣血失和로 일어난다. 面部는 陽明經이 순환하니 즉 陽明胃의 榮이 얼굴에 나타나는 故로 理氣藥을 바탕으로 和血之品을 가하여 치료를 하게되는데 白芷는 陽明引經藥으로 諸藥을 얼굴로 이끈다. 또한 黑은 腎色의 外露로 환자가 腰酸疼하는 고로 女貞子, 生地 등으로

補腎하였다. 이 처방은 氣血幷治하고 補腎調肝하여 효과를 본 경우이다.

⑩ 氣鬱厭食

趙某某, 女, 38歲. 1989年 6月 4日 初診.

환자는 근 1년 동안 식욕이 없어 매 식사 때마다 1兩 정도를 먹었고 평소에 煩急易怒하고 善太息하며 經期가 많이 앞 당겨졌고 經行時에 下肢酸軟하였으며 口乾苦하였다. 舌苔白, 脈弦沈하였다.

辨　　證: 肝鬱氣滯, 木克脾土.
治　　法: 疏肝理氣, 理脾開胃.
方　　藥: 臨床經驗方

醋柴胡 10g, 川楝子 15g, 宣木瓜 20g, 白梅花 20g, 廣陳皮 10g, 制香附 10g, 馬尾連 7g, 合歡花 20g, 青橘葉 7g, 金石斛 15g, 條黃芩 10g, 生甘草 3g.

이 처방을 2제 복용하고 나서 식사량이 2 兩으로 늘었으며 다시 3제를 복용하고 나서는 식욕이 늘어나서 3 兩을 먹게 되어 정상을 회복하였으며 煩急太息도 많이 호전되었다.

按　語: 인체의 소화기능은 胃의 受納 외에 脾의 運化機能이 主하는데 肝의 疏泄은 脾升胃降의 協調를 調節하니 共同으로 水穀의 精微를 輸布하고 升淸降濁하여 五臟六腑와 四肢百骸를 榮養한다. "肝爲將軍之官, 主疏泄條達"이라 하였으니 肝氣가 鬱結하여 疏泄失常하면 木克脾土하여 運化機能이 失常하여 厭食의 證이 나타나게 되니 疏解肝鬱, 理氣調中의 治法을 써서 치료하여 효과를 거둔 것이다.

3. 養陰의 觀點
1. 人體에 있어 陰의 重要作用

陰은 陽과 더불어 人體를 조성하는 두 개의 중요방면으로 상호의존적이다. 陽이 없으면 陰이 의지할 곳(附)이 없고 陰이 없으면 陽이 숨을 곳(秘)이 없다. 바꾸어 말하면 陽이 없으면 陰은 죽은 陰(死陰)이 되는 것이고 陰이 없으면 陽은 孤陽이 되는 것이다.

고로 《素問·陰陽應象大論》에서 "陰在內陽之守也, 陽在外陰之使也"라고 한 것이다. 陰은 陽과 더불어 분리 될 수 없으니 "陰陽離決, 精氣乃絶"이라고 한 것으로(《素問·生氣通天論》) 생명이 있는 것은 두 가지가 결속이 되어 있는 것이다. 전체적으로 陰陽에 대해서 말하면 "陽常有餘, 陰常不足"이라고 丹溪가 말하였으니 임상에서 실로 가르침이 되는 의의를 지닌 것이다.

하지만 주의를 하여야 할 것은 丹溪가 말한 "陽"은 元陽, 眞陽이 아니라 心腎相火를 가리킨 것으로 食과 色의 慾으로 나타나는 邪火를 말함이고 그가 말한 陰이란 인체의 陰液精血의 실체물질을 가리킨 것이다.

人體의 臟腑經絡은 끊임없이 陰의 濡養을 필요로 한다. 臟腑로 말하자면 臟은 陰에 속하고 腑는 陽에 속하며 經絡의 貫行과 더불어 생리기능을 공동으로 완성하는 것이다.

만일 陰精이 불충분하면 腦("元神之府")의 思惟活動, 눈의 視物辨色, 귀의 聰氣, 손으로 쥐는 것(握), 손가락의 당김(攝), 다리의 보행, 水穀精微의 形成과 輸布, 腸의 濡潤傳導, 腎精充盈의 모든 활동이 정상적인 기능을 하지 못한다. 나누어서 말하면 心主血, 肝藏血, 脾統血은 胃의 行其津液함이고 肺는 水之上源이 되고 腎主骨生髓藏精함은 水之下

源인 것으로 五臟은 각각의 五液이 있으니 五臟과 陰津精血의 관련은 두말 할 것이 없는 것이다.

2. 自然環境, 工業, 飮食, 사람 사이의 관계에 있어서의 陰의 관계

① 人體에 대한 自然環境의 影響

이 천년 전 秦漢시대에는 酷冬嚴寒하고 氷覆大地하였다. 民病寒者가 많았다. 仲景先師는 《內經》의 교훈과 개인의 임상실천을 결합하여 《傷寒論》을 만들었으니 六經辨證으로 치법을 준비하고 처방을 하였으니 世之奇功이니 세계에서 가장 이른 시기에 만들어진 것으로 체계적인 病證診療와 豫防을 기술한 巨作으로 濟世活人하는 위대한 업적을 남겼다고 할 수 있다.

더불어 書名이 《傷寒論》이라고 하였지만 寒이 熱로 化하는 六經轉變에 대한 診療와 많은 論述이 있다. 전세계적으로 기후변화는 熱帶가 北으로 이동하는 것으로 특히 최근 백년가 심해졌다. 관련 기상학자의 연구에 의하면 海水溫度도 최근 백년간 0.7-0.8 ℃가 올라갔다고 한다.

우리나라로 얘기를 하자면 明淸以後와 秦漢時代의 기후 및 지각변화는 차이가 있다. 눈과 얼음이 가득 차고 땅이 얼어서 갈라지는 것을 볼 수 없는 것이다. 내 또래의 어릴 적만 해도 눈이 한 자(尺)만큼 가득하였고 얼음이 처마에 드리웠으며 강추위는 사람들을 핍박하였고 떨어지는 물방울이 얼음으로 변하는 것을 자주 볼 수 있었다.

이로 인해 急性熱病의 발병율이 점차로 상한병보다도 높아졌다. 이런 객관적인 기후 변화를 바탕으로 明末淸初에서부터 熱性病에 대한 진료는 매우 발전하였다. 그리하여 葉天士, 吳鞠通, 薛生白 등의 名家를 배출하게 되었다. 즉 吳씨의 《溫病條辨》이라는 著作이 溫熱病의 진료에 대한 이론과 실천을 결합한 전형이다. 이 책에서 말하기를 "知

母, 黃芩, 梔子之苦寒如麥地之甘寒合化陰氣而治熱淫所勝"이라 하여 후세로 전하여 名言이 된 것이다. 그것의 함의는 "養陰淸熱"이라는 네 글자가 다인 것이다. 養陰은 즉 淸熱하는 功이 있으며 淸熱은 즉 消解陰液之急耗하니 두가지가 相輔相成하니 이런 淸熱養陰法의 치료관점은 活人함이 만천하에 멎지 않을 것이라!

연합국의 기상전문가의 보도에 의하면 전 지구가 계속해서 따뜻해지고 있다는 것이니 온실화 함을 피할 수 없는 것이며 아울러 삼림의 면적은 줄며 水源도 줄어 沙漠化 됨이 날로 늘어나니 이 것은 인류에 경종을 울리는 것으로 만약 지구를 적극적으로 보호하지 않으면 앞으로 엄한 벌을 피할 수 없을 것이다.

이것은 우리나라가 植樹造林해야 할 객관적 필요에 대한 큰 외침이며 동시에 큰 규율과 결과를 만들어야 하는 것으로 이것이 후손을 복되게 하고 인류의 생활환경을 개선하는 것이니 風沙燥邪가 사람에 미치는 危害 뿐만 아니라 燥熱傷陰하는 병의 고통을 피하게 하는 것이다. 이것은 《內經》의 天人合一的 관점과 일치하는 것이다.

② 工業發達이 人體에 미치는 影響

工業의 발달은 인류의 물질문명의 진보적 표현이지만 동시에 인간의 생활환경은 날로 악화되어갔다. 開礦冶煉, 火力發電, 工業廢棄, 煙塵, 毒氣, 汚水毒料의 배출로 공기와 물이 오염되어 세계에서 적지 않은 희귀 鳥類가 멸종했으며 물고기는 중독되어 집단으로 죽는 예가 빈번해졌다.

또한 방사선무기와 의료상의 방사선물질, 각종 전파, 자장, 각 가정에서 다량의 塑料塗料를 사용함과 騷音의 두뇌와 귀에 대한 자극, 閃光, 장기간 TV 시청, 컴퓨터의 사용으로 인한 신경과 눈에 대한 손상 등등은 균히 사람의 陰陽氣血로 하여금 乾擾하게하여 損傷시킨다. 그

중에 陰血의 耗傷이 가장 엄중한 것으로 또한 腫瘍, 心腦血管疾患, 糖尿病 등의 발병율을 높게하는 원인이 되는 것이다.

③ 飮食結構의 人體에 대항 影響

工業의 발전과 穀物의 풍부한 수확, 날로 풍부해지는 肉類의 공급은 인류의 飮食結構를 개선시켰다. 중국의 음식문화는 세계적으로 알려졌으나 오랫동안 고관귀족, 부호들에게만 한정된 것이다. 해방 전까지 많은 노동자들은 굶주리며 살아야 하였다.

바로 "朱門酒肉臭, 路有凍死骨"과 같은 상황으로 춘추전국시대에는 스승에게 고기(肉乾)로 학비를 주었다. 한 방면으로 보았을 때 당시 사람이 순박하다는 것을 알 수 있지만 다른 방면으로는 볼 때는 고기(肉)가 당시 上品이었다는 것을 알 수 있다. 심지어 일부의 淸高名士는 매일 고기를 먹을 수 있었으니 이를 가리켜 "肉食者鄙"라고 하였다. 시대가 발전함에 따라서 산물이 풍부해지고 매일매일 고기를 먹는 것이 보편화 되어 심지어는 고기가 양식이 되었다.

이렇게 좋은 생활을 함에 따라 인간의 脾胃에는 濕熱이 생겨 運化에 장애를 주게 되고 특히 정신적인 노동을 하며 육체 단련이 부족한 사람에게 심하였다. 肥滿, 胃腸病, 中風眩暈, 胸痺, 消渴과 같은 질병의 발병율이 높아지기에 이르렀다. WHO의 조사에 의하면 전 세계에 육천만 명에 가까운 당뇨병환자가 있다고 한다. 상술한 질병은 불합리한 음식의 섭취와 연관이 있다.

우리나라의 경우 60년대 초기에 농업수확이 부족하고 고기와 기름의 섭취가 적었을 때에는 각종 胃腸病, 高血壓動脈硬化의 환자가 약을 먹지 않고도 좋아졌다. 당연히 이것은 극히 비정상적이고 생리에 부합하지 않는 특수한 상황으로 하지만 肝炎, 浮腫, 貧血, 經閉, 營養不良 등의 병은 따라 다녔다. 이리하여 肉脂의 섭취부족이 건강에 매우 좋지 않은 것은 알 수 있지만 많이 먹게 될 경우 濕熱을 만들어 脾胃에 반대로 상해를 입히게 되는 것이다.

그리고 술의 害 역시 가볍게 대할 수 없는 것이다. 술이 비록 물과 같은 형태이지만 그 性은 火이다. 《本草備要》에서 말하기를 "酒過飮則傷神耗血, 損胃爍精, 動火生痰"이라 하였으니 술을 즐기는 사람은 食道와 胃腸에 腫瘍이 생기기 쉽고 肝硬化, 高血壓, 冠心病에 이환되기 쉽다. 고로 "五穀爲養, 五畜爲益, 五菜爲充"이라는 교훈을 존중하여 양식과 야채와 반찬을 적당히 섞어서 먹고 식사는 골고루하며 신랄한 음식과 酒類는 적게 먹도록 한다.

야채와 거친 쌀이 비록 먹기에 불편하고 목으로 넘기는 것도 좋지는 않지만 인체에 필요한 영양에 대한 필요라는 측면에서 말한다면 精米와 膏粱厚味와 비교해서 반드시 못한 것이 아니며 또한 淸腸潔腑하는 기능이 있다.

현재 국내외 많은 영양학자가 野菜에 대해서 적극적으로 연구 개발하고 있으며 매주 음식을 먹을 때 거친 黑面包 혹은 玉蜀黍粉 제품을 한번에서 두 번을 먹으면 좋다는 견해를 나타냈다. 이외에 담배에 대한 위해성은 전세계에 잘 알려져 있는 것으로 우리나라에서 3억 이상의 인구가 담배를 피우며 청소년의 흡연율은 날로 늘어나고 있다. 집과 사무실에서의 자욱한 담배 연기는 코와 인후를 상하게 한다. 담배를 많이 피는 사람은 반드시 咽喉炎, 氣管支炎이 생겨 咽乾痛, 咳痰의 증상을 나타내게 된다고 말할 수 있다.

뿐만 아니라 흡연자는 호흡기에 종양 발병률이 비흡연자보다 몇 배나 높다. 장기흡연자는 陰血耗傷하게 된다. 《本草備要》에서 말하기를 "煙草辛溫有毒, 火氣熏灼, 耗血損年"이라 하였다. 담배와 술을 끊지 못하고 生熱蘊毒하면 大傷元陰하고 또한 肥甘한 음식을 多食하면 脾胃濕熱이 가중되어 陰傷이 빨라지니 많은 질병이 생길 수 있다.

④ 사람 사이의 관계가 人體에 미치는 影響

사람 사이의 관계에서 나타나는 것은 사람의 七情(喜怒憂思悲恐驚)의 변화로 인체의 五臟六腑에 주는 영향이 크다. 그 중 陰液耗傷이 비교적 강한 것이 "怒"이다. 怒는 肝의 志로 肝鬱惱怒하면 반드시 化火傷陰하니 《素問·疏五過論》에서 말하기를 "暴怒傷陰"이라 하였다.

하지만 氣鬱惱怒 또한 일상적인 사람 사이와 생활 중에서 빈번히 나타난다. 사람 사이의 관계는 날로 복잡해지고 상품시장은 순식간에 많이 변하고 사람이 많은 곳을 돌아 봐도 무정하며 사람의 마음을 어지럽게 하고 근심이 많으며 時喜時悲하고 驚恐不安이 때로 나타난다. 생활이 쾌락을 찾고 美食乏味, 睡不安枕, 多夢紛紜, 囈語連篇하며 杯觴交錯하니 사람의 氣血耗傷이 고대의 단순한 생활과 많은 차이가 난다.

최근의 수 십년 이래로 일본에서 "疲勞死"가 나타나고 있으니 발병은 대개 중년남자로 사람 사이의 과도한 긴장, 밤낮으로 이어지는 업무에 대한 고민, 늘 쉴 틈 없이 분주함이 원인이 되며 심한 경우에는 밥을 먹을 때나, 측간에 갈 때나 업무에 대한 생각만 하고 飮食失時, 夜不安寐하여 心神의 疲勞가 극에 달하니 졸연사망이 일어나는 것으로 의학적인 검사에서는 아무런 양성반응도 나타나지 않는 것이다.

中醫學으로 판단할 때 고도의 긴장은 腦力體力 활동으로 鬆緩없이, 단지 "張"하며 "弛"하지 않으니 長生의 道가 아니다. 《素問·生氣通天論》에서 말하기를 "陽氣者, 煩勞則脹, 精絶"이라고 하여 고도의 긴장, 腦力無限使用으로 또한 피로하게 되니 陰血을 大傷하고 陰陽이 서로 다스리지 못하게 되어 서로 떨어져서 합쳐지지 못하는 국면에 이르게 되니, 즉 "陰陽離決, 精氣乃絶"하여 暴亡하게 되는 것이다.

소이 일과 휴식을 적당히 하고 긴장도 하고 또 풀어주기도 하는 것이 長壽의 길인 것이다. 이로 인해 사람과의 관계는 개선되고 도덕적 문화가 수양되며 가정이 평화롭고 사회의 치안이 좋아지며 일하는 데도 합리적이고 陰을 耗傷하지 않게 되어 心神의 건강을 유지하니 사람의 氣血이 衝和하고 정서가 穩定되어 마음이 가볍게 되니 삶이 이그러지는 고통을 피하게 되는 것이다.

3. 病理上에서 人體의 陰에 대한 要求

① 熱病傷陰

熱性疾病이 임상에서 차지하는 바는 아주 크니, 예를 들면 風溫, 春溫, 暑熱, 溫燥, 溫疫, 毒熱, 臟腑內熱이 모두 여기에 속한다. 《素問・至眞要大論》에 기재되어 있는 病機十九條 중 5條가 "火"이며 4條가 "熱"이니 공히 9條로 전체(19조)의 47.3%에 이른다.

熱必傷陰하니 吳鞠通은 《溫病條辨》이라는 책에서 增液湯, 沙蔘麥門冬湯, 三才湯, 黃連阿膠鷄子黃湯, 大小定風珠, 三甲復脈湯, 五汁飮 등의 滋養陰血에 유효한 방제를 만들었다. 明・朱丹溪는 滋陰波의 祖上으로 기림을 받았으며 淸・吳鞠通은 溫病의 대가로 존중을 받았으니 기실 이 두 선현에 대한 평가는 비록 높으나 전면적이지 못하다. 두 사람이 저술한 《丹溪心法》, 《溫病條辨》 중에서 虛寒證을 치료한 辛溫大熱한 처방이 수십 군데에 걸쳐서 있다. 대개 臨床의 病證이 필요로 할 경우에만 "養陰淸熱"하는 치료를 하고 그렇지 않으면 다른 治法을 쓰는 것이다.

② 惱怒傷陰

《素問·屬五過論》에서 말하기를 "暴怒傷陰"이라 하였으니 일반적으로 肝鬱하면 相火盛하고 火熾必傷陰하니 鬱證을 치료하는 名方인 逍遙散 중의 當歸와 芍藥은 養陰血하며 黑逍遙方에 있는 地黃은 四物의 뜻이 있은 것이고 四逆散에 있는 白芍은 養陰柔肝하며 一貫煎에서 舒肝淸熱하는 川楝子를 뺀 沙蔘, 枸杞, 麥冬, 地黃, 當歸는 모두 養陰血之品이다. 고로 鬱證을 잘 치료하기 위해서는 반드시 抑木養陰을 해야 全面的인 것이다.

③ 汗出傷陰

外感이든 혹은 內傷이든을 막론하고 汗出은 모두 耗傷心液하며 특히 恐懼汗出은 心腎의 손상이 훨씬 엄중하다. 이로 인해 外感初起의 치료인 發汗開腠하여 外邪로 하여금 外出하게(素體가 陰虛하다면 葳蕤湯加減을 사용하여 滋陰解表하여야 한다)하여야 하는 것과 陽虛自汗 외에는 모두 養陰을 고려하여야 하니 當歸六黃湯의 當歸, 地黃이 여기에 속하는 것으로 標本을 兼顧한 것이다. 汗出日久하면 氣陰兩傷하니 生脈飮, 三才湯(天冬, 地黃, 人蔘)이 좋은 처방이 된다.

④ 吐瀉傷陰

泄瀉를 하면 腸間의 淸濁이 분리되지 못하며 嘔吐는 胃氣가 上逆하게 되니 두 가지가 다 耗傷氣陰한다. 吐瀉가 잦고 하루 이틀에 낫지 않으면 皮皺肌瘦하여 潤澤함을 잃고 심하면 目陷走形하니 큰 힘으로 止吐止瀉하여 氣陰脫敗를 막도록 한다.

⑤ 房勞, 久行, 久視傷陰

腎主藏精하니 그 쓰임이 作强인데 房勞過度로 陰精枯渴하면 腎虛證

이 나타난다. 久行에는 陰精이 筋脈을 濡養함이 필요한데 耗陰過甚하면 下肢酸困하고 甚하면 拘攣하니, 勞動에는 당연히 절도가 있어야 한다. 久視 또한 이러하니 대개 目은 血을 얻어야 는히 보는 것으로 久視하여 陰血을 傷하면 目盲, 視弱, 複視 등의 증이 나타나며 특히 日光久視는 더 심한 것이다. 강한 태양의 陽은 반드시 陰精을 손상하게 되니 TV를 오래 보게되면 目昏酸睏한 이치도 이러한 것이다.

고로 房勞腎虛는 補腎之劑인 六味地黃丸, 左歸丸을 복용할 수 있으며 久行下肢酸倦에는 滋補肝腎丸, 木瓜丸을 복용할 수 있으며 久視傷及肝陰은 補肝湯, 石斛夜光丸, 石斛明目丸을 복용할 수 있다.

4. 陰虛見證

① 心陰虛

面色少華, 煩急多疑, 心悸失眠, 汗出, 時現藏躁, 悲傷哭泣. 舌質紅, 少苔, 脈細數.

② 肝陰虛

頭昏眩, 目睛乾澁, 入夜夜盲, 爪枯, 肌肉瞤動, 手足筋攣拘急, 多夢紛紜, 行步力弱, 膝軟. 舌質紅, 苔白, 脈弦細時數.

③ 脾陰虛

口乾舌燥, 便秘. 舌苔白, 津短, 脈滑.

④ 肺陰虛

咽乾緊, 乾咳痰少不利, 時痰中帶血, 盜汗, 低熱. 舌質紅, 少苔, 脈細數.

⑤ 腎陰虛
形體虛瘦, 頭昏, 腰酸疼, 健忘, 陽痿夢遺. 舌質紅, 素胎, 脈細.

5. 陰과 血의 關系

陰은 血과 五液을 포함하는 것으로 血은 陰의 주요성분으로 赤色이며 脈道를 따라서 운행하는 물질이니 陰은 脈中에 있으며 또한 臟腑間에 있고 각종 竅道에 존재한다. 陰과 血은 동류이며 또한 차이가 있는 것이다. 陰은 汗, 淚, 唾, 涎, 涕, 精液, 胃腸消化液과 關節間의 潤滑液을 포함한다.

이로 인해 臨證에서 반드시 陰虧가 중한지 血虧가 더 중한지를 구별해야 한다. 그 치료는 같은 중에 다름이 있다. 대체로 陰虛하면 얼굴이 쉽게 潮紅하고 口乾, 脣舌乾하며 脈細數하고 血虛하면 얼굴이 蒼白하고 舌質淡, 脈沈細하다.

6. 養陰藥의 運用과 今期

"用是證用是藥", "對症下藥"은 中醫의 法則으로 病因, 病機에서 출발한다. 發熱出汗, 口渴, 不欲飮食하게 되면 退熱이 爲主가 되어야 한다. 熱退하면 汗止하고 飮食可進하며 熱病傷陰하는 증상이 사라지게 되며 만약 熱病日久로 인한 경우 熱은 사라졌지만 陰液이 복구되지 않았다면 당연히 養陰을 爲主로 해야 한다. 吐瀉가 같이 있으며 氣陰 모두가 耗傷되었을 때에는 그 病因을 따라야 한다.

만일 脾胃濕困, 水濕上逆下注하여 淸濁不分한 경우라면 비록 陰傷이 있어 口乾渴하는 증이 나타나도 응당히 健脾燥濕和胃하여 止吐瀉한다. 그 口渴은 鮮藕, 荸薺煮湯에 小米煮汁을 가하여 溫服하면 養肺胃之陰하며 또한 泄瀉를 가중시키지 않는다.

만약 片面的 인식을 가지고 吐瀉傷陰으로 口渴이 심하니 大補陰液하면 결과는 설사가 더욱 심해지고 傷陰도 더 가속된다. 水濕濡瀉와 脾不健運으로 胃腸間에 水濕이 盛하면 口渴하고 淸陽不升하니 이때는 健脾燥濕和胃로 吐瀉를 멎게 하여야 하는데 다시 養陰藥인 生地, 天冬, 麥冬, 玄蔘 등을 대량 복용하면 脾의 運化機能에 불리하니 雪上加霜의 弊라고 하겠다.

養陰藥의 응용시에 당연히 주의해야 할 점은 補氣, 益氣藥을 同用하는 것이다. 왜냐하면 임증에서 단순한 陰虛와 氣虛는 적고 氣陰俱虛로 어느 쪽이 더 심한 지의 차이는 있다. 어떤 질병 혹은 질병의 진행 단계에서 養陰의 중요성을 강조함은 바른 것으로 《素問·五常正大論》에서 "陰精所奉其人壽"라 하였으며 《靈樞·本神》에 이르러서는 "陰虛則無氣, 無氣則死矣"라 하여 陰의 중요성이 아주 큼을 말하였다.

하지만 溫運氣化할 陽氣가 없는 陰液은 死陰으로 寒水가 陰霾를 형성하는 候라 하였으니 《素問·調經論》에서 말한 "陰盛生內寒"인 것이다. 이외에 補陰藥은 또한 過量을 사용할 수 없는 것이니 陽氣의 運化生發을 遏抑하여 陽衰虛寒 불리한 상황을 막기 위함이다.

《素問·生氣通天論》에서는 "陽不勝其陰, 則五藏氣爭, 九竅不通"이라 하였다. 先賢은 陽이 不振할 경우 잘 못 알고 대량의 養陰藥을 사용하는 것을 大雨成災라 하였으니 이때 약을 잘 못 사용하면 생명을 잃는다. 이처럼 만약 脾虛濕盛하여 乏力畏寒, 面色黃白無浮, 稍飮卽脘內蓄水蕩然有聲, 飮食欠甘量少, 腹脹便溏, 肢體浮腫, 舌淡胖嫩, 有齒痕, 苔水滑, 脈沈 등의 證이 있으며 陰虛證이 있더라도 愼重해야 한다.

대저 西洋蔘, 百合, 北沙蔘, 丹蔘, 石斛, 鮮藕, 蘆根 등의 藥은 그 성질이 비교적 평화하고 養陰하며 不抑陽하는 것으로 酌加할 수 있다.

총괄적으로 세계의 萬事萬物이 兩面性을 지니듯 養陰藥 또한 이와 같다. 반드시 陰平陽秘, 精神乃治함을 알아야 한다. "滋陰波"와 같은 명칭으로 불리는 것은 합당하지 않으니 당연히 證情에 응하여 對症下藥에서 출발하는 것이다.

7. 病證事例

張某某, 男, 46歲.

風熱感冒 1주 째로 病初에는 高熱이 3일간 39 °C 이상 되었으며, 汗出이 심하였다. 현재 熱은 떨어진지 4일이 되는데 咳痰白粘, 咽痛鼻爛, 齦腫, 口乾苦, 納少, 便秘, 溺黃하다. 舌苔白, 質紅, 脈滑.

우리병원에 내원하기 전에 다른 곳에서 3劑의 약을 먹었는데, 처방은 아래와 같다.

川黃連 7g, 枯黃芩 10g, 炒梔子 7g, 淡竹葉 10g, 金銀花 15g, 淨連翹 12g, 川貝母 10g, 蒲公英 15g, 生大黃 3g, 生甘草 5g.

복약 후 대변을 보기는 하나 굳어있고 痰은 조금 줄기는 했으나 다른 증은 여전하였다. 진찰 시에 咽赤甚腫, 舌質紅, 津少, 脈滑하였다. 처방은 아래와 같다.

大生地 30g, 潤元蔘 25g, 大麥冬 20g, 川石斛 15g, 川黃連 5g, 枯黃芩 10g, 杭白芍 15g, 粉丹皮 15g, 生甘草 5g.

上方을 3 제 복용한 후 모든 증이 사라졌다. 口微乾하고 納稍少하여 상방에 去 芩, 連하고 加 焦三仙 20g, 甘草를 7g으로 늘리니 酸甘化陰

의 뜻으로 胃의 소화기능을 촉진하게 하여 2 제를 복용시키니 모든 증이 없어지고 완쾌하였다.

 按 語: 證情은 火熱의 象으로 發熱이 사라졌어도 熱毒이 아직 重하였다. 前醫의 처방은 淸熱解毒만을 하는 藥으로 구성되어 藥의 量이 비록 많아도 효과를 나타내지 못하였으니 寒涼藥이 淸熱의 目的을 달성하지 못한 것이다. 이것은 熱必傷陰하기 때문이다. 나는 前醫의 方中에 苦寒藥의 가지 수와 양을 줄이고 滋養陰液하는 藥을 많이 첨가하였으며(增液湯 加 白芍, 石斛) 더불어 배와 荸薺를 많이 먹도록 하였으니 五汁飮의 뜻을 취하는 것으로 解毒熱하고자 함이며 津液을 복구하여 그 기능을 회복하고자 함이다. 이는 唐·王氷의 교훈에 심히 부합하는 바이니 "寒之不寒, 是無水也……壯水之主以治陽光"인 것으로 내가 새로운 뜻을 만든 것이 아니다.

【常用養陰方藥】

1. 養陰單味藥

① 寒凉性養陰藥

㉠ 甘苦寒(凉)養陰藥 : 生地, 天冬, 麥冬, 沙蔘, 石斛, 西洋蔘, 女貞子, 杭菊花.

㉡ 甘寒(凉)養陰藥 : 蘆根, 茅根, 荸薺, 鮮藕(微澁).

㉢ 苦酸寒養陰藥 : 杭白芍.

㉣ 鹹寒養陰藥 : 玄蔘, 鱉甲.

㉤ 甘苦酸寒養陰藥 : 天花粉.

㊆ 苦微寒養陰藥：丹蔘.

㊇ 苦微甘養陰藥：藏青果.

㊈ 辛微苦寒養陰藥：夏枯草(養肝陰，《本草備要》).

② 平性養陰藥

㊀ 平潤養陰藥：阿膠，柏子仁，酸棗仁，桑椹，山藥，玉竹，黃精，枸杞子，大棗，蜂蜜，淡菜，百合，龍眼肉，黑小豆，黑芝麻，桑寄生.

㊁ 鹹平養陰藥：龜板.

㊂ 酸平養陰藥：烏梅(微溫).

③ 溫性養陰藥

㊀ 辛甘苦溫養陰藥：當歸.

㊁ 辛甘溫養陰藥：巴戟天，兔絲子(微溫或性平).

㊂ 甘鹹溫養陰藥：肉蓯蓉.

㊃ 甘苦溫養陰藥：鷄血藤.

㊄ 酸澀溫養陰藥：五味子.

㊅ 苦甘澀溫養陰藥：何首烏.

㊆ 甘溫養陰藥：冬蟲夏草，紫石英，沙苑子，胡桃.

〈養陰方劑〉

1. 一陰煎（《景岳全書》）.
2. 一貫煎（《柳州醫話》）.
3. 七寶美髥丹（《醫方集解》）.
4. 二冬湯（《醫學心悟》）.

5. 二冬膏 (《張氏醫通》).
6. 二至丸 (《醫方集解》).
7. 二陰煎 (《景岳全書》).
8. 三甲復脈湯 (《溫病條辨》).
9. 人蔘養榮湯 (《溫疫論》).
10. 九轉黃精丹 (《淸內延配本》).
11. 大補陰丸 (《丹溪心法》).
12. 三才湯 (《溫病條辨》).
13. 五汁飮 (《溫病條辨》).
14. 玉女煎 (《景岳全書》).
15. 甘草小麥大棗湯 (《金匱要略》).
16. 四物湯 (《太平惠民和劑局方》).
17. 歸脾湯 (《濟生方》).
18. 生脈飮 (《景岳全書》引《醫錄》方).
19. 六味地黃丸 (《小兒藥證直訣》).
20. 當歸補血湯 (《蘭室秘藏》).
21. 麥味地黃丸 (八仙長壽丸) (《小兒藥證直訣・六味地黃丸加味》).
22. 沙蔘麥冬湯 (《溫病條辨》).
23. 補心丹 (《攝生秘剖,《世醫得效方》).
24. 補肝散(《證治准繩》).
25. 補肝湯 (《醫宗金鑑》).
26. 河車大造丸 (《醫方集解》引吳球方).
27. 大補元煎 (《景岳全書》).
28. 葉氏養胃方 (《臨證指南》).
29. 拯陰理勞方 (《醫宗必讀》).

30. 炙甘草湯（《傷寒論》）.

31. 養陰清肺湯（《重樓玉鑰》）.

32. 首烏延壽丹（《世補齊醫書》）.

33. 滋水清肝飲（《醫學已任編》）.

34. 滋陰降火湯（《雜病源流犀燭》）.

35. 增液湯（《溫病條辨》）.

36. 五子衍宗丸（《證治准繩》）.

37. 月華丸（《醫學心悟》）.

38. 白鳳膏（《十藥神書》）.

39. 補髓丹（《十藥神書》）.

40. 百合固金湯（《醫方集解》）.

41. 補肺湯（《永類鈐方》）.

42. 大定風珠（《溫病條辨》）.

43. 小定風珠（《溫病條辨》）.

44. 潤腸丸（《沈氏尊生》）.

45. 五仁丸（《世醫得效方》）.

46. 消渴方（《丹溪心法》）.

47. 牛乳飲（《溫病條辨》）.

48. 左歸飲（《景岳全書》）.

49. 左歸丸（《景岳全書》）.

50. 石斛夜光丸（《原機啓微》）.

51. 補肺阿膠湯（《小我藥證直訣》）.

4. 活血化瘀의 觀點

活血化瘀는 血失調暢의 瘀血病變에 대한 일종의 치료법칙이다. 活血은 疏其血脈을 말함이고 化瘀는 消除瘀滯함이다. 血行不暢으로 인하여 血脈瘀滯되면 瘀血을 造成하게 되니 이것이 여러 종류의 병을 만드는 원인이며 병리의 산물을 만들고 또한 발전하여 여러 질병에 이르는 素因으로 작용한다.

이로 인해 瘀血은 기타 다른 병과 결합하여 臟腑經絡에 복잡다양한 병변을 만드니 瘀血이라는 병인에 대해서 活血化瘀法이라는 치료법칙을 세운 것이다. 臨證에서는 반드시 이러한 기본 병리변화를 확실히 파악하고 《素問·至眞要大論》에서 말한 "疏其氣血, 令其條達, 而致和平"과 《素問·湯液醪醴論》에서의 "去苑陳莝", 《素問·針解論》에서의 "苑陳而除之者, 出惡血也" 등의 교훈을 받들고 瘀血의 주요증후 특징을 결합하여 辨證을 정확히 하고 選藥을 합리적으로 하면 처방이 능히 효과가 있을 것이다.

瘀血의 成因이 많고 그 임상 표현이 다양하지만 어떤 원인으로 인해서 병에 이르렀든지 臨證에서 "三紅"의 證, 즉 舌質紅, 口脣紅, 手掌紅과 두 군데 이상의 瘀血點 혹은 瘀斑塊가 있고 爪甲紫暗하면 하면 血鬱 혹은 瘀血이 존재한다고 인식할 수 있으니 病因과 病證을 바탕으로 하여 活血化瘀藥을 가할 수 있으니 매번 좋은 효과를 거둔다.

1. 瘀血學說과 活血化瘀法의 淵源

瘀血學說과 活血化瘀法則의 이론은 《內經》에서 연원하니, 그 책에 비록 瘀血이라는 병명이 없지만 "惡血", "留血"이라는 명칭이 있다. 치료방면에 있어 "去苑陳莝", "血實宜決之"라는 치료법칙을 세웠다. 漢·張仲景의 저서인 《傷寒論》과 《金匱要略》에서 瘀血이라는 병명이 나타나기 시작하였으며 더불어 "活血化瘀"라는 辨證論治의 구체적인 方藥이 나온다. 이후에 역대 의가에서 부단한 보충과 발전을 이루어 淸代에 이르러서는 임상에서 광범위한 쓰임이 나타났다.

葉天士의 "通絡"說, 王淸任의 "活血"과 "逐瘀"의 諸方, 唐容川의 《血證論》과 근대 張錫純의 "活絡效靈丹" 등등이 모두 瘀血에 입론한 活血化瘀 위주의 효과 있는 치료방법이니 후인에 이르러 이런 기본 원리는 임상에 응용하는 좋은 기초가 되는 것이다.

2. 審證求因, 辨證論治

血運不暢은 瘀血과 脈外로의 溢出을 만들어 각종 病證을 생산하는 병리의 바탕이 되는데 血은 氣에 의뢰하여 行하고 氣는 血을 업고서 운반하니 비록 각종 질병의 병인은 다르지만 모두 일정한 병의 진행단계에서 氣血運行 不暢이 나타날 수 있으며 여러 종류의 다른 瘀血證이 나타난다. 그 成因은 氣鬱, 寒凝, 濕熱, 痰濕, 出血, 外傷 등의 因素에서 벗어나지 않는다.

일반적으로 初傷在氣, 久病入血하는 것으로 氣에서 血로 파급되는 것이니 血瘀가 重하면 나타나는 證이 明顯해진다. 臨證에서는 이런 특징을 파악해야하니 瘀血로 나타나는 證을 주의 깊게 관찰해야 함과 동시에 특히 病情과의 결합을 중시해야하며 여러 단계에서 나타나는 "三紅"증을 자세히 관찰해야하는 것으로 거기에 상응하는 적당한 活血化瘀 약물을 선택하여 사용하면 좋은 결과를 가져올 것이다.

① 因寒致瘀

血遇寒則凝하는데 만약 寒邪를 感受하거나 혹은 타고난 바 陽氣가 부족하면 血液運行에 影響을 받아서 血滯不暢함이 나타나서 瘀血을 만든다. 《素問・擧痛論》에서 "經脈流行不止, 環周不休, 寒氣入經而稽遲, 泣(通澁, 編者注)而不行, 客于脈外而血少, 客于脈中則氣不通, 故卒然而痛……得炅則痛立止"라 하였고 또한 "寒氣客則脈不通"이라 하였으며 《諸病源候論》에서는 "……血得冷則結成瘀也"라 하여 모두 血脈이 寒을 感受하면 血行障碍를 일으켜 瘀血證을 만드는 것을 설명하였다. 그 治療法則은 溫經散寒 혹은 溫陽散寒을 바탕으로 하여 活血化瘀를 한다.

[病案事例]

曲某某, 男, 14歲. 1981年 2月 17日 初診.

患者는 1년 전 특별한 원인없이 양손가락이 차지고(發涼) 더불어 점차 暗紫色으로 변하고 통증이 나타났으며 매번 날씨가 차가우면 심해져서 얼음을 손에 쥔 것 같으니 손을 높이 들지 못하고 風冷을 싫어하였다. 모의원에서 진단하기를 Raynaud's disease라고 하여 치료하였으나 효과가 만족스럽지 못하여 내가 있는 병원으로 오게 되었다. 현재 雙手靑紫, 氷涼, 口脣暗紅, 舌質暗淡, 舌苔薄白하고 脈沈滑하였다.

辨　證: 陰寒內盛, 氣血失通.

治　法: 溫陽散寒, 活血通絡, 調達氣血.

方　藥: 臨床經驗方

熟附片 30g, 川桂枝 15g, 生黃芪 30g, 臺黨蔘 30g, 補骨脂 10g, 葫蘆芭 10g, 赤芍藥 15g, 酒地龍 15g, 紫丹蔘 30g, 王不留行 10g, 白芥子 10g, 淨硫磺 0.6g(分沖).

上方을 2제 복용하고 증상은 여전하였으며 口乾舌燥 등의 火逆하는 象은 없어졌고 舌脈은 전과 같았으니 辨證은 정확하였고 選藥도 적당 했지만 證은 重한데 반하여 藥은 輕하였으니 上方에서 丹蔘, 白芥子, 王不留, 葫蘆芭를 去하고 鐘乳石 15g, 巴戟肉 10g, 鹿角鎊 10g을 가 하여 溫腎壯陽하고 熟地를 20g 가하여 補益腎陰하며 當歸 15g, 紅花 10g을 가하여 養血活血하였고 甘草 3g을 가하여 調和諸藥하였다. 3제 를 복용하고 手指發凉紫暗明顯한 것이 좋아져서 이미 따뜻하여서 얼음 을 쥔 것 같은 느낌이 없어졌고 畏風寒하는 것도 사라졌다. 舌質은 대략 붉고 脈은 沈滑하였다. 다시 3제를 복용시켰다.

같은 해 7월 1일 다시 내원하였을 때, 말하기를 8제를 복용하고 나서 雙手紫暗은 없어졌고 손이 차가운 것도 많이 좋아져 약을 끊었다고 하였다.

현재 손에 약간의 차가운 느낌은 있지만 피부색은 정상으로 돌아왔고 口脣暗紅 역시 없어졌으니 불편함이 없었다. 舌苔白, 舌質淡紅, 舌邊有小瘀點하고 脈滑하였다. 寒邪는 이미 사라져 陽氣가 점차 회복하고 있는데 瘀滯의 證이 있으니 陽氣가 四末에 미치지 못하는 것이다. 그래서 活血化瘀通絡을 治法으로 처방을 하니 아래와 같다.

全當歸 10g, 紫丹蔘 30g, 鷄血藤 15g, 川桂枝 10g, 赤芍藥 10g, 杭白芍 10g, 茜草根 15g, 草紅花 10g, 嫩桑枝 15g, 何首烏 15g, 生黃芪 20g.

7제를 복용하고 증상이 다 사라졌다.

按　語: 本例는 비록 특별한 원인은 없지만 나이가 어려서 차가운 음료와 빙과를 매우 좋아하였던 것과 外部寒邪를 感受하여 체내에 陰寒이 內盛하니 寒性凝滯傷陽하여 血脈氣血失于通

暢으로 나타난 沈寒痼疾에 속하니 일반적인 溫陽祛寒藥으로 효과를 나타냈다. 고로 硫磺, 鐘乳石, 桂枝, 附子로 溫陽散寒하고 大逐養血活血하고 化瘀通絡하는 藥을 가하여 寒邪를 물리치고 瘀血을 없애서 효과를 나타내었다. 時珍이 말하기를 "硫磺秉純陽之精, 賦大熱之性, 能補命門眞火不足. ……蓋亦救危妙藥也. ……有痼冷者所宜"하였는데 하지만 本藥은 절대로 久服할 수 없으니 그 純陽大熱함이 將軍 같고 그 性이 峻猛하므로 적당한 시기만 사용해야 한다.

② 因熱(火)致瘀

血受熱邪燔灼하면 脈絡을 손상하여 瘀를 만든다. 張仲景이 말한 "蓄血", "瘀熱在裏", "熱入血室"은 熱과 血이 결합하여 瘀血證을 형성하는 것을 가리킨 것이며 朱丹溪는 痛風病의 원인을 "血受濕熱, 久必凝澁"하여 이루어지는 것으로 인식하였고 王淸任은 "血受熱則煎熬成塊"라고 하여 血과 熱이 안에서 서로 결합하여 瘀血의 證이 나타난다고 하였다.

[病案事例]

㉠ 鄭某某, 男, 47勢. 1981年 6月 16日 初診.

환자는 반년 전 아내의 병으로 인해 急鬱悲哀하여 계속해서 頭暈目眩, 頭沈如裹, 耳鳴轟響, 口乾苦欲冷飮, 鼻乾, 煩急易怒하고 늘 惡心嘔吐食物, 胸悶而憋, 失眠, 溺赤頻, 大便乾하였다. 혈압은 정상이었으며 面紅赤하고 口脣暗紅, 手掌暗紅하였다. 舌質紅, 舌苔白, 脈弦滑數하였다.

辨　證: 肝失疏泄, 熱鬱血瘀.

治　法: 瀉肝淸熱, 凉血活血.

方　藥: 臨床經驗方

> 龍膽草 3g, 枯黃芩 10g, 川黃連 10g, 川棟子 10g, 粉丹皮 20g, 大生地 20g, 茜草根 15g, 紫丹蔘 30g, 酒地龍 10g, 嫩鉤藤 20g, 夏枯草 10g, 合歡花 10g, 淡竹葉 10g, 潤元蔘 10g, 生甘草 5g.

6月 20日 上方을 4제 복용하고 나서 諸證이 모두 덜해졌으며 口脣, 舌質, 手掌의 暗紅은 조금 줄었고 舌苔白膩, 脈弦滑하였다. 上方에 生地를 去하고 淸熱凉血하는 元蔘은 그대로 두었으며 다시 芳化升淸하는 荷葉을 15g 가하였다. 계속하여 10제를 복용하고 자각증상이 많이 좋아졌고 다른 증상도 많이 줄었다. 다시 10제를 복용하고 頭暈目眩沈重如裹, 口乾苦欲冷飮, 鼻乾, 嘔吐, 失眠, 面赤이 전반적으로 줄었고 二便이 순조로웠다. 手掌暗紅은 이미 없어졌고 舌苔와 舌質도 정상이었으며 脣色은 紅潤하고 鮮明하였으며 脈은 滑하였다. 계속해서 7제를 더 복용하게 하니 치료효과를 확실히 하기 위함이었다.

按　語: 이 患者는 갑작스러운 충격으로 情志不舒, 肝失疏泄하여 火熱內生, 土鬱濕盛, 上擾淸竅하여 諸證이 나타난 것이다. 肝失條達하여 氣血運行이 不暢함과 血이 熱을 받아 凝結하여 瘀를 만들었으니 治療는 淸肝瀉熱, 凉血活血, 疏通血脈함으로 병이 나아진 것이다.

ⓛ 李某某, 男, 39歲. 1977年 11月 11日 初診.
患者는 20일 전 39.7 °C의 發熱과 咳嗽痰黃, 胸痛으로 某醫院에서 X-Ray 촬영으로 肺의 우측 하부에 陰影이 나타나서 肺炎으로 진단을 받았다. 항생제를 주사하여 18일이 지났지만 증상은 좋아지지 않았다. 현재 咳嗽, 胸悶脹痛, 咳痰白粘하고 夜間發熱이 38 °C에 이르고 口乾

苦思冷飮, 溺灼熱澁感, 大便秘結하였다. 面紅赤하고 口脣紅暗隱하며 瘀點이 있었고 舌苔白, 舌質暗紅하며 脈滑稍數하였다.

辨　　證: 風邪襲肺, 肺胃蘊熱, 熱鬱血瘀.
治　　法: 宣肺淸熱, 止咳化痰, 活血通絡.
方　　藥: 臨床經驗方

炙麻黃 5g, 苦杏仁 15g, 生石膏 30g, 生甘草 3g, 桑白皮 18g, 天花粉 25g, 蒲公英 30g, 百部草 18g, 全瓜蔞 30g, 枯黃芩 15g, 肥知母 15g, 淡竹葉 15g, 地骨皮 18g, 赤芍藥 25g, 炒蘿蔔子 12g.

11月 17日 재진에서 上方을 5제 복용하고 咳輕, 痰少, 便乾과 溺熱은 덜해졌으며 夜間發熱이 줄었고 口渴思凉과 口苦 역시 좋아졌다. 某醫院에서 다시 방사선촬영을 하니 陰影이 적어진 것으로 나타났다. 혈액검사상으로 백혈구는 10600/cc였다. 舌苔白하고 舌質淡, 口脣은 이미 紅潤하였으며 瘀暗이 줄었고 脈滑하였다. 자각증으로 遇風則上肢作痛하여 上方에 穿山龍 25g을 가하여 7제를 복용시키니 방사선 검사상으로 음성이 나타났으며, 혈액검사에서 백혈구가 6500/cc로 나타났고 諸證이 해소되었다.

按　　語: 本例는 風邪襲表하여 肺失宣降하니 咳嗽重症, 熱邪鬱閉于裏不得外達하니 高熱이 나타난 것이다. 시간이 흐르고 나서 熱과 血이 結合하여 血瘀于內하니 단순한 宣肺止咳의 방법으로는 해결되지 못한 것이다. 병이 20일에 이르고 항생제를 주사한 것이 18일이 지나서 병이 낫지 않고 舌質과 口脣이 暗紅하고 瘀點이 있었다. 방사선 검사상으로 大片陰影이 나타난 것은 痰濁血鬱이 集聚한 것으로 實證의 血瘀가 있음을 나타낸 것이다. 宣肺淸熱止咳의 方中에 赤芍

25g을 가하니 活血의 功으로 咳喘을 치료한 것으로 아주 좋은 효과를 거둔 것이다.

③ 痰飮(濕)必瘀, 出血必瘀

痰濁(飮)阻于經絡하거나 濕邪溢于肌膚하면 혈액의 운행에 영향을 미치고 오래 되면 血滯不暢하니 痰瘀互結의 瘀血證을 형성하며 瘀血內存하면 또한 出血의 現象이 나타날 수 있다. 唐容川이 말하기를 "凡系離經之血, 與榮養周身之血已睽絶而不合……此血在身, 不能加于好血, 而反阻新血之化機, 故凡血證總以祛瘀爲要"라고 하였으며 또한 "離經之血雖淸血, 鮮血亦是瘀血"이라 하였다. 소이 瘀는 出하고 出하면 瘀가 생기며, 通하면 不出하고 出하면 不通하니 이것이 그 因果인 것이다.

〔病案事例〕

㉠ 姜某某, 男, 37歲. 1981年 6月 20日 初診.

환자는 4개월 전에 돌연히 우측 胸部가 막히는(悶) 느낌이 있은 후 점차 痛症이 생기고 吸氣時에 그 통증이 가중되며 煩急氣短, 嘔吐粘液 及鮮血하여 某醫院에서 검사를 해보니 우측 胸腔에 물이 차있었다(積液). 양약을 먹었으나 효과가 현저하지 못하여 물을 빼내려 하였는데 환자가 두려워하여 내가 있는 병원으로 오게 되었다. 현재의 증상은 위와 같다. 食納, 睡眠, 二便은 괜찮았다. 口脣, 舌質은 모두 暗紅하고 舌苔黃膩, 脈弦滑하였다.

辨　　證: 痰飮互結, 血瘀阻絡.

治　　法: 化痰蠲飮, 淸熱凉血, 化瘀通絡.

方　　藥: 臨床經驗方

乾蘆根 30g, 生苡米 30g, 冬瓜仁 30g, 桃仁泥 15g, 鮮藕節 15g, 葶藶子 15g, 白茅根 30g, 茜草根 15g, 澤蘭葉 20g, 嫩橘葉 10g, 百部根 15g, 枯黃芩 10g, 牧丹皮 10g, 三七面 3g(分沖).

6月 28日 二診 때에는 上方을 7제 복용한 상태로 증상이 덜해졌으며 咯血도 가끔 있었다. 다시 7제를 처방하였다.

7月 15日 三診 때에는 上方을 모두 14제 복용한 상태로 諸證이 모두 줄어 口脣, 舌質顏色이 정상을 회복하였으며 苔白하고 脈滑하였다. 某醫院에서 검사를 하니 胸腔의 積液은 모두 소실되었다. 치료를 확실히 하기 위하여 調和氣血法으로 처방을 하여 7제를 먹게 하니 다시 재발하지 않았으니 그 처방은 아래와 같다.

乾蘆根 15g, 生苡米 15g, 生黃芪 15g, 赤芍藥 10g, 冬瓜仁 10g, 茜草根 10g, 嫩橘葉 10g, 百部草 10g, 全當歸 10g, 牧丹皮 10g, 故黃芩 5g, 生甘草 3g.

按　語: 本例는 痰飮蓄積으로 日久阻礙氣血運行하여 痰瘀互結, 血瘀絡阻于胸膺하여 나타난 諸證에 대한 것이다. 血瘀로 脈絡失通하니 不通則痛하고 痰飮內阻로 胃失和降하니 嘔吐粘液하며 痰瘀氣阻하니 血不循常道하여 溢于脈外하여 咯血時作하였다. 治療로 化痰蠲飮, 活血涼血通絡하여 효과를 거두었다.

㉡ 李某某. 女 45歲. 1987年 12月 17日 初診.
환자는 3개월 전에 頭部에 外傷을 입고서 우측 눈에 復視 현상이 생겨 天壇醫院에서 頭蓋部에 CT를 하고서 中腦導水管에 不全硬阻가 있음이 나타났다. 치료를 하였으나 효과가 명현하게 나타나지 못하여 내가 있는 병원으로 오게 된 것이다.

現症 右目復視, 伴頭暈痛, 煩急, 眠差, 食納과 二便은 괜찮았다. 舌苔白, 舌質紅, 口脣瘀暗. 脈弦滑.

辨 證: 淸竅被擾, 腦絡鬱阻.

治 法: 平肝開竅, 活血通絡.

方 藥: 臨床經驗方

紫丹蔘 30g, 乾荷葉 15g, 鮮佩蘭 20g, 杭菊花 15g, 嫩鉤藤 25g, 赤芍藥 15g, 草紅花 10g, 酒地龍 10g, 車前草 30g, 生甘草 3g, 羚羊角粉 0.6g(分沖).

12月 24日 재진 때에 上方을 7제 복용한 상태로 諸證이 사라지니 右目의 復視 현상도 없어져서 정상을 회복하였다. 다시 7제를 복용하고 나서 재발은 없었다.

按 語: 本例는 外傷出血로 血瘀가 생기고 脈絡失通하니 髓海가 鬱阻하여 復視의 증이 나타난 것이다. 고로 치료는 活血化瘀, 通絡을 主로하고 輔로 平肝開竅의 법을 사용하여 효과를 거둔 것이다. 肝開竅于目하고 主藏血, 調節血量하니 目得血養하여야 잘 보는 것이다. 외상 후 먼저 혈액이 虛少하여 目不得養하니 視不明하고 다음은 血瘀阻絡于淸竅하여 目系被蒙하니 復視가 나타난다. 이로 인해 活血化瘀通絡으로 瘀血諸證을 치료하니 근본을 치료하는 大法이었다.

④ 久病多瘀

病邪久留하면 반드시 血과 氣에 영향을 미치니 經絡을 통해서 氣血運行失暢에 이르러 瘀血證이 나타난다. 《素問·痺論》에서 말하기를

"病久入深, 營衛之行澁, 經絡時疏, 故不通(通'痛')"라 하였으며 葉天士의 《臨證指南醫案》에서는 "經幾年宿病, 病必在絡"이라 하였고 久病之人은 營衛氣血의 不和가 많으며 氣血生化의 근원이 匱乏하니 혈액이 쉽게 澁滯하니 王淸任이 "久病入絡卽瘀血"이라 하였으며 唐容川은 "凡癆之所由成多爲瘀血爲害"라 하였으니 모두 久病에는 瘀血이 많이 생긴다는 機理를 논술한 것이다.

[病案事例]

㉠ 李某某, 女, 50歲. 1981年 7月 14日 初診.

환자는 근 10년 동안 양측의 下肢浮腫, 全身竄痛, 腰酸疼하여 움직이면 더 심하고 手脹不得握, 頭暈時痛, 頸項强痛, 身冷, 口乾苦不欲飮, 心悸氣短, 胸憋, 脘腹脹滿하여 食後加重되고 納呆, 煩急, 小便短, 便秘가 있었다. 거주지의 병원에서 여러 차례 소변검사를 하였으나 정상이었고 심전도, 방사선촬영, 혈압도 모두 정상이었다. 더불어 여러 가지 치료를 받아서 양약과 또한 스스로 人蔘再造丸 수십환을 먹었으나 효과가 없어서 북경에 와서 나를 찾게 되었다. 現症은 위와 같다. 舌苔白膩, 舌質暗淡, 口脣暗하고 瘀斑이 있으며 兩手掌과 手指가 暗紅不澤하였다. 脈沈滑하였다.

辨　證: 脾腎不足, 氣虛血瘀.

治　法: 平補脾腎, 調氣活血.

方　藥: 臨床經驗方

太子蔘 30g, 茯笭皮 15g, 茯笭塊 15g, 大秦艽 15g, 粉葛根 7g, 桑寄生 30g, 女貞子 30g, 冬瓜皮 15g, 冬瓜仁 15g, 白朮 10g, 紫丹蔘 30g, 赤芍藥 15g, 條黃芩 10g, 川楝子 10g, 鷄冠石 10g.

7月 22日 再診에서 상기 처방을 7제 복용한 상태로 모든 證이 덜해 졌으니 煩急이 사라지고 食納이 점차로 늘었으며 소변의 양도 늘어났 고 대변도 정상이었다. 舌苔白, 舌質과 口脣은 暗紅하고 脈은 沈滑하였 다. 上方에 澤蘭 15g을 가하여 10제를 복용시키니 浮腫이 사라지고 나머지 증상도 없어졌다. 舌紅脣暗이 정상을 회복하였으며 口脣瘀斑도 거의 없어졌고 二便도 순조로웠다. 다시 7제를 복용시키니 재발을 방 지하기 위함이었다.

  按　語: 本例는 병이 이미 10년을 넘어선 것이니 久病必虛하고 더 불어 瘀가 많은 경우이다. 諸證을 관찰하니 脾腎兩虛에 속하 였고 氣血失調로 血瘀의 證을 가지고 있었다. 환자는 "三紅" 을 다 지니고 있으니 口脣에 瘀斑이 있으며 또한 口乾苦不欲 飮하였으니 瘀血內存의 征象을 가리킴이다. 고로 平補脾腎하 는 처방에 活血化瘀之品을 가하여 효과를 거둔 것이다.

ⓛ 劉某某, 男, 24歲. 1981年 9月 9日 初診.

환자는 6년 동안 少腹疼痛, 泄瀉, 便帶粘液하였으며 매번 무리를 하 고 찬 바람을 쐬면 氣鬱後에 병이 나타났다. 근 2년 간 증상이 더 심 해져 여러 가지 양약을 복용하였으며 한약의 탕제도 40제 이상 복용하 였으나 효과가 없어서 내가 있는 병원으로 외게 되었으니, 변을 검사 하니 백혈구는 30-40개로 'S'상 결장에 대한 현미경 검사에서 만성결 장염으로 진단을 받았다. 舌苔白, 舌質紅, 口脣瘀暗, 手掌과 指의 색은 暗不澤하였다. 좌측 少腹壓痛이 뚜렷했다. 脈은 沈滑하였다. 밸혈구의 숫자는 20-30개 정도였다.

  辨　證: 濕熱下注, 氣滯血瘀.
  治　法: 淸利濕熱, 活血化瘀.

方　藥: 臨床經驗方

川黃柏 10g, 紫丹蔘 30g, 草紅花 10g, 茜草根 15g, 白朮 15g, 生苡米 30g, 廣陳皮 7g, 訶子肉 10g, 馬尾連 10g, 臺烏藥 10g, 赤芍藥 10g, 雲茯笭 15g, 車前草 20g, 生甘草 3g.

9월 26일 재진 때에 5제를 복용한 상태였는데 大便은 묽지 않았고 (成形) 육안으로는 점액이 없었고 少腹痛이 사라지고 특별히 불편한 증이 없었다. 舌苔白, 舌質稍紅, 脈滑하였다. 검사상으로 이상이 없었다. 약의 양을 배로 늘려 蜜丸하니 每丸의 무게는 7g으로 매번 1丸씩 하루에 두 번 복용하게 하였다. 2개월 후에 환자가 감기로 내원하였을 때 환약은 다 먹은 상태이며 증상은 없었고 口舌의 瘀暗도 사라졌다.

按　語: 本例는 병이 6년을 경과한 久病多氣血瘀滯한 경우로 "三紅"의 증이 모두 있었으며 少腹疼痛, 固定不移함이 있었으니 濕熱의 邪가 搏于下焦하여 日久하니 氣血失暢하여 瘀血을 만든 것으로 치료는 淸熱利濕하고 輔로 대량의 活血化瘀之品을 가하여 효과를 나타내었다.

⑤ 痛則有瘀

疼痛은 임상에서 상견하는 證이다. 疼痛을 일으키는 원인은 매우 많은데 총괄하면 氣血失調로 나타나며 특히 血瘀가 두드러지니 그 특징은 痛有定處하고 拒按하며 刺痛이 많다는 것이다. 王淸任은 《醫林改錯》에서 "凡肚腹疼痛, 總不移動, 是血瘀"라고 하였다. 唐容川 또한 "凡是疼痛, 皆瘀血凝固之故也"라고 하였으니 痛則有瘀, 瘀則作痛, 不通則痛한다는 機理를 논술한 것이다.

〔病案事例〕

㉠ 劉某某, 男, 28歲. 1981年 10月 6日 初診.

患者는 右側頭痛이 있은 지가 4-5년이 되는데 刺痛固定, 때로 跳痛하니 매번 外感으로 加重되었다. 여러 가지 치료를 하였으나 효과를 거두지 못하고 계속하여 머리가 아팠다. 某醫院에서 진단하기를 血管神經性頭痛이라고 하였다. 근 5일 感寒으로 두통이 가중되고 鼻流淸涕, 多淚, 口角潰爛한 증이 동반되었는데 수면과 식사는 괜찮았다. 舌苔薄白, 舌質紅, 口脣과 手掌-指暗紅하였고 脈은 弦滑하였다.

辨　證: 瘀血定着, 經絡失通, 風邪外襲.
治　法: 活血化瘀, 消風通絡.
方　藥: 臨床經驗方

全當歸 10g, 大川芎 7g, 赤芍藥 15g, 茜草根 10g, 草紅花 10g, 紫丹蔘 20g, 杭菊花 15g, 靑連翹 15g, 蒼耳子 10g, 馬尾連 10g.

10月 12日 재진 때에 上方을 6제 복용한 상태인데 諸證이 사라졌으나 脣, 手, 舌과 脈은 전과 같아서 上方을 다시 7제 복용시키니 三紅症 역시 좋아졌다.

按　語: 本例는 頭痛日久, 久病氣血失調, 脈絡瘀滯, 不通則痛한 경우로 證이 血瘀疼痛에 겸하여 外感風邪가 絡脈에 阻滯하여 疼痛이 심해진 상태이다. 活血化瘀를 爲主로 겸하여 疏風淸熱을 輔로하여 치료하여 효과를 거두었다.

㉡ 梁某某, 女, 74歲. 1985年 10月 20日 初診.

患者는 右足跟 疼痛을 2년 째 앓고 있으며 최근 반년간 더 심하여 모의원에서 진찰하니 "骨質增生(骨棘形成)"으로 진단을 받았다. 六味地黃丸과 湯 10 여제를 복용하였으나 효과가 없어서 나에게로 왔다.

現症 右足跟疼痛, 伴右下肢痲木, 腰酸乏力, 食納과 二便은 괜찮았다. 舌苔白, 舌質紫暗, 脣暗瘀斑, 手掌-指瘀暗不澤, 脈沈滑.

辨　證: 腎氣虧虛, 血脈瘀阻.
治　法: 補益腎氣, 活血化瘀.
方　藥: 臨床經驗方

大熟地 30g, 紫丹蔘 30g, 明天麻 10g, 鷄血藤 30g, 炒川斷 15g, 桑寄生 30g, 酒地龍 10g, 草紅花 10g, 赤芍藥 15g, 茜草根 15g, 枸杞子 15g, 何首烏 15g.

10月 27日 재진에서 上方을 7제 복용한 상태로 右足跟疼痛이 많이 줄었고 腰酸肢痲역시 호전되었다. 계속해서 7제를 복용하고 諸證이 사라졌으며 "三紅症"역시 줄었다.

按　語: 足跟疼痛은 腎虛로 나타나는데 腎主骨하기 때문이다. 腎氣不足하여 骨失濡養하면 筋軟乏力하니 腰酸과 足跟疼痛이 나타나는 것이다. 하지만 前醫가 補益腎氣하는 六味地黃丸 등의 重藥으로 치료하여 효과를 거두지 못했다. 나는 三紅症이 있는 것을 보고 內有瘀血을 인식하였으며 病은 腎虛瘀血에 屬하니 補益腎氣하는 처방에 活血化瘀之品을 가하여 효과를 거두었다.

3. 活血化瘀法의 機理(探討)

위의 것들을 종합하면 活血化瘀法이 각종 원인으로 나타난 많은 질병을 치료할 수 있음을 알 수 있다. 그리고 "三紅症"이라고 하는 것은 미세한 부분에서 血瘀證을 진찰할 수 있는 하나의 방법이다. 이로써 活血化瘀法의 응용범위를 넓힐 수 있으니 臨證에서 확실히 가르침을 주는 意義가 있는 것이다.

  活血化瘀法의 응용으로 여러 질병을 치료할 수 있으며 中醫의 "異病同治"라는 원칙을 충분히 체현시켜주며 그 기전이 되는 원리는 어떤 다른 질병에 있어서도 일정한 단계에 이르면 공통적으로 나타나는 병리적인 特征이 되는 것이니 고로 같은 방법으로 치료가 가능한 것이다. 그 공동의 病理特征을 "瘀"라는 하나의 글자로 개괄할 수 있는 것이다. 하지만 구체적인 임증에 있어서는 血分病이 血瘀를 만드는 것이 있고 氣分病이 血瘀를 만드는 것이 있으며 實證의 血瘀가 있고 虛證의 血瘀가 있으며 寒瘀, 熱瘀 등등이 있는 것이다.

  국내외의 연구자료에 의하면 中醫의 血瘀證과 현대의학의 "瘀血"은 같이 논할 수 없는 것이며 더군다나 血管의 阻塞으로 이해할 수는 없는 것이다. 中醫의 血瘀證은 血液循環障碍(특히 미세혈관 혹은 미세순환)을 포괄하는 것이며 또한 이로 인해서 나타나는 血液, 生化, 組織學的 變化를 포괄하는 것이니 血液粘稠度, 赤血球電泳, 纖溶과 間質增生, 組織萎縮 혹은 增生 등을 말할 수 있다. 동시에 또한 상술한 변화로 나타나는 각종질병의 임증표현을 포함한다.

  "三紅症"은 舌, 口脣, 手掌을 위주로 발생하는 瘀血征象이며 이로 인해 皮膚와 血管의 淺表層에서 읽을 수 있는 것이니 어떤 원인으로 인하여 血瘀證이 나타날 때 명현하며 쉽게 관찰할 수 있는 것이다. 가벼운 경우는 色이 비교적 深紅이며 病情의 發展과 病程의 延長에 따라 점차로 深紅에서 暗紅, 青紫 심지어는 紫黑으로 변하게 되며 특유의 瘀斑 혹은 瘀點이 나타날 수 있다. 이는 血液 粘稠道의 增加, 血液의 濃縮, 血液疎速

의 變化 그리고 血淸量의 減少와 有關한 것으로 추측할 수 있다.

4. 活血化瘀法 常用方

1. 桃核承氣湯 (《傷寒論》).
2. 抵擋湯, 抵擋丸 (《傷寒論》).
3. 大黃䗪蟲丸 (《金匱要略》).
4. 下瘀血湯 (《金匱要略》).
5. 溫經湯 (《金匱要略》).
6. 桂枝茯笭丸 (《金匱要略》).
7. 失笑散 (《太平惠民和劑局方》).
8. 丹蔘飮 (《醫宗金鑑》).
9. 桃紅四物湯 (《醫林改錯》).
10. 血府逐瘀湯 (《醫林改錯》).
11. 通竅活血湯 (《醫林改錯》).
12. 膈下逐瘀湯 (《醫林改錯》).
13. 少腹逐瘀湯 (《醫林改錯》).
14. 身痛逐瘀湯 (《醫林改錯》).
15. 補陽還五湯 (《醫林改錯》).
16. 復元活血湯 (《醫學發明》).
17. 桃仁承氣湯 (《溫病條辨》).
18. 生化湯 (《傅靑主女科》).
19. 七厘散 (《良方集腋》).

5. 活血化瘀法 常用藥物

① **活血凉血**：牧丹皮, 赤芍藥, 紫草, 茜草, 地龍, 白薇.

② **化瘀止血**：血餘炭, 藕節, 三七, 蒲黃, 茜草炭, 白茅根, 花蕊石, 降眞香, 大黃炭.

③ **行氣活血**：鬱金, 川芎, 三稜, 姜黃, 王不留行.

④ **活血祛瘀止痛**：丹蔘, 牛膝, 益母草, 桃仁, 紅花, 蘇木, 水蛭, 虻蟲, 澤蘭, 劉寄奴, 延胡索, 沒藥.

⑤ **活血通經**：五靈脂, 乳香, 穿山甲, 紅花, 桃仁, 土鱉蟲(土元), 馬鞭草.

⑥ **養血行血**：當歸尾, 鷄血藤.

⑦ **開竅活血**：麝香.

第三部 常見하는 兩種의 多發病에 대한 治療 體驗

1. 中醫藥治療 Ⅱ型 糖尿病(消渴)酮症 (Ketosis) 60例에 대한 小結

糖尿病(消渴)은 전 지구상에서 常見하는 多發性 疾患이다. WHO의 통계에 근거하면 전세계에 3000만 명의 환자가 있으며 약 3000만 명은 진단을 받지 못한 환자로 추정한다. 우리나라에도 현재 1000만 명 정도의 환자가 있다. 고대의 甲骨文에도 "消渴"이라는 두 글자가 있었으니 이미 3000여 년의 역사를 지니고 있다. 中醫學에서는 일찍이 기원전 2세기에 《內經》에서 消渴, 消癉에 대한 묘술을 하였다.

《素問·奇病論》에서 "此人必數食甘美而多肥也. 肥者令人內熱, 甘者令人中滿, 故其氣上溢, 轉爲消渴"이라고 하였다. 기재된 바는 매우 적지만 그 病因病機를 개괄했으며 病名에 대한 규정을 하였다. 漢·張仲景이 《金匱要略》에서 "男子消渴, 小便反多, 以飮一斗, 小便一斗, 腎氣丸主之. ……消渴飮水, 口乾燥者, 白虎加人蔘湯主之"라고 하여 증상을 묘술하였으며 또한 치료 處方名을 나타내어 지금까지 임증에서 가르침으로 내려오고 있다.

隋·巢元方의 《諸病源候論》에서는 "夫消渴者, 渴不止, 小便多是也……其病變多發癰疽"라고 기재하여 消渴이 매우 쉽게 熱毒內蘊을 만

들고 癰疽를 병발시킴에 대해서 자세히 말하였다. 後世醫家는 本病證 情에 근거하여 上消, 中消, 下消로 나누었다. 그 病因病機는 주로 素體 氣陰兩虛, 飮食不節, 濕熱蘊蓄, 傷及脾胃, 復因情志失調, 怒慾過度로 나타나는 것이다.

 病情이 중할 경우, 즉 陰津極度耗損, 虛陽浮越, 脾虛失運, 升降失司 하면 面紅, 頭暈痛, 煩躁, 惡心嘔吐, 目眶內陷, 脣舌乾紅, 息深而長 등 의 증을 나타내게 되며 마침내 陰脫로 陽欲亡하여 昏迷, 四肢厥冷, 脈 微細欲絶 등의 危狀을 나타내게 되니 糖尿病의 酮症(Ketoacidosis)으 로 인한 酸中毒과 高滲透壓性昏睡를 임상증상으로 하는 것과 매우 근 접해있다.

 糖尿病은 일종의 상견하는 내분비대사성 질병으로 原發性과 繼發性 의 두 종류로 나뉜다. 그 病理는 절대 혹은 상대적인 인슐린분비 부족 으로 일어나는 代謝紊亂으로 산-염기의 균형실조로 煩渴, 多尿, 善飢, 消瘦, 乏力無力 등의 증상이 자주 일어나며 병이 오래되면 心血管, 腎, 眼, 神經系統으로 합병증이 동반된다. 엄중한 경우에는 酮症酸中毒 (ketoacidosis)으로 생명이 위협받는다.

 酮症의 발생은 주로 감염, 음식실조 혹은 위장질환, 인슐린투여의 부 족 혹은 중단 등의 원인으로 나타나며 체내의 당대사와 지방분해의 증 가가 개체의 조직 산화대사 능력을 초과함으로 肝內에 대량의 同體 (ketone body)를 생산하여 혈액중의 ketone body 축적과다로 체액의 산-염기 균형이 깨어져 중추신경계통을 억제함으로 眩暈, 頭痛, 惡心嘔 吐, 食慾減退, 乏力, 嗜睡, 肢麻, 呼氣 중에서 냄새가 나는 등의 증상 이 나타난다.

 일반환자는 ketone body가 출현한 후에 응급실로 옮겨져서 ketone body가 없어질 때까지 생리식염수와 인슐린을 주사하고 3-5시간 이상 의 안정을 필요로 하게 된다.

第三部 常見하는 兩種의 多發病에 대한 治療 體驗

 1987년 이래로 中藥(洋藥이나 정맥을 통한 수액공급 없이)을 사용하여 Ⅱ형 당뇨병환자의 ketosis 60 例를 치료하여 일정한 효과를 거두었다. 이와 관련된 보도가 아주 적으니 원컨대 이런 자료를 통해서 본병에 대한 치료범위를 넓히고자 한다. 본병의 병정이 상대적으로 엄중하여 대조군은 설정을 하지 못하였다.

1. 병예분석

① **성별분포** : 60 예의 환자 중 남자 30 예와 여자 30 예로써 남녀 비율은 50%씩을 점한다.
② **연령분포** : 60 예의 환자 중, 15-30세가 3 예로 4.5%를 점하고 31-50세가 30 예로써 50%를 점하며 61-70 이상이 27 예로 44.9%를 차지한다. 이처럼 환자의 대다수는 중노년인으로 95%에 달한다.
③ **병정** : 60 예의 환자 중에 병정이 1년 이하인 경우가 33 예로 54.8%를 차지하고 병정이 1-5년이 21 예로 34.3%에 달하며 5-10년 이상이 6예로 9.9%를 점한다.

2. 치료효과 분석

表 1. 三消分證

三消	上	中	下	上中	中下	上下	上中下
例數	10	3	1	16	5	5	20
%	17	5	1.6	27	8	8	33

※ 中消의 所見을 보인 경우가 73%를 차지함.

표 2. 辨證分型

辨證分型	脾腎虧虛 濕熱內蘊	脾虛胃熱	脾虛濕熱	肺脾腎虛
例數	30	8	2	20
%	50	13	3.3	33.3

※ 脾腎虧虛, 濕熱內蘊證은 50%를 차지하고, 이는 "健脾益腎解毒湯"의 바탕이 된다.

표 3. 血糖測定値

血糖測定値(mg%)	例　數	百　分　率
120 - 200	21	35
201 - 300	33	55
301 以上	3	5
近期未測	3	5

표 4. 尿糖測定

尿糖測定値	治療前例數	%	治療後例數	%
-	3	5.0	9	15
±	3	5.0	4	6.6
+	8	13	10	16.6
++	5	8	5	8
+++	21	35	16	26.6
++++	20	33	16	26.6

표 5. 服用藥物劑數

劑數	1劑	2劑	3劑	4劑	5劑	6劑	7劑
人次	2	41	8	4	1		4
%	3.3	68.3	13.3	6.6	1.6		6.6

表 6. 中醫藥治療前後 同體陽性率(%) 比較

	例 數	陽性率(%)
治 療 前	60	100
治 療 後	4	6.7※

※ t = 10.243　　P〈 0.001　매우 현저한 차이가 있음

3. 結果分析

제 Ⅱ형 당뇨병의 酮症 60 예에 대한 치료로 56 예의 환자가 복약 후 尿同體가 사라져서 陰性이 되어 93.3%의 有效率을 보였으며, 그 중에서 복약 2제인 경우가 41 예로 전체의 68.3%를 차지하였다. 이상 尿同體가 음성으로 된 경우에서 1개월 이내에 양성으로 된 경우는 없었다. 尿同體가 음성으로 되지 못한 경우는 4 예로 6.7%를 점하는데 그중 2 예는 치료전의 뇨동체가 ++에서 치료후에도 ++인 경우였고 1 예에서는 치료전 ±에서 치료후 +로, 또 1 예는 치료전 ++에서 치료후 ++++였다.

통계학적 처리를 거치니 t = 10.243, P〈 0.001로 매우 현저한 차이를 나타냈다.

4. 討 論

현대의학에서는 糖尿病의 원인을 인슐린에 대한 분비조절의 이상과 관련을 지어서 인식하는데 中醫의 臟腑學說에서는 본래 膵臟이라는 명칭이 없다. 하지만 인체의 실제 장부와 결합하여 膵臟은 인체의 중요한 消化腺體로 음식물의 지방을 소화하는데 참여하니 中醫에서 膵臟이라는 명칭(張錫純의 消渴治療 名方인 "滋膵飮"에서 그 이름이 근원한

다)은 脾胃와 연관되어 그 運化를 輔하고 精微를 輸布하는 것임은 말을 하지 않아도 알 수 있는 것이다.

中醫學에서 消渴이라는 병은 주로 飮食不節失愼과 관련지어 인식하니 《丹溪心法》에서 "酒肉無節, 酷嗜炙煿, 臟腑生熱"이라 하였다. 고로 本病은 脾胃의 손상과 많은 연관이 있는 것이다. 脾主運化하고 胃는 水穀之海이니 脾虛하면 위로 心肺에 精을 수포하지 못하고 아래로는 溫腎하여 制水하는 기능을 할 수 없는 것이다.

대개 心主血하며 血賴脾生하고 肺主氣하며 金需土培하고 腎主陰精하는데 後天의 供養을 필요로 한다. 고로 脾胃가 傷하면 점차로 氣陰兩虛하는 증후가 나타난다. 氣陰俱傷하면 燥熱內生하여 消渴病의 主要病理로 작용할 수 있고 腎脾肺의 三臟은 消渴의 주요 病位가 된다고 할 수 있다.

脾의 기능이 튼튼하면 升上啓下하여 모든 臟腑를 榮養하는 주도작용이 순조롭다. 脾가 건강하면 다른 장부도 건강하고 脾熱하면 五臟이 모두 燥해진다. 脾虛하면 濕이 生하고 濕蓄하면 氣機鬱阻하니 氣와 熱이 相搏하여 毒熱內生하고 肌膚로 流溢하여 癰癤을 만들고 土不生金反灼肺陰하니 口渴이 심해지며 胃熱이 偏重하면 消穀善飢하고 濕熱礙于中焦하면 脾胃의 升降 기능이 제대로 이루어지지 않게 되어 일련의 胃腸失和하는 증이 나타난다.

예를 들면 惡心嘔吐, 大便溏秘不定 같은 것이다. 脾의 味는 香인데 脾熱(脾癉)하면 口泛腐果濁氣한다. 濕熱蒸騰上蒙心神하면 淸竅鬱遏하여 頭暈, 頭痛하고 마음이 어지러운 등의 증이 나타난다.

고로 치료에서는 益肺健脾補腎調養氣陰하는 치법을 사용한다. 濕熱의 毒이 蘊蓄하여 병이 되었을 때에는 증이 虛實錯雜에 속하는 것으로 당연히 그 標를 치료하거나 標本을 兼顧하여야 한다. 상술한 증상과 당뇨병의 酮症酸中毒(ketoacidosis)의 昏迷는 매우 비슷하여 일반적으로 "酮中毒", "酸中毒"이라고 부르니 "毒"이라는 한 글자가 강조되는 것인데 나는 중의학 이론을 바탕으로 하여 선현과 근-현대의 의가에서 消渴을 치료하는 名方, 驗方으로 淸熱解毒, 芳化濕濁之品을 사용하여 解毒化濁하여 病情을 완해한 바 그 중 健補脾胃함으로 標本兼治하여 淸補를 겸하는 목적을 이루니 마침내 일정한 효과를 거두게 되었으며 더불어 부작용이 없었다. 약은 2劑를 주는 것을 원칙으로 하고 환자가 복약한 후 다시 진찰하여 陰性이 되면 증에 따라서 치료를 하는데 소수의 환자들은 2제를 복용하고 음성이 되지 않아서 양약을 복용하게 되는 경우도 있다.

내가 이 병을 치료하는데 있어 인식하는 바는 重點治脾, 顧及上(肺)下(腎), 兼以淸熱解毒, 芳化濕濁이다. 氣血을 공급하는 源이 있고 臟腑가 편안해지니 三消가 좋아지고 毒熱이 없어지며 濕濁이 사라진다. 《內經》의 "虛者補之, 實者瀉(淸)之"라는 가르침을 받들어 처방을 《健脾益腎解毒湯》이라고 이름지었다. 처방의 조성은 아래와 같다.

太子蔘, 玉竹, 黃精, 葛根, 花粉, 生地, 地骨皮, 金銀花, 連翹, 荷葉, 生甘草

本方은 太子蔘, 玉竹, 黃精으로 健脾補氣而不溫燥하게 한다. 《本草備要》에 기재된 바 玉竹, 黃精은 性味皆甘平하고 補中益氣, 上潤心肺, 下塡精髓, 除煩渴, 久服不饑하여 多飮, 多食症에 유효하다고 하였다.

이리하여 이 세 가지 약은 약성이 비교적 平和하여 用量이 많다 (20-30g). 葛根은 辛甘性平入陽明經하여 脾胃의 淸氣가 上行함을 鼓舞시키고 升津止渴한다. 이상의 네 가지 약은 균히 健脾胃를 위주로 한다. 花粉은 甘酸微苦寒하니 甘不傷胃, 酸能斂津, 微苦微寒은 淸胃降火潤臟하니 止消渴하며 더불어 毒癰瘡腫을 치료하니 消渴을 치료하는 常用藥이 된다(60예의 환자에서 38예가 본품을 균히 사용하니 56.5%

의 사용율을 차지한다).

 보도에 따르면 花粉 30g을 硏末하여 매번 15g씩 하루 두 번 복용하면 血糖과 尿糖을 낮추는데 효과가 있다고 한다. 生地는 甘苦寒하여 入心腎하니 滋陰生血하고 塡精髓, 長肌肉(見《本草備要》하고 地骨皮(甘淡寒)와 더불어 益肝腎, 止消渴한다.

 위의 두 가지 약재는 균히 補腎之品이다. 金銀花는 性微甘, 入肺胃心經하여 淸熱解毒, 養血止渴한다. 連翹는 苦微寒하고 淸三焦氣分濕熱하며 通行十二經하여 消腫毒한다. 荷葉은 苦平하고 升發脾胃陽氣하며 降中焦之穢濁하는데 東垣이 말하기를 능히 淸熱解毒한다 하였으며 甘草는 調和諸藥한다.

 本方의 藥性은 平安하며 脾腎幷治하니 淸補兼施하는 것으로 先後天을 均顧하여 三消症의 脾腎虧虛와 더불어 濕熱을 겸한 경우(糖尿病酮症)에 좋은 효과가 있다. 肺에 대해서는 언급이 없었는데 대개 脾土가 충실하면 능히 生金하며 腎陰이 충족하면 金水相生하는 바이다.

 아래는 臨證治療의 用藥 중에 健脾益氣藥의 사용 비율과 脾를 爲主로 치료하는 관점에서 消渴의 常用 名方을 분석한 것이다.

① 消渴을 治療하는 藥物(脾胃藥)의 比率

㉠ 健脾益氣 : 黃芪(30%), 太子蔘(60%), 玉竹(50%), 黃精(63%), 葛根(50%), 黨蔘(15%), 茯笭, 山藥.

㉡ 養脾胃陰 : 花粉(96.6%), 川石斛.

㉢ 淸脾胃濕熱 : 黃連(35%), 黃芩(42%), 佩蘭(18%), 荷葉(23.3%), 知母(33%), 金銀花(23.3%), 連翹(58.3), 蒲公英(17%).

㉣ 升擧脾胃淸陽 : 葛根(50%), 荷葉(23.3%).

㉤ 淸陽明胃經 : 生石膏(15%), 知母(33.3%).

第三部 常見하는 兩種의 多發病에 대한 治療 體驗

② 消渴을 治療하는 處方의 例

㉠ 健補脾胃爲主方

* 白朮散 （七味白朮散）(《小兒藥證直訣》) : 人蔘, 白朮, 茯苓, 甘草, 葛根, 木香, 藿香.
* 黃芪六一湯 (《太平惠民和劑局方》) : 黃芪, 甘草.
* 玉液湯 (《衷中參西錄》) : 黃芪, 山藥, 葛根, 花粉, 知母, 鷄內金, 五味子.
* 祝諶予의 "蒼朮"組方

㉡ 淸脾胃熱爲主方

* 消渴方 (《丹溪心法》) : 黃連, 生地, 花粉, 藕汁, 牛乳.
* 調胃承氣湯 (《傷寒論》) : 大黃, 芒硝, 甘草.
* 忍冬藤丸 (《集驗方》) : 忍冬藤.
* 黃連猪肚丸 (《三因極一病證方論》) : 黃連, 花粉, 茯神, 知母, 麥冬, 粱米, 猪肚.

㉢ 上消, 下消를 治療하는 其他處方

* 白虎加人蔘湯 (《傷寒論》) : 人蔘, 知母, 石膏, 甘草, 粳米.
* 五苓散 (《傷寒論》) : 茯苓, 猪苓, 白朮, 澤瀉. (모두 脾胃系의 藥이다)
* 六味地黃丸 (《小兒藥證直訣》) : 熟地, 山藥, 丹皮, 澤瀉, 山萸肉, 茯苓. (尙有 茯苓, 山藥 ……)
* 鹿茸丸 (《三因極一病證方論》)(治下消) : 亦有 人蔘, 鹿茸, 茯苓 等 健脾藥.
* 二妙散 (《丹溪心法》)(治下焦濕熱) : 蒼朮, 黃柏. (亦有蒼朮)

이처럼 三消症을 치료하는 常用方에서는 모두 예외 없이 中焦脾胃, 혹은 健補脾胃, 혹 通其腑實, 혹 升淸降濁과 利濕解毒하는 藥이 들어있다.

③ 藥物分析

① 黃芪

黃芪는 甘微溫하고 入肺脾二經하며 補中益氣하고 生肌壯脾胃한다. 《本草綱目》에서 "治渴補虛……先渴而後發瘡癤, 或先癰疽而後發渴, 并宜常服此藥"이라고 記載하였다. 本品에 甘草를 가하면 黃芪六一湯이 되며 忍冬藤을 가하면 그 效果가 더욱 뛰어나다. 현대의 藥理硏究에서 黃芪는 降血糖作用이 있는 것으로 나타났다.

② 太子蔘

太子蔘은 性味甘微溫(혹은 性平)한데, 汪訒菴는 이 약의 補하는 성질이 大蔘(人蔘)의 아래가 아니라고 하였으며 더불어 溫燥하지 않으니 健脾補氣의 上品인데 용량은 많아야(20-30g)한다. 《本草綱目》에서 本品을 人蔘代用으로 하여 天花粉을 가해서 梧子大로 蜜丸하여 매번 100粒을 麥門冬湯으로 먹으면 바로 "玉壺丸"인데 消渴引飮을 치료한다.

③ 玉竹・黃精

兩藥은 모두 百合科에 속하는 식물로 모두 性味甘平하며 《本經》에서 玉竹을 上品으로 하였다. 兩藥은 모두 補中益氣, 上潤心肺, 下塡精髓하는 功이 있고 益脾腎하여 消穀善飢함을 치료한다. 《本草綱目》에서 玉竹은 "止消渴"하고 "男子小便頻數"을 치료한다고 기재하였으며 黃精은 "使人肌肉充盛, 骨髓堅强, 其力倍增"이라고 하였으니 三消症의 饑渴漸瘦者에게 확실히 효과가 있다. 현대의 약리연구에 의하면 玉竹, 黃精이 모두 血糖을 낮추는 작용이 있다.

④ 天花粉

天花粉은 性味甘酸微苦微寒하여 消渴과 脣乾口燥함을 치료하고 瘡癤

腫毒을 없앤다. 時珍은 "瓜蔞根(卽 天花粉) 治療消渴飮水"라 하였다. 本品은 腸胃의 痼熱을 없앤다. 고래로부터 근대, 현대까지의 醫家에서 모두 本藥을 消渴病을 치료하는데 사용하였다. 본문의 60예의 처방중에 58方에서 균히 이 약을 사용하니 96.6%의 사용빈도를 보이며 또한 용량은 많아서 25-40g까지 사용한다.

⑤ 生地

《本經》에서 上品으로 쳤으며 性味甘微苦凉(微寒)하며 肝腎經으로 入하여 養陰潤燥淸熱, 塡精髓, 壯肌肉(見《本草備要》)한다. 時珍은 本品이 능히 消渴의 瘦를 치료한다고 하였다. 本藥을 黃酒로 制한 후에 六味地黃丸의 君藥으로 사용하니 丹溪가 말하기를 "消渴方"이라 하였으며 張景岳은 "玉女煎"에서 張錫純은 "滋膵飮"에서 각기 君藥으로 사용하였다. 현대연구에서 本品이 血糖降下作用이 있음을 나타내었다.

⑥ 知母

知母는 性味苦寒하고 肺胃腎經으로 入하는데 하나의 약이 三臟으로 入하는 것은 三消와 관계가 있다. 本品은 淸熱降火, 滋陰潤燥하여 煩躁口渴을 치료한다. 《本草綱目》에서 本品이 "消渴熱中"을 치료한다고 하였다. 《本經》에서 또한 消渴을 치료한다고 하였다. 현대의 약리연구에 의하면 知母에서 짜낸 액이 집토끼와 백서의 동물실험에서 糖尿病으로 이한 血糖을 낮춘다고 하였다. 張錫純이 "玉液湯" 중에서 이 약을 사용하였다.

⑦ 葛根

葛根은 性味甘辛平하여 脾胃經으로 入하고 生津止渴, 鼓舞胃氣上行

한다. 《本草綱目》에서 本品을 "消渴……斷穀不饑……煩躁熱渴"함을 治療한다고 하였다. 善饑, 胃虛頭暈에 明顯한 치료효과가 있다. 張錫純이 "玉液湯"에서 이 약을 사용하였다.

⑧ 地骨皮
地骨皮는 性味甘寒入肺胃, 淸肺中伏火하고 肝腎의 虛熱을 除한다. 《本草綱目》에서 本品이 "消渴"을 치료한다고 하였다. 時珍은 地骨皮가 "骨熱, 肌熱消渴"을 치료한다고 하였다. 《本經》에서 또한 本藥이 "熱中消渴"을 치료한다고 기재하였다. 현대의 동물실험에서 本品을 注射하거나 九服하면 모두 降血糖의 작용을 나타낸다고 하였다.

⑨ 生石膏
生石膏는 性味甘辛大寒하고 色白入肺하고 兼하여 入三焦하는데 淸熱降火, 生津止渴(見《本草備要》)하며 口乾舌焦, 大渴引飮을 치료한다. 時珍이 本品은 消渴煩逆을 치료한다고 하였다. 上消肺熱耗陰에는 本藥의 치료효과가 뛰어나니 肺脾氣虛하고 또한 口渴思冷飮할 경우에 白虎加人蔘湯을 사용하여 치료하니 효과가 좋다. 日本의 漢醫學家가 이 처방으로 上消症을 치료하는데 많이 사용한다. 本品은 中消陽明胃熱渴飮에 또한 매우 좋은 효과를 나타낸다.

⑩ 黃連
黃連은 性味苦寒하여 脾胃大腸經에 入하니 淸熱燥濕, 瀉火解毒한다. 濕熱內蘊, 癰毒瘡癤을 치료한다. 《本草備要》에서 능히 "解渴除煩"한다고 기재하였다. 時珍은 黃連이 능히 "止消渴"한다고 하였다. 朱丹溪는 "消渴方"에 이 약을 사용하였다.

⑪ 黃芩

黃芩은 性味苦寒하고 心肺大腸經에 入하여 除脾胃濕熱, 瀉中焦實火, 養陰解渴(見《本草備要》)하고 瘡癰癤腫을 치료한다. 時珍은 본품이 "消穀, 解熱渴"한다고 하였다.

⑫ 金銀花

金銀花는 性味甘寒하여 肺胃心經에 入하니 清熱解毒, 養血止渴(見《本草備要》)하며 忍冬藤丸으로 消渴幷發癰腫을 치료할 때 그 효과가 탁월하다.

⑬ 連翹

連翹는 性味苦微寒하고 心, 心包, 三焦, 膽, 大腸氣分에 入하고 十二經을 通行하며 脾胃濕熱을 없애고 瘡癤毒熱을 푼다.

⑭ 蒲公英

公英은 性味甘平(或微苦寒)하고 脾胃經에 入하여 清解熱毒하며 瘡癰癤毒을 치료한다. 《本草綱目》에서 本品이 능히 "解食毒, 散滯氣, 化熱毒, 消惡腫"한다고 기재하였다.

⑮ 荷葉

荷葉은 性味苦澁平하여 心肝脾經에 入하고 解毒清熱, 升發清陽한다. 《本草綱目》에서는 本品이 능히 "止渴……生發元氣, 補助脾胃"한다고 기재하였다.

⑯ 佩蘭

佩蘭은 性味辛平하고 脾胃經에 入하여 《本經》에서 上品으로 썼다. 醒脾胃, 化濕濁한다. 濕阻中焦, 胃脘痞悶, 惡心嘔吐함을 치료한다. 《本草備要》에서 本品이 "消渴良藥"이라고 기재하였다. 時珍이 말하기를 이 약은 "其氣淸香, 生津止渴, 潤肌肉, 治消渴. ……消癰腫"이라고 하였다. 本藥은 脾癉口甛에 효과가 있다. 《素問·奇病論》에서 "夫五味入口藏于胃, 脾爲之行其精氣, 津液在脾, 故令人口甘也, ……此人必數食甘美而多肥也, 肥者令人內熱, 甘者令人中滿, 故其氣上溢, 轉爲消渴. 治之以蘭, 除陳氣也"라고 하였다. "蘭"은 佩蘭을 말함이다.

위의 글은 消渴病의 病機와 部分證候 그리고 治療를 간단히 서술한 것으로 세계에서 消渴에 대해 가장 먼저 논술한 것이다.

5. 典型的인 病例

① 李某某, 男, 36歲, 工人. 1989年 4月 19日 初診.

환자는 5년 전 당뇨병이 발생하여 病初에는 飮水多하였으며 근 3개월 간 눈에 띄게 말라서 10kg이 줄었고 全身乏力, 善饑하고 대변은 정상이고 尿頻, 腰酸疼, 血糖은 200mg/dl, 尿糖은 ++++, 尿酮體는 +++였다. 舌苔薄黃, 脈沈하였다.

辨　證: 脾腎虧虛, 津不上升, 兼有胃熱.

治　法: 補益脾腎, 淸胃生津.

生黃芪 30g, 太子蔘 30g, 天花粉 30g, 大生地 30g, 制黃精 30g, 地骨皮 30g, 山萸肉 10g, 桑寄生 30g, 金櫻子 30g, 大麥冬 20g, 粉葛根 10g, 川黃連 5g, 靑連翹 15g, 生甘草 3g.

1989年 4月 21日 재진시 : 2劑를 복약한 상태로 尿糖은 ＋＋＋＋, 尿酮體(-), 증상은 특별한 변화가 없었다.

② 宋某某, 男, 42歲, 工人. 1990年 5月 28日 初診.

환자는 1년 여 전부터 消渴이 있었는데 1주 전부터 口渴善饑重, 乏力不顯, 時溺濁量多하고 大便은 正常이었고 午後心悸, 胃脘脹痛하였고 心電圖에서 특별한 문제는 없었다. 血壓은 120/70mmHg, 血糖은 185mg/dl, 尿糖은 ＋＋＋, 尿酮體는 ＋＋였다. 舌苔灰, 質紅, 脈沈滑하였다.

辨　證: 心脾腎虛, 胃氣失和.
治　法: 補益心脾, 和胃養陰.
方　藥: 臨床經驗方

> 潞黨蔘 15g, 雲茯笭 15g, 五味子 7g, 大生地 30g, 制黃精 30g, 天花粉 30g, 廣鬱金 7g, 粉葛根 10g, 地骨皮 30g, 炒枳殼 10g, 紫丹蔘 30g, 靑連翹 25g, 生甘草 3g.

1990年 5月 30日 재진시 : 2劑를 복약한 상태로 乏力은 여전히 不顯하고 心悸, 溺濁減輕하였으며 尿糖은 여전히 ＋＋＋, 尿酮體는 (-)였다. 上方을 다시 5劑 복용하고 나서 모든 증상이 크게 가벼워졌고 尿糖(＋), 尿酮體(-)가 되었다.

按　語: 本方은 健脾를 爲主로 하여 兼顧肺腎한 것으로 連翹를 사용한 것은 이 약이 능히 淸熱, 解毒, 通暢十二經하기 때문이다.

2. 氣癭病(甲狀腺機能亢進症)의 中醫中藥治療

氣癭病은 목 앞에 輕度 혹은 中度의 腫大하고 부드럽고 光滑하게 만져지며(病久則較堅硬)과 더불어 乏力, 煩急易怒, 心悸汗出, 目睛突出, 收支或四肢顫抖, 削瘦易饑, 便溏하고 때로는 低熱, 下肢浮腫 등이 생기는 病證을 말한다.

일찍이 隋·巢元方이 《諸病源候論·癭候》에서 氣癭病의 病因과 病機에 대해서 논술하였으니 "癭者, 由憂恚氣結所生"이라 하여 氣癭病이 情志內傷으로 일어남을 말하였다. 임상에서 많이 볼 수 있는 이런 류의 환자는 中-靑年女性이며 대부분이 같지는 않지만 心理, 家庭, 社會的인 문제, 즉 긴장된 환경, 장기적인 忿鬱惱怒, 憂愁思慮 등의 정지손상으로 氣機鬱滯, 肝氣失于條達, 津液의 正常循行 및 輸布가 이루어지지 않고 凝聚하여 成痰한다. 痰氣凝滯日久하면 阻塞絡脈하여 血運不暢하고 氣鬱血滯하니 頸前에 凝結하여 癭腫, 結節을 만든다. 발병과정 중에 "氣鬱耗陰", "暴怒傷陰", "火熱灼陰"으로 처음부터 끝까지 陰虛火旺의 病理狀態가 유지된다.

이로 인하여 나는 氣癭病의 複雜錯綜한 證과 여러 原因을 대함에, 임상에서 氣, 鬱, 陰의 세 가지 방면으로 辨證時値하여 일정한 효과를 거두었다. 氣癭病의 病位는 頸前인데 頸前은 또한 足厥陰肝經의 循行部位니 《素問·金匱眞言論》에서 "東風生于春, 病在肝兪在頸項"이라고 말하였다. 臨證에서 대개 乏力, 煩急易怒, 心悸多汗, 消瘦易饑, 手指顫抖, 甲狀腺 輕或中度 彌漫性 腫大와 目珠突出 등의 증이 본병의 진단을 가능하게 한다. 만약 다시 실험실에서 血淸 FT3, FT4가 높게 나오면 본병의 확진을 더 쉽게 만들어 준다.

현대의학의 甲狀腺機能亢進, 甲狀腺瘤, 單純性甲狀腺腫 등의 病證은 균히 本節의 辨證治療를 참고할 수 있다.

臨證에서는 輕中型, 中重型의 兩型으로 나누어 辨證治療한다.

1. 輕中型

主　證: 甲狀腺輕度腫大, 柔軟光滑, 心悸乏力, 煩急易怒, 汗出, 善饑多食, 手指顫抖, 口乾思飮, 體重輕度減少, 月經量少. 舌苔薄白, 舌質稍紅, 脈細弦數.

證　析: 本證은 氣癭病의 早期에서 많이 볼 수 있는데 痰氣凝結로 甲狀腺이 腫大하지만 病程이 짧아서 氣陰의 耗傷이 크지는 않다. 忿怒上氣, 暴怒傷陰, 心脾兩虛로 乏力, 消瘦, 心悸汗出, 口渴의 證이 나타난다. 만약 脾虛가 비교적 심하면 善饑하니 "求食自救"하는 의미인 것이다. 肝鬱血虛筋燥風動하니 煩急, 手指顫抖하며 陰血虧虛, 衝任失調하니 月經量少, 遲至한다. 舌質稍紅, 脈弦細는 肝鬱耗陰의 象이다.

辨　證: 氣陰不足, 痰氣凝結.

治　法: 益氣養陰, 解鬱散結.

方　藥: 臨床經驗方

肥玉竹 20g, 北沙蔘 30g, 麥門冬 10g, 五味子 10g, 廣鬱金 10g, 制香附 10g, 生牡蠣 20g, 浙貝母 10g, 潤元蔘 10g, 夏枯草 15g, 麻黃根 12g, 生甘草 3g.

方　解: 本方은 病程이 짧고 氣陰의 손상이 크지 않은 證에 적용이 된다. 方中의 玉竹, 沙蔘, 麥冬, 五味子는 益氣養陰生津하

고 香附, 鬱金은 開鬱散結하며 元蔘은 滋陰降火하고 牡蠣, 浙貝母는 軟堅散結하며 夏枯草는 獨入厥陰하여 緩肝火, 養肝血, 散結氣, 消癭瘤한다. 諸藥이 모두 平補氣陰, 解鬱消癭의 목적에 부합된다. 만약 善饑와 동시에 腹脹, 便秘, 舌苔黃하면 胃中에 實熱이 비교적 盛한 것으로 상황에 맞추어 小承氣湯을 1-2劑 복용할 수 있으니 證이 좋아질 수 있다.

2. 中重型

主　證: 甲狀腺中度彌漫性腫大, 質較硬, 目珠突出, 心悸汗出, 口乾善饑, 煩急易怒, 剔瘦乏力, 手指顫動. 舌質紅, 少苔或薄黃苔, 脈弦數.

證　析: 本證은 심한 精神的 刺戟 혹은 졸연한 外感으로 나타나는데 肝鬱日久化火, 暴怒傷陰, 痰氣壅結하여 나타나는데 氣鬱日久하니 氣에서 血로 영향을 미치고 氣爲血帥, 氣行則血行, 氣滯血必鬱함이니 鬱久血必瘀한다. 氣滯痰凝血脈瘀阻于頸部하니 甲狀腺이 中度로 腫大하고 質은 비교적 硬堅하며 肝鬱逆竅風陽內動하여 目珠突出하고 手指顫抖한다. 氣鬱化火, 肝火偏盛하면 煩急易怒하며 木火凌心하니 心悸한다. 熱迫津液外泄하여 汗多하고 熱傷胃津하여 口乾한다. 木鬱克土하니 後天化源不足하여 水穀精微가 四肢肌膚를 濡養하지 못하여 剔瘦하고 多食하며 倦怠乏力한다. 舌質紅, 少苔 혹 薄黃苔, 脈弦數은 모두 肝火偏盛의 象이다.

이외에 本證은 氣陰虧虛가 비교적 重한 상태로 肝火又熾, 虛實挾雜한 것이다. 이때 만약 다시 정신적 자극을 받거나 혹은 感邪熱病, 外乘

襲虛하면 心中憺憺大動하고 冷汗大出不止, 復不進食, 大便溏瀉不已, 煩急不可耐하니 氣血欲脫의 증후로 서양의학에서 말하는 甲狀腺危象으로 응급실로 옮겨서 처치하여야 한다.

　辨　證：氣鬱痰結, 熱傷氣陰.
　治　法：解鬱淸熱, 補益氣陰.
　方　藥：臨床經驗方

川黃連 5g, 北沙蔘 30g, 夏枯草 15g, 潤元蔘 10g, 醋柴胡 10g, 廣鬱金 10g, 黃藥子 10g, 生牡蠣 20g, 蓬白朮 10g, 嫩鉤藤 15g, 肥玉竹 30g, 生甘草 3g.

　方　解：方中의 黃連, 夏枯草는 淸熱瀉火하고 沙蔘, 元蔘은 養陰淸熱하며 柴胡, 鬱金은 舒肝理氣開鬱散結하고 鉤藤은 平肝熄風하며 黃藥子는 《本草綱目》에서 "凉血降火, 消癭解毒"한다고 하였으니 牡蠣, 白朮을 가하여 그 活血軟堅消癭散結하는 功을 도우고 生甘草는 調和諸藥하며 능히 黃藥子의 小毒을 해하며 病體虛而熱擾하면 玉竹을 가하니 이는 蔘, 芪가 적당하지 않기 때문으로, 本品을 重用하는 것인데 《本草備要》에 의하면 "性味甘平, 不寒不燥, 對一切不足之證有大殊功"이라 하였다.

　加　減：心氣虛하여 心悸重하는 경우는 生脈飮에 紫石英, 當歸를 가한다.

心經躁熱로 心動過速하는 경우는 苦蔘을 5-10g 가하여 心率을 떨어뜨린다.《本草經百種錄》에서는 "苦蔘苦入心, 寒除火故專治心經之火"라

하였다.

乏力이 甚하고 熱이 不顯한 경우는 炙黃芪, 太子蔘을 가한다.

便溏者는 白朮을 가한다.

手顫이 비교적 가벼운 경우에는 일반 養肝血之品(白芍, 木瓜, 伸筋草 등)을 사용한다.

肝風內擾하여 手顫이 비교적 重한 경우에는 羚羊角粉 0.6-1.0g(分沖)을 사용하여 平肝熄風한다.

膝疏表虛로 熱象不顯하며 汗出이 있을 경우에는 生黃芪, 白朮, 防風을 구성성분으로 하는 玉屛風散을 사용하고 浮小麥, 麻黃根을 사용하여 斂汗助陽하는 작용을 도울 수 있다.

熱迫液泄氣陰不足者는 當歸六黃湯으로 치료한다.

頸部腫痛에는 黃連, 三稜, 地龍, 鱉甲, 穿山甲을 가하거나 犀黃丸을 사용하여 散瘀通經, 解毒消腫하는 작용을 강화할 수 있다.

海藻, 昆布의 사용에 대해서는 甲狀腺腫의 增感狀況과 檢査指標 등의 病情을 면밀히 살펴서 사용하도록 한다.

目珠脹痛은 肝鬱逆竅로 나타난 것인데 川楝子, 夏枯草, 鬱金, 羚羊角粉을 重用하여 증후를 緩解할 수 있다.

失眠煩躁에는 川黃連, 竹葉, 蓮子心, 琥珀面 등을 가한다.

病程日久하여 正氣耗傷하고 氣陰兩虛하며 餘熱尚存하는 경우에는 太子蔘, 沙蔘, 百合, 生地, 茯笭, 山藥, 女貞子, 龜板 등의 平補氣陰하는 藥을 사용할 수 있다.

3. 病案事例

李某某, 女, 25歲, 工人. 1990年 5月 7日 初診.

主　證: 환자는 근 4개월 동안 心悸, 乏力, 善饑多食, 身燥熱, 汗出, 頸部에 中等硬度의 粗大質한 腫大가 있으며 納差, 下肢腫하였으며 月經은 正常이었다. 某醫院에서 검사한 결과 T3 800ng/dl, T4 32ng/dl로 갑상선기능항진을 진단받았다. 舌苔白, 舌質紅, 脈滑하였다.

辨　證: 氣陰兩虛, 痰氣凝結.

治　法: 益氣養陰, 化痰散結.

方　藥: 臨床經驗方

太子蔘 20g, 紫丹蔘 30g, 麥門冬 20g, 五味子 10g, 制黃精 30g, 地骨皮 20g, 川黃連 7g, 川貝母 10g, 黃藥子 15g, 生龍齒 20g, 夏枯草 15g, 廣鬱金 12g, 炙鱉甲 15g, 生甘草 3g. (10劑)

환자는 上方을 계속해서 49劑를 먹고 心悸, 乏力이 아주 줄었으며 식사상태도 좋아졌지만 汗出이 있고 대변은 하루 한번을 보지만 便軟하였다. 某醫院에서 검사한 결과 T3 300ng/dl, T4 252ng/dl로 되었다. 舌苔白, 舌質紅, 脈滑하였다. 계속해서 아래의 처방을 복용시킴.

方　藥: 臨床經驗方

生黃芪 15g, 太子蔘 30g, 麥門冬 15g, 紫丹蔘 30g, 夏枯草 10g, 五味子 10g, 炙鱉甲 15g, 雲茯苓 20g, 黃藥子 10g, 川黃連 7g, 廣鬱金 15g, 生牡蠣 20g, 浙貝母 10g, 麻黃根 12g, 生甘草 3g.

上方을 28劑 복용 후 乏力, 心悸는 이미 좋아졌으며 頸部의 腫大도 많이 축소되어 정상에 가까웠으며 手指顫, 汗出도 사라졌고 月經도 正常이었다. 舌苔白, 舌質紅, 脈滑하였다. 검사에서 T3 180ng/dl, T4 13.5ng/dl로 나타났다. 上方을 丸藥으로 만들어 처방하였다. 이 환자는 양약을 전혀 먹지 않았던 환자로 반년 후에 내원하였을 때 모든 증상이 정상이었다.

   按　語: 氣癭病은 情志內傷이 爲主가 되는 것으로 대개 氣機鬱滯, 陰虛內熱, 痰氣鬱結壅于頸部하여 이루어진다. 初起에는 實證이 많으나 병이 오래될수록 虛實挾雜으로 변하니 氣陰兩虛의 病變이 많다. 臨證에서 주의할 것은 氣, 鬱, 陰 세 가지의 병리변화이다.

  黃藥子라는 약에 대해서는 현재 보편적으로 氣癭病의 치료에 사용되고 있다. 黃藥子를 동물실험한 문헌 보도에 의하면 요오드 결핍과 원인불명의 갑상선종에 확실히 효과가 있었다. 만약 지속적으로 장기간 복용하여야 할 경우 용량이 많으면 약물독성으로 인한 肝炎을 일으키기 쉽다. 나는 臨證에서 적당량을 사용하고 동시에 生甘草를 사용하여 해독하였더니 黃藥子로 인한 肝腎機能損傷은 없었다.

第四部 難治病의 治療와 諸熱證의 證治에 대한 經驗

1. 難治病의 治驗

1. 溫腎燠土로 치료한 重度의 腹脹

王某, 男, 38歲. 1978年 7月 29日 初診.

환자는 腹脹으로 2년 간 고생하고 있는데 식사 후에 심해지고 乏力, 便溏하여 하루에 2-3번 화장실을 갔으며 소변은 정상이었다. 某醫院에서 검사한 결과 肝機能은 정상이었다. 유산균, 효모, 炭素片, 비타민류를 복용하였지만 효과가 없었고 香砂平胃散, 平胃散 등의 健脾理氣 消脹藥에 大腹皮, 炒蘿葍子, 沈香面 등을 가하여 복용하였지만 역시 효과가 없었다. 최근 반년 간 病情이 심하여 굶주려도 식사를 할 수가 없어서 나에게 오게 되었다.

내원한 시기는 三伏 더위였는데 환자의 신체가 장대하였으며 얼굴이 붉었고 머리카락이 뺨을 덮었으며 말소리가 쩌렁쩌렁하였는데 腹部는 膨脹하여 북과 같았으며 喜按하고 口微乾不渴하였다. 舌苔白, 質淡, 脈沈하였다. 脈診으로 관찰할 때 前醫의 처방이 합당하였다.

다시 자세히 病情을 물어본 결과 少腹이 비교적 차갑고 삼복 더위라고 하더라고 창문을 닫고 배를 덮어야 잠을 잘 수 있으며 새벽에 급히 便意를 느낀다는 것이었다. 이런 현상은 나이와 외모로 볼 때 서로 맞지 않는 것이었다. 이리하여 脾虛가 오랜 동안 누적되어 腎陽匱乏하였음을 알 수 있었다. 腎主命門眞火하는데 腎陽이 虧虛하니 溫脾하지 못하여 氣運化가 부족하고 다시 本臟을 溫煦하지 못하여 밤에는 추위를 느끼는 것이었다. 이리하여 溫腎燠土法으로 健脾消脹하게 되었다.

方　藥: 臨床經驗方

熟附片 25g, 上肉桂 5g, 臺烏藥 10g, 吳茱萸 5g, 補骨脂 7g, 菟絲子 15g, 葫蘆巴 5g, 臺黨蔘 20g, 生甘草 3g.

方　解: 本方은 9가지 藥으로 구성된 粗方인데 溫健脾土하는 黨蔘과 甘草(22.2%를 占)를 제외한 7가지(77.8%를 占)는 溫腎助陽하는 藥으로 그중 桂附, 補骨脂, 葫蘆巴가 重點이 된다. 附片은 辛甘有毒한데 大熱純陽, 通行十二經하고 主命門火衰하여 一切의 沈寒痼冷을 치료하며 肉桂는 辛甘大熱하고 氣厚純陽하여 命門相火를 補하여 또한 沈寒痼冷을 치료하고 補骨脂는 辛苦大溫하여 命門相火를 補하는데 暖丹田, 壯元陽하여 腎虛泄瀉를 치료하며 葫蘆巴는 苦溫純陽하여 入右腎命門하니 暖丹田, 壯元陽하여 腎臟虛冷을 치료한다. 상술한 諸藥은 모두 溫腎燠土(卽溫腎暖脾), 散陰寒, 行陽氣하고 除腹脹한다.

治療經過: 치료에 愼重을 기하기 위하여 3劑를 처방하여 줌.

복약 3일 후 환자는 腸鳴이 잦으며 방귀가 많이 나왔는데 방귀는 시원하였고 냄새가 고약(濁臭味)하지 않았으며 腹脹이 많이 줄고 大便은 하루에 2-3번 보든 것이 하루 한번으로 줄었으며 점차로 굳어졌고 口渴과 火逆證이 없어졌다.

다시 4劑를 복용시키니 복약 후 腹脹은 거의 사라지고 식사는 전과 같아졌으며(정상으로) 체력 역시 좋아졌고 大便은 적당히 굳어졌으며 便意急迫한 것도 없어졌고 밤에 이불을 덮지 않아도 되었다.

上方에 葫蘆巴를 去하고 附片의 양을 10g으로 肉桂는 3g, 補骨脂도 3g으로 줄이고 다시 7제를 복용시키니 복약 후 환자는 모든 증상이 좋아져서 아주 기뻐하였으니 음식을 좀 많이 먹어도 腹脹이 생기지 않았으며 밤에 이불 없이도 잘 자게 되었고 二便도 정상이었다. 모두 14劑의 약으로 다 좋아졌다.

按　語: 腹脹便溏은 본래 脾虛氣滯證으로 健脾理氣藥을 복약하였으나 효과가 없었으니 病이 오래되어 脾에서 腎으로 영향을 미친 것이다. 腎은 先天命門의 本으로 臟腑의 火源을 溫煦하니 火源이 衰하면 健脾, 溫脾하여도 도움이 되지 않는 것이다. 前醫가 溫腎藥을 사용하지 않은 것은 환자의 체격이 좋아 英武雄壯하였음이며 또한 한 여름이었음이다. 나는 少腹에 冷感과 畏寒感의 유무를 물어 보았으니 체장한 사람은 이런 더위에 길에서 노숙을 하여도 괜찮은데 환자는 창문을 닫고 이불을 덮어야 하였으니 그 陽虛가 심한 정도였다. 또한 환자는 口不渴하고 氣分無熱하였으며 舌淡不紅하니 血分이 虛寒한 象이었다. 腹脹喜按하며 黎明에 便急하고 脈沈한 것은 모두 腎陽匱乏의 증이었다. 고로 치법으로 補命門眞火하여 散陰寒하고 陽氣를 行하게 하여 腹脹을 없앴다.

2. 全身 알러지 반응에 의한 重等糜爛에 대한 中藥治療

張某某, 男 52歲. 1988年 5月 27日 初診.

환자는 근 10일에 걸쳐 上下肢 下膊과 小腿部에 糜爛이 생겼다. 최근 5일 동안 심해져서 全身에 重度의 糜爛, 破潰, 膿點密集, 溢黃粘液

하여 눈뜨고 보기가 힘들 정도였다. 환자의 고통은 매우 심해 주야로 불안하고 신음이 그치지 않으니 가족들에 의해 진료실로 오게 되었다. 환자는 평소에 식사량이 많았고 때로 燥熱이 있었으며 이변은 정상이었다. 某醫院에서 진찰한 결과 20여종의 알러젠 중 16종에 과민 반응을 보여 여러 종류의 항과민제와 항생제를 복용하였으나 효과가 없었다. 혈액검사에서 血糖, 尿糖은 정상이었다. 舌苔白, 舌質紅, 手掌과 脣色은 甚紅하였고 脈은 滑象이었다.

辨　證: 陰虛熱鬱, 血分濕毒.
治　法: 育陰淸熱, 解毒利濕.
方　藥: **犀角地黃湯** 加減.

紫丹蔘 30g, 赤芍藥 20g, 粉丹皮 20g, 懷牛膝 40g, 大青葉 10g, 大生地 20g, 草河車 20g, 蒲公英 30g, 川黃連 7g, 天花粉 30g, 川黃柏 10g, 車前草 30g, 甘草節 7g, 廣角面 3g(分沖).

上方을 7제 복용한 상태로 6월 3일 재진을 하였는데 하지의 가려움과 滲出이 조금 줄었으며 上肢는 여전히 가려웠으며 수면은 좋아졌고 이변은 정상이었으며 舌苔灰, 脈滑하였다.

方　藥: **臨床經驗方**

大生地 30g, 赤芍藥 30g, 大青葉 20g, 淨連翹 30g, 粉丹皮 20g, 乾荷葉 20g, 川黃連 10g, 生甘草 7g, 凌霄花 20g, 白薇根 20g, 條黃芩 10g, 女貞子 30g, 川黃柏 5g, 車前草 30g, 廣角面 3g(分沖).

上方을 7제 복용한 7월 4일의 재진에서 下肢滲出과 腫脹, 糜爛, 流水, 瘙癢은 사라졌다. 6월 29일 과민 검사에서 20종에 대해서 2종만이 양성반응을 나타내었다. 최근에 하지가 오후가 되면 조금 붓는 느껍이 있었고 乏力은 뚜렷하지 않았으며 이변은 정상이었으며 식사도 괜찮았다. 상하지운동도 정상인과 다름없었고 피부도 光滑하여 정상적인 피부색이었다. 舌苔白, 舌質紅, 脈滑하였다.

辨　證: 血分熱毒已解, 脾濕內蘊.

方　藥: 臨床經驗方

豬苓塊 20g, 乾澤瀉 20g, 車前草 30g, 川黃連 7g, 條黃芩 10g, 衝天草 30g, 大靑葉 10g, 淨連翹 20g, 大生地 20g, 蒲公英 20g, 白通草 2g, 凌霄花 10g, 赤芍藥 20g, 粉丹皮 10g, 生甘草 3g, 茯苓皮塊 各 15g, 廣角面 1g(分沖).

上藥을 7제 복용한 후 환자의 병은 완전히 정상으로 되었으니 모두 21劑의 약을 복용하였다.

按　語: 환자는 全身에 重等의 糜爛이 나타났으니 정상으로 깨끗한 곳이 한 군데도 없어 犀角地黃湯으로 淸熱解毒하였으며 佐로 利濕하여 모두 21제의 약으로 정상을 찾았다. "過敏原"이란 본래 西醫의 病因, 病理 및 術語로 病初에는 20종의 알러젠에 대해서 16가지가 양성반응을 나타내었는데 14제를 복약하고는 全身의 糜爛이 많이 좋아졌을 뿐만 아니라 20종의 알러젠에 대해서 2가지만 양성을 나타내었다. 이로 볼 때 인체의 陰虛毒熱內蘊은 外邪, 食毒과 더불어 쉽게 鬱而化熱하여 發病한다고 인식할 수 있을 것인가? 좀더 연구해 볼 가치가 있다.

3. 視網膜剝離術後의 視力弱化에 대한 치료경험

連某某, 男 53歲, 幹部. 1980年 11月 1日 初診.

환자는 1980년 8월 초에 視力이 갑자기 떨어져서 사물을 볼 때 輪廓만 보이게 되어 某醫院에서 검사를 하니 우측 눈의 視網膜이 剝離된 것으로 나왔다. 8월 하순에 수술을 하였고 수술은 순조로웠다. 한달 가량을 쉬고 나서도 우측 눈의 시력이 회복되지 않아서 큰 글자만 볼 수 있었고 색의 분별력도 흑색을 제외하고는 떨어졌고 複視, 右視野內 有黑三角, 目睛夜痛하고 동시에 시력이 점차로 떨어짐을 느꼈다. 수술은 했던 병원에 가서 다시 검사를 하니 수술의 결과는 양호했으며 단지 血斑이 완전히 흡수되지 않아 휴식을 하며 눈의 적게 사용하라고 하였다.

다시 한 달이 지났으나 회복이 되지 않고 시야내의 흑삼각은 여전하였으며 또한 섬광이 보였으며 야간에는 시력이 더욱 저하되었다. 다시 검사를 하니 수술한 곳은 정상적이었고 周圍血斑이 아직 흡수가 덜 된 것으로 나와 여러 가지 비타민을 복용하기를 권하였다. 환자는 업무를 봐야하였기에 나를 찾아오게 되었다. 환자의 정신과 식사, 二便은 정상적이었다. 頸部의 淋巴結核 病歷을 가지고 있었으며 面色黃白하고 兩目無神, 頭髮이 부분 稀疎하고 흰색을 띄었다. 舌苔薄白, 舌質微紅, 脈沈滑하였다.

辨　證: 肝血不足, 目絡血瘀.

治　法: 榮養肝陰, 活血明目.

方　藥: 桃紅四物湯, 通竅活血湯 加減.

紫丹蔘 30g, 赤芍藥 15g, 當歸尾 10g, 淨地龍 10g, 茜草根 10g, 大川芎 7g, 何首烏 15g, 大生地 20g, 草紅花 7g, 桃仁泥 7g, 霍石斛 15g, 三七面 3g(分沖).

上方을 7劑 복용한 11월 11일 재진에서 右側視物이 전보다 뚜렷해졌으며 눈의 힘을 집중하면 중간 크기의 글자를 볼 수 있었으나 오래 가지는 못했다. 視野內의 黑三角의 윤곽이 점차 흐려졌으나 複視와 閃光은 여전하였고 좌측의 시력은 좋아졌다. 때로 乏力感을 느꼈다.

紫丹蔘 30g, 灸黃芪 15g, 北沙蔘 20g, 赤芍藥 15g, 全當歸 10g, 何首烏 15g, 草紅花 7g, 大生地 20g, 淨地龍 12g, 大川芎 7g, 生甘草 5g, 三七面 3g(分沖).

동시에 石斛夜光丸을 매번 1丸씩 하루 두 번 복용시키고 夏枯草膏를 매번 15g씩 하루 두 번 복용시킴.

上方을 10劑 복용하고 11월 24일 내원하였을 때 우측 시력은 많이 회복되어 있었는데 아직은 잠간 동안의 複視現狀이 남아있고 시야내의 흑삼각은 없어졌으며 색의 변별력도 회복되었으며 섬광현상도 거의 없었고 밤에 30분 이상 책을 읽으면 우측 눈에 酸痛感이 있었다. 舌苔稍白, 舌質淡紅하였다. 上方을 다시 20제 복용시킴.

12월 17일 내원하였을 때 우측 시력은 거의 회복되어 책의 작은 글자도 읽을 수 있었고 색의 변별력도 정상이었으나 複視가 있었으며 1주일 동안 우측 눈에 1, 2초간의 섬광이 몇 번 있었다. 모의원 안과에 가서 검사를 해보니 시력은 정상이었으며 眼底의 血斑도 모두 사라진 것으로 나왔다. 안과의 의사는 환자에게 어떤 처방을 썼는지 물어보고 그 처방을 베꼈다. 환자는 아직 약간의 피로감이 있었고 우측 눈에 약간의 시린감이 있었다. 舌脈은 정상이었다. 아래의 처방을 15劑 복용하게 하였다.

灸黃芪 15g, 太子蔘 30g, 紫丹蔘 30g, 北沙蔘 30g, 全當歸 10g, 杭白芍 10g, 夏枯草 12g, 何首烏 12g, 大生地 15g, 女貞子 25g, 生甘草 5g.

1981년 1월 28일 내원하였을 때 환자의 시력과 색에 대한 변별력은 정상이었고 目睛의 痛症도 없어 약을 중단하게 되었다. 모두 52劑의 약을 복용하였다.

按　語: 나는 안과에 대해 특별한 치료 경험이 없었는데 친구로부터 환자를 치료해 줄 것을 부탁받은 것이다. 《素問·金匱眞言論》의 "肝開竅于目", 《素問·五藏生成論》의 "肝(目)受血而能視"라는 것과 《靈樞·脈道》의 "肝氣通于目, 肝和則目能辨五色矣"라는 經訓을 운용하여 四物湯으로 養肝血而榮目竅하고 또한 수술로 絡脈瘀阻하여 血斑이 생기게 되었으니 桃仁, 紅花, 丹蔘, 茜草, 地龍, 三七 등을 사용하여 活血化瘀通絡目系하여 視物, 辨色을 이루었고 蔘芪를 사용하여 利補氣하니 氣帥血行, 氣中求血함을 이룬 것이며 夏枯草는 消燥瘰, 養肝血하고 더불어 治目珠夜痛(見《本草備要》)함으로 사용하였다. 3개월의 치료기간과 52劑의 약으로 효과를 본 것이다.

4. 甲狀腺腫瘤手術後의 失音에 대한 治驗

王某, 男, 46歲. 1986年 9月 1日 初診.

患者는 금년 8월에 某醫院에서 양측 甲狀腺囊腫의 절제술을 받았으며 수술은 순조로와 상처도 거의 아물었는데 그 후로 말하는 것이 완만하며 힘들었고 聲音嘶啞하여 대부분의 말을 제대로 알아들을 수 없었으며 心煩, 口乾痰粘하였고 飮食과 二便은 정상이었다.

西醫의 검사에서 수술 후에 후두신경에 손상을 주어 聲帶가 마비된 것으로 회복이 힘들 것으로 진단하였다. 영양제와 胖大海 등을 복용하였으나 효과가 없어 내가 있는 곳으로 오게 되었다. 證情은 上述한 바와 같고 舌苔白, 質暗紅, 兩側舌邊有點狀瘀塊, 口脣亦紫暗不鮮, 脈滑하였다.
辨　證: 氣陰不足, 廉泉鬱閉, 絡脈瘀阻.
治　法: 開竅活血, 以利聲揚.
方　藥: 臨床經驗方

北沙蔘 30g, 紫丹蔘 30g, 肥玉竹 30g, 赤芍藥 15g, 鳳凰衣 6g, 玉蝴蝶 10g, 茜草根 10g, 草紅花 7g, 九菖蒲 10g, 生甘草 5g.

上方을 6劑 복용하고 많은 효과는 없었지만 脣暗과 舌邊의 瘀斑이 사라졌고 苔脈은 여전하였다. 上方에 天竺黃 10g, 地龍 10g을 가하였고 痰粘하고 근 3일간 便秘가 나타나서 竹瀝水를 매번 30cc씩 하루에 두 번 복용하게 하였는데 6劑를 복용시켰다.

복약 후 聲啞가 많이 좋아졌으며 말하는 것에 그다지 힘들지 않게 되었으며 대부분의 말소리를 알아들을 수 있게 되었고 痰도 많이 없어졌다. 舌紅은 두드러지지 않고 舌邊의 瘀斑은 모두 사라졌다. 반 개월 후에 중요한 회의가 있기 때문에 빨리 고쳐달라고 하였다. 苔白은 여전하여 다시 아래와 같이 처방과 용량을 조절하였다.

紫丹蔘 30g, 赤芍藥 20g, 北沙蔘 20g, 草紅花 15g, 蘇地龍 15g, 鳳凰衣 10g, 玉蝴蝶 12g, 天竺黃 15g, 炙百合 15g, 九菖蒲 12g, 淨蟬衣 10g, 訶子肉 10g, 生甘草 5g, 竹瀝水 60cc(分兌).

方　解: 本方은 開竅利竅之品이 많으니 鳳凰衣, 蟬衣, 玉蝴蝶, 菖蒲, 天竺黃, 訶子 등이다. 또한 竹瀝水도 利咽開音化痰한다. 그 脣舌을 살펴보니 血瘀의 征이 있었으니 丹蔘, 赤芍, 地龍, 茜草 등의 活血化瘀之品을 重用하여 그 血脈을 調暢시켰다. 또한 平補氣陰하는 沙蔘, 百合, 玉竹을 사용

하여 氣血衝和하고 開音竅, 出聲音하게 하였다.

上方을 6제 복용하고 啞音이 전부 사라져 말이 정상을 회복하였으나 高音은 내지 못하였다. 업무가 바빠서 그의 아내가 비행장에서 그의 음성을 녹음해 왔는데 소리가 맑았다. 모두 18劑의 약을 복용하고 나아진 것이다.

按　語: 失音이라는 證에서 急性으로 온 경우는 風寒 혹은 風熱의 外襲으로 이루어진 경우가 많고 慢性의 경우는 肝腎不足이 많다. 本例는 甲狀腺囊腫 手術 후 失音한 경우로 치료 또한 같지 않은 것이다. 내가 인식하기로 수술은 經絡血脈을 손상할 수밖에 없는 것이고 經絡이 상하여 發音에 문제가 생긴 것이며 血脈이 傷하여 血絡瘀滯한 것이니 開閉鬱, 通血脈을 主로하고 平補氣陰을 輔로 하여 치료하였다. 蔘芪를 사용하지 않음은 痰粘함이 있음인데 이는 대개 肺熱의 象이니 溫補함이 적당하지 않음이다. 古方 혹은 醫案에서 수술 후의 실음에 대해 살펴볼 예가 없었음으로 단지 中醫의 "辨證求因"이라는 관점으로 치료를 하여 효과를 본 경우이다.

5. 滋水涵木法으로 治療한 重症 慢性肝炎

崔某某, 男 49歲. 1973年 8月 13日 初診.

환자는 2년 전부터 乏力을 느끼고 때로 右脇痛을 느꼈으나 심하지 않아서 개의치 않았다. 다음해에 업무상 긴장으로 인해 피로를 심하게 느끼게 되었으며 우협통도 심해 隱痛을 많이 느꼈으며 食少脘悶, 不耐風寒, 腰酸痛, 耳蟬鳴, 盜汗, 便軟하였다. 촉진상 右脇下 2Cm처에서 中等硬度로 단단하게 만져졌으며 肝機能 檢査에서 射濁 18-20u, ALT

600-800u(이미 1년 반 전부터 지속이 되었으며, 정상치는 〈100〉였고 네 번째 검사에서는 수치가 계측되지 않았다. 診斷名은 慢性重症肝炎이었다.

여러 종류의 양약과 重藥湯劑(주로 柴胡疏肝散, 八珍湯, 五味子粉 등)를 복용하였으나 효과가 없었다. 證情은 위와 같고 舌苔白, 舌質微紅, 脈沈滑하였다. 本病은 肝에서 시작을 하였으나 병이 오래 됨에 따라서 腎에 영향을 미치니 子病及母로, 腰酸痛, 耳鳴, 畏寒 등의 腎虛征을 나타내었다.

治　法: 肝腎同治, 偏重補腎 ("虛則補其母"의 가르침에 따른 것이다)
方　藥: 臨床經驗方

大熟地 10g, 廣砂仁 1.5g, 山茱肉 10g, 女貞子 20g, 枸杞子 15g, 川杜仲 10g, 淮山藥 15g, 何首烏 10g, 兔絲子 15g, 炙黃芪 20g, 全當歸 10g, 醋柴胡 7g, 炙鱉甲 15g, 生甘草 3g.

方　解: 本方은 肝腎同源이라는 관점을 통하여 滋水涵木法으로 六味地黃湯의 三味에 女貞子, 枸杞子, 杜仲, 首烏, 兔絲子 등을 가해서 重補腎하니 滋腎則養肝함이며 다시 舒肝理氣의 第一藥인 柴胡를 가하고 當歸補血湯의 當歸, 黃芪를 가하니 補氣養血而利于肝之生發, 藏血함이고 砂仁을 少佐하여 熟地의 滋膩함을 막고 消胃脹함이며 다시 肝腎으로 入하는 鱉甲으로 滋陰軟堅而消肝腫하였고 生甘草를 가하여 調和諸藥하였다. 本方은 補腎重于補肝하고 氣血幷治한 것이다.

上方 30劑를 증감없이 복용하고서 乏力, 脇痛, 脘脹, 腰痛, 耳鳴, 便軟이 모두 덜해졌다. 肝氣能 검사에서 射濁 15u, ALT 480u (최근 1

년 반 동안에서 최저치)로 나타났다. 盜汗이 없어지지 않아서 生牡蠣 15g을 가하여 다시 30劑를 복용시킴.

服藥 후 정신과 체력이 호전되고 腰痛, 耳鳴, 盜汗 역시 줄었고 脇痛은 가끔씩 나타났다. 舌苔白하고 質은 정상이었다. 肝氣能 檢査에서 射濁 12u, ALT 360u이었다. 30劑를 다시 복용하니 모두 90제를 복용한 셈인데 증상은 不明顯하였으며 겨울에도 畏寒함이 없었다. 다시 검사를 하니 射濁 14u, ALT 580u이었다. 舌脈은 전과 같았다. 아래와 같이 처방을 하니

> 大熟地 25g, 大生地 20g, 山茱肉 15g, 女貞子 30g, 枸杞子 15g, 川杜仲 15g, 川續斷 15g, 何首烏 15g, 冤絲子 20g, 炙黃芪 30g, 炙鱉甲 20g, 臺黨蔘 20g, 全當歸 10g, 醋柴胡 7g, 生甘草 3.

上方을 30劑 복용하고 乏力, 脇痛, 腰酸痛이 없어졌고 食事도 정상이고 胃脹도 없어졌으며 便도 成形하였고 嚴冬에도 畏寒함에 별로 없었고, 때로 耳鳴이 있었다. 射濁 9u, ALT 210u이었다. 다시 30劑를 복용하고 환자의 面色, 精神, 體力이 정상을 회복하였으며 수면과 식사도 좋았다. 촉진상 肝의 腫大가 없어졌으며 肝機能도 射濁 8u, ALT 90u (정상범위)로 나타났다.

이 때 이미 150劑를 복약한 상태이다. 上方에서 鱉甲을 10g으로 줄여서 30劑를 복용시켰다. 1974년 6월 초에 내원하여 진단하니 불편한 점이 없었고 肝機能도 射濁 6u, ALT 86u로 정상이었다. 30劑를 처방하고 격일로 1제를 복용하게 하였다. 2월 이후로 이미 정상 업무를 하고 있었으며 간기능도 정상이었다. 약을 끊고서 매월 1회 간기능검사를 하여 관찰하였는데, 반년이 지나서도 정상이었다. 모두 210劑의 약을 복용하였다. 1991년 다른 병으로 내원하였을 당시도 정상이었다.

按　語: 환자는 장기간 重症의 肝炎으로 日久不愈하였으며 간기능이 1년 반 동안 정상이 아니었고 ALT도 수 차례나 검사계측을 초과하여 모의원의 검사주임이 이런 예는 적다고 하였다. 나는 前醫가 舒肝健脾, 淸利濕熱, 芳化解獨을 위주로 치료하였음을 참고하여 나는 病情이 初起에는 肝에 있었지만 日久하여 子病必及母하였을 것을 고려하여 補腎을 爲主로 滋水涵木法을 장시간 사용하여 효과를 거두었다. 이것 역시 中醫의 臟腑相關學說에서의 虛則補其母로 효과를 거둔 것이다.

6. 眞熱假寒證의 治療

方某某, 女 37歲. 1991年 8月 12日.

환자의 主訴症은 한달 전부터 全身發凉, 畏風惡寒, 腰背四肢及足縫에 모두 發冷感이 있으며 氣短懶言, 腰痛拒按, 經氣少腹冷墜, 納呆口苦, 便秘尿黃하였다. 舌根硬, 舌苔黃膩, 脈滑而有力.

辨　證: 脾虛濕熱, 陽氣鬱阻.
治　法: 健脾行氣, 淸熱芳化.
方　藥: 臨床經驗方

雲茯苓 10g, 大秦艽 15g, 香附米 10g, 川黃連 5g, 條黃芩 10g, 乾荷葉 15g, 川鬱金 10g, 醋柴胡 10g, 肥玉竹 10g, 鷄內金 10g, 杭白芍 10g, 炒蘿薑子 10g, 生甘草 3g.

上方을 7劑 복용하고 8월 19일 내원하였을 때 全身과 足縫의 冷感은 많이 줄었고 기분이 상쾌하였으며 舌苔黃膩가 사라지고 口苦, 尿黃,

便乾이 모두 호전되었으나 舌根은 여전히 굳어있었다. 상방을 다시 7劑 복용시키니 모든 증이 사라졌다.

按　語: 本例는 환자가 비록 전신에 冷感이 심하여 足縫에까지 미쳤지만 口苦, 尿黃, 便乾과 舌苔黃膩, 脈滑함은 假寒在外함을 말해주는 것으로 眞熱이 이 질병의 本質인 것이다. 만약 眞寒이라면 舌淡苔白하고 혹은 黑苔를 띠어야 하는데 黑苔는 苔黑而水滑함을 말한다. 熱證은 黃苔 혹은 黃膩少津에서 나타나니 이것은 熱邪鬱裏挾濕濁之邪上蒸于舌한 것이다. 환자를 이른 아침에 진료를 하였는데 하나는 음식을 먹지 않은 상태로 苔가 본래의 苔였다는 것과 또 하나는 흡연을 하지 않는다는 것이며 脈은 滑象이니 그 寒은 가짜의 象이며 熱이 그 본질이라는 것이다. 고로 치료는 淸熱瀉火하는 黃芩, 黃連으로 그 內熱을 내리고 香附, 鬱金, 柴胡를 佐로 理氣解鬱하며 茯笭, 玉竹으로 健脾扶正祛邪하였고 秦芃, 白芍, 荷葉으로 調營衛, 芳化升淸하였다. 諸藥은 苦寒, 苦平, 甘平한 것으로 溫性을 지닌 것은 하나도 없고 모두 淸熱化濕瀉火, 扶正祛邪하는 功을 가진 것으로 효과를 나타낸 것이다.

7. 尿崩症 治驗

胡某某, 女, 37歲. 1990年 12月 19日 初診.

환자는 한 달 전부터 口渴引飮하여 하루에 1.2ℓ를 마셨으며 畏冷飮하였는데 마시지 않으면 身抖煩冤하였으며 納呆, 乏力神疲, 腰酸, 尿多淸長하였다. 舌苔灰乾, 質甚紅, 脈弦滑하였다. 某醫院에서 검사를 하니 혈액과 소변은 정상으로 尿崩症으로 진단을 받아 치료하였는데 효과가 만족스럽지 못하여 나를 찾아오게 되었다.

辨　證 : 脾虛胃熱, 津不上升.

治　法 : 健脾淸熱, 升津止渴.

方　藥 : 臨床經驗方

太子蔘 30g, 生石膏 40g, 肥知母 10g, 大生地 30g, 天花粉 30g, 杭白芍 20g, 川石斛 5g, 制黃精 30g, 宣木瓜 15g, 鷄內金 10g, 制香附 10g, 肥玉竹 20g, 山萸肉 10g, 紅大棗 15g, 澤蘭葉 15g, 生甘草 5g.

上方을 7劑 복용하고 12월 26일 다시 진료를 받게 되었을 때 환자는 하루에 마시는 물의 양이 8000cc로 줄었으며 다른 증상도 덜해졌고 舌脈은 전과 같았다. 白芍, 黃精, 玉竹, 鷄內金의 양을 줄이고 荷葉 15g, 川黃連 7g을 가하여 1달을 복용시키니 口渴引飮함이 사라지고 다른 증도 괜찮아졌으며 식사와 二便, 월경도 정상을 회복하여 上方을 환약으로 만들어 1달을 더 복용시켰으니 치료효과를 확실히 하기 위함이었다.

按　語 : 中醫에는 尿崩症이라는 병명이 없는데 증후로 볼 때 消渴과는 같지 않다. 消渴은 口渴, 多飮, 多尿의 三多가 나타나는데 이 證에서는 단지 口渴引飮하여 引一溲一, 飮不解渴함을 주로 하였다. 《內經》에서는 感受外邪하여 入裏化熱 혹은 臟腑內熱을 만들어서 口渴이 생긴다고 하였으며 《諸病源候論》에서는 "若臟腑因內虛實而生熱者, 熱氣在內, 則津液渴少, 故渴也"라고 하였고 《聖濟總錄·卷五十九》에서는 "暴渴緣熱甚腠理開, 汗大泄而津液暴燥, 故暴渴而引飮"이라고 하였다. 이리하여 臟腑內熱, 津液枯渴하면 口渴引飮하는 證이 나타나게 되는 것이다. 本例는 병이 1달이 되었

으며 證候와 舌象으로 볼 때 內熱津傷의 증이었으니 生石膏, 知母로 淸胃熱하고 花粉, 石斛으로 滋養胃陰, 升津止渴하였으며 輔로 太子蔘, 生地, 玉竹, 黃精 등의 사용으로 補益氣陰하여 효과를 거두었다.

8. 過敏性結腸炎 驗案

李某某, 男, 41勢. 1982年 2月 8日 初診.

환자는 20년 전 過敏性 結腸炎을 가지고 있었는데 치료 후에 좋아졌다. 근 3개월 동안 다시 大便後下墮, 脫肛, 大便灼肛帶粘液, 乏力氣短, 納可, 少腹冷, 五更作泄, 畏寒食하였다. 舌苔白滑, 質暗, 脈滑하였다. 대변 검사에서 백혈구 0-1, 점액++이 나타났다.

辨　證：腸間濕熱, 脾腎不足.
治　法：淸熱燥濕, 健脾補腎.
方　藥：臨床經驗方

川黃柏炭 10g, 全當歸 10g, 生薏苡仁 20g, 赤芍藥 10g, 川黃連 7g, 澤蘭葉 15g, 臺烏藥 10g, 煨肉果 15g, 草紅花 10g, 茜草根 10g, 炒白朮 10g, 建蓮肉 15g.

上方을 7劑 복용하고 2월 16일 내원하였을 때 증상이 모두 덜해졌다. 계속해서 7劑를 더 복용시켜서 치료를 확실하게 하였다.

1992년 1월 15일 10년 만에 내원하였는데 그간 아무 이상 없었으며 식사와 이변도 정상이었다.

按　語：過敏性結腸炎은 中醫의 腹痛, 泄瀉의 範疇에 속하는 것으로 조금 주의를 소홀히 하면 병이 쉽게 재발하며 음식과

기거의 환경이 영향을 미치기 때문에 早期의 치료를 요한다. 本方은 淸熱燥濕, 健脾補腎하는 약으로, 治法에서 비록 "血"에 영향을 미치지 않았지만 當歸, 赤芍, 紅花, 茜草 의 네 가지 약은 처방에서 꽤 많은 비중을 차지한다. 외부 의원에서 치료한 환자는 대개 기타의 中藥을 이미 많이 사용하였으며 효과가 없었던 것이라서 前醫가 사용한 처방을 기초로 하여 상술한 活血之品을 가하여 효과를 본 것이니 先賢이 말하기를 "久病入絡"이라 하였고 便膿(粘液)한 것은 調血하여서 스스로 낫게 한다는 뜻을 가진 임상 예였다.

9. 狐惑病 伴發 胸痺

周某某, 男, 61歲. 1992年 2月 19日.

환자는 2년 전 갑자기 高熱과 더불어 四肢關節紅腫, 結節性紅斑을 동반하며 口腔, 鼻腔, 外陰部가 紅腫刺痛하며 가려웠고 두 눈이 腫脹赤澁하였다. 某醫院에 입원하여 진찰을 하니 白塞氏病(베체트병)라고 하여 2년 간 4차례 發病하였다. 1달 전에 다시 左上胸部가 悶痛不適하여 심전도를 하니 供血不足으로 나타났다. 더불어 口腔糜爛, 陰部와 尿道에 疼痛이 있었으며 大便秘結, 惡心口苦, 納呆乏力, 煩急, 咳痰하였다. 소변을 검사하니 뇨단백(+), 적혈구가 많이 검출되었으며 백혈구는 0-2 였다. 舌苔白糙厚, 舌質紫暗, 脈沈滑하였다.

辨　　證: 氣陰兩虛, 胸陽痺阻, 肺膽蘊熱.
治　　法: 補益氣陰, 寬胸理氣, 淸熱化痰.
方　　藥: 臨床經驗方

太子蔘 15g, 雲茯苓 10g, 紫丹蔘 10g, 全瓜蔞 20g, 蒲公英 20g, 女貞子 20g, 大小薊 20g, 條黃芩 10g, 川貝母 10g, 地骨皮 30g, 赤芍藥 15g, 草河車 15g, 宣木瓜 10g, 鷄內金 10g, 生甘草 5g.

上方을 7劑 복용하고 2월 26일 내원하였을 때 증은 모두 덜해졌고 소변도 검사상 정상이었다. 舌苔白, 質暗, 脈滑하였다. 上方에 竹葉 10g을 가해서 두 달을 복용시키니 증상이 완전히 좋아졌다.

按　語 : 本例의 환자는 高熱 후에 口鼻, 目竅와 陰部가 紅腫潰痛하게 되었는데, 中醫는 "狐惑病"이라고 칭한다. 病因은 濕熱浸淫, 熱毒鬱遏이다. 病久傷及氣陰하여 正氣不足하게 되고 氣血運行不暢하여 胸陽閉阻로 胸悶痛不適하게 된다. 고로 나는 公英, 黃芩으로 淸熱解毒하고 赤芍, 小薊, 丹蔘으로 活血凉血하였으며 다시 太子蔘, 茯苓으로 扶助正氣하고 祛邪하였으니 諸藥을 配伍하여 효과를 나타낸 것이다.

10. 雷諾氏症(Raynaud's disease) 驗案

郭某某, 女, 37歲. 1990年 12月 10日 初診.

환자는 근 5년 동안 手足不溫함을 느꼈고 특히 차가운 날에는 심했다. 처음에는 手足指(趾)이 흰색을 띄다가 점차로 靑紫發僵하였으며 근 1년 동안은 점차로 심해져서 四肢軀幹도 위의 증이 나타났다. 某醫院에서 雷諾氏症(Raynaud's disease)으로 진단을 받고 치료를 하였으나 효과가 만족스럽지 못하여 나에게로 찾아오게 되었다. 現症은 위와 같고 舌苔薄白, 脈沈滑하였다.

辨　證 : 脾腎虧虛, 陽不布敷.

治　法：健脾益腎, 溫陽通脈.
方　藥：臨床經驗方

川桂枝 12g, 生黃芪 30g, 全當歸 15g, 大川芎 12g, 鹿角鎊 20g, 仙茅 12g, 熟附片 20g, 大生地 25g, 臺黨蔘 20g, 制黃精 30g, 紫丹蔘 30g, 草紅花 10g, 酒地龍 15g, 赤芍藥 15g, 王不留行 15g, 補骨脂 7g.

上方을 7劑 복용하고 12월 17일 내원하였을 때 手足冷感은 조금 줄었으며 피부의 靑紫色도 好轉되었다. 舌脈은 전과 같았다. 上方에 桂枝를 15g으로 늘려서 다시 14劑를 복용시키니 手足이 좀 따뜻해졌으며 靑紫色은 사라졌고 복약 후 火逆感은 없었다. 原方을 2개월간 복용시키니 모든 증이 좋아졌고 음식과 생활도 괜찮았다.

按　語：雷諾氏症(Raynaud's disease)은 中醫에서 "寒厥"로 칭하는데 대개 素體의 陽氣가 不足한 상황에서 陰寒內盛하여 나타난다. 《素問·厥論》에서 말하기를 "陽氣衰於下, 則爲寒厥"이라 하여 陽氣不運하고 陰寒內盛하여 淸陽不展, 氣血不能達于四肢함을 말하였으며 또한 寒凝血脈, 腎陽虛德하면 四肢厥冷할 수 있으니 助陽驅霾, 溫經散寒을 治療大法으로 하고 겸하여 補氣健脾, 活血和營하는 방법을 사용하면 효과를 거둘 수 있는 것이다. 本例는 病久하여 脾腎不足이 爲主가 되며 陽不布敷한 것이니 健脾腎하는 黃芪, 黨蔘, 補骨脂, 仙茅, 鹿角鎊과 溫陽通脈하는 桂枝, 當歸, 附片, 地龍, 赤芍을 配伍하여 효과를 거두었다.

2. 諸熱證의 證治 經驗

諸熱證은 臨床에서 常見하는 각종 유형의 發熱의 病證이다. 일찍이 《內經》에서 發熱이라는 證에 대한 기록이 있으며 《證因脈治》에서 發熱을 外感發熱과 內傷發熱의 두 종류로 나누었고 그 후 世醫家에서 발열에 대한 변증과 치료를 정하여 바탕을 이루었다. 나의 임상 경험을 外感發熱과 內傷發熱에 대한 치료로 나누면 아래와 같다.

1. 外感發熱

外感發熱은 風, 寒, 暑, 濕, 疫毒 등의 外邪에 感受되어 나타나는 여러 종류의 發熱病證을 일컫는다. 그 特徵은 發熱이 위주가 되고 急性이고 증상이 명현하며 사계절에 다 발생할 수 있다는 것이다.

일찍이 《內經》에서 "陽盛生外熱"이라고 하였고 《景岳全書·寒熱》에서는 "風熱病之作, 亦自有內外之辨. 如感風寒而傳化爲熱, 或因時氣而火盛爲熱, 此皆外來之熱, 卽傷寒, 溫疫, 時毒, 痎瘧之屬也"라고 하였으며 《證因脈治·發熱總論》에서는 熱과 疾病의 輕重 및 豫後의 관계는 밀접한 것이라 하였으며 《傷寒論》 등의 專著에서 이론을 세우고 外感發熱에 대하여 "凡病而不發熱, 雖病未重, 若病而發熱, 雖輕不可忽也"라고 하였으니 發熱이라는 證은 반드시 빠른 시간에 치료를 하여야 纏綿不愈하여 病生多端함을 막을 수 있다고 하였다.

〈病因病機〉

四季 중 春溫, 夏暑, 秋燥, 冬寒과 梅雨季節의 濕이 모두 정상기후에

속한다. 만약 기후의 이상변화로 따뜻해야 하는데 따뜻하지 못하거나 추워야하는데 춥지 않거나 夏暑의 炎熱이 너무 강하거나 冬寒의 酷冷이 심하거나 하는 등등의 寒暖無常을 非時之氣라고 하니 즉 六淫인 것이다. 六淫의 邪가 인체에 侵襲하면 발병을 하게 된다.

만약 素體가 허약하고 여름에 옷을 너무 가볍게 입거나 冒雨涉水하거나 臨風脫衣, 當風而寐 등등으로 인하여 感受風寒之邪하면 發熱하게 된다. 고로 《靈樞·百病始生》에서 말하기를 "風雨寒暑, 不得虛邪, 不能獨傷人. 卒然逢疾風暴雨而不病者, 蓋無虛, 故邪不能獨傷人. 必因虛邪之風, 與其身形, 兩虛相得, 乃客其形 …… 是故虛邪之中人也, 始于皮膚, 皮膚緩則腠理開, 開則邪從毛發入,"이라 하였으니 經文에서 正氣虛弱에 復感外邪함이 外感發熱의 主要病機라는 점을 重論하였다.

즉 外邪入侵人體하면 衛分에서 먼저 부딪혀 衛와 邪가 다투니 熱不外泄하는 고로 發熱이 일어나고 熱邪不解하여 氣分으로 한층 더 깊이 들어가면 邪氣犯肺, 肺氣壅塞, 宣降失常하니 高熱, 咳嗽, 口渴의 症이 나타나며 熱鬱于胃하여 蒸迫消灼津液于裏, 熱鬱于肌膚而迫津外泄하면 壯熱汗出하는 症이 나타나는 것이고 熱結大腸하여 無形의 邪熱과 有形의 糟粕이 相結하면 其氣被阻하고 腸道不通하니 傳導失常하여 潮熱, 便秘의 症이 나타난다. 이처럼 대개 外邪侵襲人體하여 發熱하는 傳變過程을 거친다.

하지만 風熱의 邪는 發熱의 證을 나타내니 주로 春秋의 風熱이 나타나는 시기에 혹은 冬季에 추워야하는데 오히려 따뜻하면 風熱의 邪가 먼저 肺胃를 犯하고 逆傳心包하여 먼저 發熱惡風 등의 症이 나타나는데 적당한 치료를 하지 못하거나 體虛熱重入裏하면 昏憒할 수 있다. 暑熱의 邪는 대개 夏季氣候에 많으니 그 특징은 쉽게 耗氣傷津하며 發

病이 急하며 變化가 빠르고 처음에 高熱, 頭痛, 汗多, 口渴의 證이 나타난다. 燥邪로 因한 傷은 쉽게 化燥傷津함인데 먼저 肺胃를 犯하여 發熱이 나타난다. 濕熱의 邪는 交蒸難解하고 病易纏綿하여 身熱不揚한 證을 볼 수 있다.

疫毒의 邪는 또한 "戾氣"라고 하기도 하는데 天地間의 乖戾病毒之氣에 이르러 나타나는데 그 病의 특징은 發病이 急驟하고 病情이 篤重하며 症狀이 複雜하고 변화가 많으니 무기에 치료를 하여야 한다.

〈辨證施治〉

① 風寒發熱

主　證: 發熱惡寒, 無汗, 頭痛身痛, 骨節痠楚, 鼻塞流涕, 喉癢噴嚏. 舌苔薄白, 脈浮緊. 體溫은 대개 37°C - 38°C 이다.

證　析: 風寒侵襲肌表하여 衛陽被遏하고 腠理閉固하면 表陽이 不宣하여 發熱하게 된다. 外邪束表하여 經氣不利하니 頭身疼痛, 骨節痠痛하고 陽鬱不達하니 無汗한다. 舌苔白, 脈浮緊은 風寒의 邪가 肌表를 侵襲한 征象이다.

治　法: 祛風散寒, 辛溫解表.

選　方: **荊防敗毒散.** (《攝生衆妙方》)

荊芥 10g, 防風 10g, 羌活 10g, 獨活 10g, 柴胡 10g, 前胡 10g, 枳殼 10g, 茯苓 10g, 桔梗 6g, 川芎 6g, 甘草 3g.

方中의 荊芥, 防風은 祛風解表하고 羌活, 獨活은 散風逐寒하며 川芎을 배오하여 行血祛風하고 宣痺止痛의 功을 강화하며 頭痛과 骨節痠痛

을 제거하고 柴胡, 前胡는 宣解表邪하며 枳殼, 桔梗은 寬胸利氣하고 茯苓은 益氣健脾하며 甘草는 和中한다. 體質虛弱者는 黨蔘, 黃芪를 가하여 扶正驅邪할 수 있다.

② 風熱發熱

主　證: 身熱惡風, 或有汗泄, 頭痛口乾, 或伴咳嗽咽痛. 舌苔薄黃, 脈浮數. 體溫은 대개 37.5°C - 38.5°C 이다.

證　析: 本證은 風溫이 처음 침범하여 衛分과 不和하는 證候이다. 肺主氣屬衛하고 外合于皮毛한다. 風熱之邪가 外侵하면 먼저 肺僞와 부딪치는데 邪正相爭于肌表하여 發熱惡風이 일어나는 것이며 衛陽鬱閉, 經脈不利하니 頭痛하고 熱은 陽邪이며 그 性은 開泄하니 汗出이 나타나며 咽은 肺衛의 門戶로 風熱의 邪가 客于咽喉하니 咽痛한 것이고 熱邪傷津하니 口乾하고 犯肺하니 咳嗽가 나타난다. 舌苔薄黃, 脈浮數은 모두 風熱의 邪가 肌表의 肺衛를 侵襲한 征이다.

治　法: 辛凉解表, 宣肺泄熱.

選　方: 銀翹散. (《溫病條辨》)

金銀花 30g, 連翹 30g, 苦桔梗 6g, 薄荷 10g, 淡竹葉 6g, 生甘草 6g, 荊芥穗 10g, 淡豆豉 10g, 牛蒡子 10g, 鮮蘆根 15g.

方中의 銀花, 連翹는 淸熱解毒, 淸宣透表하며 荊芥穗, 薄荷, 淡豆豉는 辛散表邪, 透熱外出하고 牛蒡子, 桔梗, 甘草가 合하여 解毒利咽散結, 宣肺止咳하며 淡竹葉, 蘆根은 甘凉輕淸, 淸熱升津止渴한다.

胸膈滿悶하면 佩蘭, 鬱金을 가하여 芳香闢穢, 疏利氣機한다.

口渴明顯하면 天花粉, 石斛을 가하여 淸熱生津하게 한다.
咳嗽頻作하면 杏仁을 가하여 宣肺利氣한다.
咽痛이 甚하면 草河車를 가하여 解毒止痛한다.

③ 溫熱發熱
主　證：壯熱多汗, 不畏寒反惡熱, 面赤心煩, 口渴脣乾, 渴欲冷飮. 舌質紅, 舌苔黃糙, 脈洪數或浮數. 체온은 대개 38 °C 이상이다.
證　析：本證은 溫熱의 邪가 充斥于氣分하여 나타나는 것으로 正盛邪實로 正邪相爭이 激烈하여서 壯熱, 惡熱, 面赤心煩하게 되는 것이며 裏熱迫津外泄하여 大汗出, 氣熱熾盛하고 또한 汗出過多로 津液大傷하여 渴欲冷飮한다. 舌苔黃白而糙, 脈洪數或浮數은 모두 內熱亢盛의 象이다.
총괄하여 臨證에서 身大熱, 口大渴, 汗大出, 脈洪大함을 主要辨證의 근거로 삼는다.
治　法：淸熱保津.
選　方：白虎湯. (《傷寒論》)

知母 10g, 生石膏 30g, 甘草 5g, 粳米 12g.

方中의 石膏는 辛甘大寒, 淸瀉肺衛하고 除煩熱하며 知母는 苦寒以淸泄肺胃之熱하고 質潤以滋其燥하니 두 가지 藥이 서로 配伍하여 除煩하는 功이 강화되고 甘草, 粳米는 益胃護津한다.
本方의 要點은 大淸陽明氣分之熱함에 있다.
熱甚傷津者는 鮮石斛, 鮮蘆根을 가하여 淸熱生津하는 기능을 강화한다.
高熱持續, 正氣已虛하면 太子蔘, 沙蔘을 가하여 益氣扶正한다.

④ 傷暑發熱

主　證: 高熱自汗, 口渴欲飮, 心煩尿赤, 倦怠少氣. 舌紅少津, 舌苔
白稍膩而燥, 脈虛而數. 체온은 대개 38 °C 이상이다.

證　析: 本證은 대개 夏令火邪傷氣하여 元氣耗散하고 暑熱之邪內鬱
하여 氣津俱傷하여 나타나는 證이다. 暑熱內侵하는 고로 多
熱, 心煩, 脈數 등의 증이 나타난다. 暑는 陽邪로 主升主散
하고 暑熱過甚하여 熱蒸外越하니 腠理開而多汗하며 汗泄太
多하여 傷津耗氣하니 口渴하고 體虛少氣, 脈虛 등의 증이
나타나는 것이다. 舌苔燥는 暑熱의 邪가 傷津한 征象이다.

治　法: 淸熱解暑, 益氣生津.

選　方: **王氏淸暑益氣湯.** (《溫熱經緯》)

西洋蔘 6g, 石斛 15g, 麥冬 12g, 黃連 3g, 竹葉 10g, 荷梗 10g, 甘草 3g, 知母 6g, 西瓜翠衣(수박껍질) 30g, 粳米 15g.

方中의 西瓜翠衣는 淸熱解暑, 養陰生津하며 洋蔘은 益氣生津(亦可少用太子蔘 或 北沙蔘 代之)하고 荷梗, 石斛, 麥冬은 淸熱解暑, 養陰生津하며 黃連, 知母, 竹葉은 淸熱除煩하고 甘草, 粳米는 益胃和中한다. 諸藥을 合用하니 공히 淸暑益氣, 養陰生津하는 效가 있다.

本方의 辨證要點은 暑熱之時, 體倦少氣, 口渴多汗, 脈虛數이 主證이 되는 것이다.

⑤ 濕鬱發熱

主　證: 初起惡寒, 繼則發熱不惡寒, 熱勢不揚, 汗出熱不解, 口乾少
飮, 身重肢倦, 胸悶脘部不饑, 小便短赤, 大便或溏. 舌苔白

腻, 脈濡數. 체온은 대개 37˚C - 37.5˚C이다.

證 析: 本證은 주거지가 卑濕하거나 露宿, 혹은 飮酒厚味하여 脾胃濕困濕邪留變, 蒸熏三焦, 鬱久化熱하여 나타난다. 淸·薛生白은 "始惡寒, 後但熱不寒, 汗出, 胸痞, 舌白口渴不欲飮"이라하여 濕熱證의 綱을 세웠다. 惡寒을 시작으로 하는 것은 陽이 濕에 의해서 막혀서 그런 것인데 表에 대한 傷寒으로 그런 것은 아니며 빠르게 진행하면 鬱而成熱하여 오히려 惡熱하는 것이다. 濕은 陰邪며 熱은 濕을 遏하니 身熱不揚하며 汗出而濕邪纏綿하여 汗出熱不解하는 것이다. 濕鬱하니 液不升而口渴하고 飮內留하니 不欲飮한다. 濕留肌膜하니 脾는 濕으로 인해 곤란함을 격고 身重肢倦한다. 濕阻氣機하니 胸悶脘部不饑한다. 舌苔白腻, 脈濡數은 모두 濕鬱化熱의 征象이다.

治 法: 芳香化濁, 淸利濕熱.

選 方: 梔子豉湯 合 三仁湯 加減.

炒山梔 7g, 淡豆豉 10g, 杏仁 10g, 白蔻仁 3g, 薏苡仁 10g, 制半夏 7g, 厚朴 6g, 滑石 10g, 通草 5g, 竹葉 10g.

方中의 炒山梔, 淡豆豉는 淸熱除煩하고 杏仁은 苦平하여 輕開上焦肺氣하는데 肺는 一身의 氣를 主하니 氣化하면 濕 또한 化하는 것이고 白蔻仁은 芳香苦辛, 行氣化濕하며 薏苡仁은 甘淡, 滲利濕熱하며 制半夏, 厚朴은 行氣散滿, 除濕消痞하고 滑石, 通草, 竹葉은 滲利濕熱의 功을 强化한다. 諸藥이 相合하여 宣上暢中滲下하니 濕利熱淸하게 되어 諸證이 사라지게 된다.

濕溫의 證에 대한 치법은 《溫病條辨》에서 세 가지로 誡告하였으니 하나는 頭痛, 惡寒을 보아서는 않되니 "以爲傷寒而汗, 汗傷心陽"하게 되어 그르치며 두 번째는 "見其中滿不饑, 以爲停滯而大下之, 誤下傷陰"하여서는 않되는 것이고 세 번째는 "見其午後身熱, 以爲陰虛而用柔弱潤之, 濕爲膠滯之邪, ……遂有錮結而不解之勢"하여서는 더구나 않되는 것이다.

즉 臨證에서 濕鬱發熱의 證을 만나면 함부로 發汗, 攻下, 滋陰의 治法을 써서는 않되며 芳香苦辛, 淸宣淡滲하여 宣暢氣機, 滲利濕熱하여야 제대로 치료할 수 있는 것이다.

2. 內傷發熱

內傷發熱은 七情, 勞傷, 飮食失節, 起居不愼으로 人體臟腑의 氣血이 虛損되거나 혹은 機能을 잃어서 나타나는 發熱을 말한다. 外感發熱이 오래도록 낫지 않으면 正氣虛衰하여 內傷發熱로 轉化할 수 있다. 그 發熱은 低熱이 많으며 때로는 高熱이 있을 때도 있다.

이외에 또한 自覺發熱, 惡心煩熱이 있어 체온이 높지는 않지만 또한 內傷發熱의 證에 속한다. 일찍이 《內經》에 內傷發熱에 관한 기재가 있으니 《素問・調經論》에서 "陰虛生內熱"이라 하였다.

明・張景岳은 李東垣의 內傷說을 바탕으로 하여 外感과 內傷發熱이 같지 않은 것임을 《景岳全書・勞倦內傷》에서 밝혔으니 "蓋外感內傷俱有惡寒發熱等證, 外感寒熱者卽傷寒也, 內傷寒熱者卽勞倦也. 傷寒以外邪有餘, 多宜攻散, 勞倦以內傷不足, 多宜溫補. 然此二者病多相關, 崔易惑亂, 故東垣特用內傷二字, 以爲外感之別"이라고 하였으며 明・秦景明은 《證因脈治・內傷發熱》에서 內傷發熱은 氣分發熱과 血分發熱의 두 종류로 나눔을 말하였으며 朱丹溪는 《丹溪心法》에서 陽虛發熱과 陰虛發熱 중에 陰虛發熱에 대해서 비교적 깊이 있게 논술하였으며 王肯堂은 《證治准繩・發熱》에서 "……若挾飮食勞倦, 爲內傷元氣, 此則眞陽

下陷, 內生虛熱"을 말하였다. 이로써 內傷發熱의 病情은 복잡하고 종류가 繁多하며 內科雜病 중에서 비교적 자주 볼 수 있으니 임중에서는 반드시 자세히 審察하여 허실을 정확히 나누어서 치료해야 한다.

〈病因病機〉

각종 內傷原因이 모두 氣機逆亂, 陰陽平衡失調를 일으켜 頭痛을 일으킬 수 있다. 만약 七情鬱怒하고 肝失條達, 氣滯不舒, 鬱久하면 發熱하고 혹은 飮食勞倦, 內傷元氣하여 혹은 素體虛弱, 元氣不足하니 眞陽下陷하여 內生虛熱하며 혹은 眞陽虧損, 虛陽浮越하여 發熱하고 혹은 肝腎陰虧, 陰液不足하여 發熱하며 혹은 吐衄便血, 혹은 産後血虛와 崩漏不止로 陰血不足하게 되어서 血虛火旺으로 發熱하고 外感發熱이 日久不愈하여 內傷發熱로 轉化하기도 한다.

《素問·逆調論》에서 "陰氣少而陽氣勝, 故熱而煩滿也"라고 하여 陰虛發熱의 證候를 말하였으며 《靈樞·癰疽》에서 瘀血發熱에 대하여 "營衛稽留于經脈之中, 則血泣而不行, 不行則衛氣從之而不通, 壅遏而不得行, 故熱"이라고 하였으며 《證治匯補·發熱章》에서는 "陰虛則發熱, 此一端也, 其他除外感客邪之外, 有勞力, 勞色, 氣鬱, 火鬱, 傷食, 傷酒, 挾瘀挾痰, 瘡毒, 虛煩, 皆能發熱"이라고 하여 內傷發熱의 病因과 病機에 대해서 전면적으로 개괄하였다.

〈辨證施治〉

① 氣虛發熱

主　證: 身熱不高 或 潮熱, 面色蒼白, 自汗惡寒, 納少便溏, 四肢困倦, 懶于行動, 聲怯少言. 苔薄白, 舌質淡紅, 脈細弱. 체온

第四部 難治病의 治療와 諸熱證의 證治에 대한 經驗

은 대개 정상이거나 조금 높다.

證　析: 本證은 대개 飮食勞倦 혹은 外感暑熱, 內傷元氣 혹은 素體 虛弱, 元氣不足, 營衛失和로 發熱이 나타난다. 飮食勞倦으로 損傷脾胃하면 氣血化生無源하여 氣血虛損으로 發熱不高 혹 潮熱, 面色蒼白함이 나타나고 氣虛하면 衛外不固하는 고로 自汗惡寒하며 脾氣不足, 運化失健하면 納少便溏하고 脾主四肢肌肉하는데 脾氣虧虛하면 肌肉四肢失于榮養하니 四肢困倦, 懶于行動하며 肺主氣하는데 肺氣不足하면 聲怯懶言하게 된다. 舌質淡, 苔薄白, 脈細弱은 모두 氣虛의 象이다.

治　法: 健脾益氣, 甘溫除熱.

選　方: 補中益氣湯. (《脾胃論》)

黃芪 12g, 炙甘草 6g, 人蔘 3g, 當歸 6g, 陳皮 6g, 升麻 3g, 柴胡 3g, 白朮 6g.

方中의 黃芪는 主藥으로 補中益氣, 升陽固表止汗하며 人蔘(或黨蔘), 炙甘草, 白朮은 輔로써 益氣健脾하고 陳皮는 理氣和胃하며 當歸는 養血하고 少量의 柴胡와 升麻는 主藥을 도와 升擧陽氣한다. 諸藥이 합쳐져서 脾胃를 강건하게 하고 中氣를 충족시키니 發熱이 사라지게 된다. 東垣이 말하기를 "內傷脾胃, 乃傷其氣, 外感風寒, 乃傷其形. 傷其外爲裕餘, 裕餘者瀉之 傷其內爲不足, 不足者補之. 內傷不足之病, 苟誤認作外感裕餘之病而反瀉之, 則虛其虛也"라고 하여 甘溫補益除熱의 方劑를 세웠으니 즉 "甘溫除大熱"인 것이다.

② 血虛發熱

主　證: 兩顴潮紅, 身熱不退, 頭昏耳鳴, 或心煩少寐, 盜汗, 口渴思飮. 舌淡苔薄, 脈虛數.

證　析: 本證은 대개 吐衄便血 혹은 産後崩漏로 인하여 陰血不足이 되거나 혹은 發熱後熱伏血分하거나 혹은 陰血素虧, 血虛火旺하여 發熱하게 된다. 血虛陽浮, 陰不維陽하게 되면 兩顴潮紅, 身熱不退, 盜汗하게 되고 陰血不足하면 淸竅失榮하여 頭昏耳鳴하고 血不養心하면 心悸하게 되며 心神失守하니 少寐하고 陰血虛少, 津不上升하니 口渴思飮한다. 舌淡苔薄, 脈虛數은 血分不足, 虛熱內生의 象이다.

治　法: 補氣生血.

選　方: **當歸補血湯 合 八珍湯 加減.**

當歸 10g, 黃芪 15g, 黨蔘 12g, 茯苓 10g, 白朮 10g, 甘草 5g, 地黃 12g, 白芍 10g, 川芎 3g.

方中에서 黃芪를 重用하니 大補脾肺之氣하여 資生血之源함이고 當歸를 配伍하여 養血和營하니 當歸補血湯이 原方이다. 다시 蔘, 苓, 朮, 草의 四君子를 가하니 益氣의 功을 강화함이고 地黃, 白芍은 當歸와 합하여 四物湯의 의미로 養血하는 효과를 나타낸다. 川芎은 辛溫行血하는 고로 3g 정도의 소량을 사용함이 적당하다. 諸藥이 合하여 扶陽存陰, 補氣生血, 陽生則陰長, 氣旺則血生, 陰平陽秘, 虛熱自退하게 한다.

③ 陰虛發熱

主　證: 身熱顴赤, 日晡更甚, 頭痛, 口乾咽燥, 形瘦身倦, 心煩少寐, 遺精盜汗. 舌質紅, 苔少, 脈細數.

證　析: 本證은 대개 煩勞過度, 房室不節, 內傷眞陰으로 陰虧火炎于上하여 身熱顴紅이 나타나고 陰虛生內熱, 其病在陰分하니 身熱이 저녁에 더 심하게 나타나며 虛熱擾動心火하니 心煩少寐하고 內熱迫津液外出하니 盜汗하며 陰虛相火內擾하니 遺精하고 腎陰不足, 腦髓失充하니 頭痛한다. 舌紅少苔, 脈細數은 陰虛內熱의 征이다.

治　法: 滋陰淸熱.

選　方: 淸骨散 合 六味地黃丸 加減.

菁蒿 15g, 地骨皮 20g, 秦艽 12g, 胡黃連 6g, 生地 15g, 山茱肉 12g, 知母 10g, 鱉甲 12g, 浮小麥 12g, 牡蠣 10g, 甘草 5g.

方中의 菁蒿, 地骨皮, 秦艽, 胡黃連은 淸虛熱하며 生地, 山茱肉, 知母, 鱉甲은 滋陰液하고 浮小麥은 斂汗하며 牡蠣는 澁精하고 甘草를 少佐하여 調和諸藥하게 하였다. 共히 滋陰淸虛熱, 除骨蒸하는 효를 나타낸다.

④ 陽虛發熱

主　證: 身熱汗出, 口渴顴紅, 腰痠肢冷, 下痢淸穀, 小便淸白. 舌淡苔薄白, 脈沈細或浮動無力.

證　析: 本證은 陽氣虛衰하여 나타나는 發熱이다. 《景岳全書·火證》에서 "陽虛者, 亦能發熱, 此以元陽敗竭, 火不歸源也"라 하였으며 《醫碥·發熱》에서 "陽虛爲腎火虛也, 陽虛應寒, 何以反熱? 則以虛而有寒, 寒在內而格陽于外, 故外熱. 寒在下而戴陽于上, 故上熱也"라고 하였다. 腎虛水冷으로 火不歸源하여 格陽于上하니 發熱汗出, 口渴, 顴紅 등의 證이 나

타나는 것이며 腎陽不足으로 腰部失榮하니 腰膝酸軟하고 火不煨土하니 下痢淸穀하며 小腸虛寒하니 小便淸長한다. 舌脈之象은 균히 陽虛의 征을 말한다.

治　法: 溫補腎陽, 引火歸源.
選　方: 金匱腎氣丸 加減

乾地黃 24g, 山藥 12g, 山茱肉 12g, 澤瀉 9g, 茯笭 9g, 牧丹皮 9g, 桂枝 3g, 附子 3g, 土司자 7g, 枸杞子 10g, 葫蘆巴 5g.

《醫碥·發熱》에서 말하기를 "……治宜溫熱之劑, 溫其中而陽內反, 溫氣下而火歸源, 誤投寒冷立死"라고 하였으니 陽虛發熱을 治療하는 大法이다. 고로 方은 八味丸으로 導龍入海하는 것이니 즉 益火之源하여 消陰翳함이다.

方中의 地黃은 滋陰補腎하고 山茱肉, 山藥은 補益肝脾精血하며 附子와 桂枝를 가하여 溫陽暖腎하니 微微生化하여 鼓舞腎氣함을 뜻하는 것으로 "少火生氣"의 뜻이고 茯笭, 澤瀉, 丹皮를 佐로하여 調肝脾한다. 諸藥合用하니 모두 溫補腎陽, 引火歸源하는 效를 나타내어 스스로 회복하게 함을 목적으로 한다. 方中에 또한 兎絲子, 枸杞子, 葫蘆巴 등의 溫補腎陽之品을 가하니 그 溫補腎의 功을 증가시킴이다.

⑤ 虛勞發熱

主　證: 身熱心煩, 勞壘時加重, 頭痛惡寒, 神疲懶言, 腹脹納呆. 舌紅, 苔薄膩, 脈洪大, 按之虛軟.

證　析: 本證은 대개 過勞가 쌓여서 虛弱하여져서 나타나는 것으로 《金匱翼》에서 말하기를 "虛勞發熱"이라 하였으며 "勞倦發熱者, 積勞成倦, 陽氣下陷, 則虛熱內生也"라 하였다. 장기

간의 過勞로 陽氣가 下陷되고 혹은 飮食內傷으로 脾胃運化失司, 氣血凝滯, 熱重三焦함 모두가 發熱을 일으킬 수 있다. 先天不足, 後天失養, 積勞內傷, 酒色縱肆 등으로 臟腑가 虧損되고 元氣虛弱하여 虛勞가 발생한다. 고로 《醫宗金鑑·虛勞總括》에서는 "虛者, 陰陽, 氣血, 營衛, 精神, 骨髓, 津液不足是也"라고 하였다. 氣血不足하면 虛熱內生하니 身熱心煩하고 營衛不足하면 惡寒하며 肺脾氣虛하니 懶言, 腹脹納呆하고 勞로 인해서 모든 證이 가중된다. 舌紅은 陰血不足이며 脈洪大하여 누르면 虛軟함은 陰津不足과 虛陽浮越한 征이다.

治　法: 滋陰淸熱, 益氣扶陽.

選　方: 補中益氣湯 合 四物湯 加減.

黃芪 15g, 黨蔘 10g, 柴胡 7g, 升麻 6g, 當歸 7g, 炙甘草 6g, 川芎 5g, 白芍 10g, 地黃 10g, 白朮 10g, 陳皮 7g.

方은 補中益氣湯으로 甘溫益氣扶陽하니 "勞者溫之"의 뜻을 취함이며 四物湯으로 滋陰養液하였다. 공히 益氣健脾, 升陽, 淸虛熱하는 효능이 있으니 氣血得補, 陰液得復, 肺脾之氣得充하니 諸證이 사라진다. 本方은 甘溫除熱의 重要方劑로 素體虛弱者에게 많이 사용할 수 있다.

⑥ 瘀血發熱

主　證: 面色黯黑, 有時潮熱, 形瘦乏力, 肌膚甲錯, 納少便秘, 或胸脇疼痛, 少腹滿痛, 按之手不可近, 血瘀經閉. 舌見瘀斑, 苔黃少津, 脈弦細或澁.

證　析: 《證治匯補·發熱章》에서 말하기를 "瘀血發熱, 必脈澁, 漱

水不嚥, 或痰涎嘔惡, 或兩足厥冷, 或少腹急結, 或吐紅鼻衄, 均宜桃核承氣湯下之"라 하였다. 瘀血이라는 證은 여러가지 원인으로 血行不暢하고 瘀蓄內停하여서 만들어진다. 瘀血內阻하면 新血不生하고 血氣不能榮于頭面肌膚하여 面色黯黑, 肌膚甲錯한 등의 증이 나타난다. 瘀血內阻로 氣血失暢하니 胸脇疼痛이 나타나고 瘀熱結于下焦하면 少腹滿痛拒按한다. 血瘀則經閉하고 熱鬱血分하면 潮熱이 나타난다. 舌의 瘀斑과 脈弦細或澁은 瘀血內結의 征이며 舌苔黃少津은 血瘀熱鬱의 象이다.

治　法: 活血散結, 化瘀淸熱.

選　方: **血府逐瘀湯** 加減. (《醫林改錯》)

桃仁 12g, 紅花 9g, 當歸 9g, 生地 9g, 川芎 5g, 赤芍 6g, 牛膝 9g, 桔梗 5g, 柴胡 3g, 枳殼 6g, 甘草 3g.

處方에서 桃仁, 紅花, 赤芍, 川芎은 活血化瘀하고 牛膝은 祛瘀血, 行血脈하고 引血熱下行하며 桔梗, 枳殼은 開胸行氣하고 柴胡는 疏鬱治脇痛하며 生地는 凉血淸熱한다. 大黃, 芒硝를 각 6g 가할 수 있으니 桃核承氣湯의 뜻으로 下焦少腹急結함을 완화한다. 諸藥이 합하여 瘀血을 제거하고 血脈을 行하게 하여 潮熱이 스스로 사라지게 한다.

⑦ 痰濕發熱

主　證: 憎寒發熱, 日輕暮重, 胸膈痞塞, 惡心吐涎, 肢倦納差, 形瘦體弱, 寐差虛煩. 舌苔白膩或黃膩, 脈弦滑.

證　析: 本證은 濕痰이 三焦 혹은 經絡에 聚集하여 發熱하는 것을 말한다. 대개 飮食勞倦 혹은 思慮過度로 脾胃受傷하여 痰

濕留置中州하니 氣機阻滯, 鬱久而化熱한다. 《證治匯補·發熱章》에서 "痰證發熱, 向夜大作, 川明漸止, 必兼胸膈不快, 惡心不食, 肢倦體瘦, 蓋痰滯中宮, 阻礙升降, 故惡心痞悶, 血無所滋, 故夜分轉甚. 津液不化而體瘦, 氣血阻滯而倦怠, 均宜健脾化痰, 寬中淸火, 則痰利而熱除矣"라 하였다. 陰濁凝阻遏阻陽氣하니 惡寒하고 痰濕蘊久化熱하니 發熱하며 脾氣不足하니 肢倦하고 運化失健하니 納差한다. 苔薄膩 或黃膩, 脈弦滑은 모두 痰濕內蘊日久化熱의 象이다.

治　法: 淸熱化痰, 健脾利濕.

選　方: **溫膽湯** 加減.

半夏 7g, 陳皮 10g, 甘草 5g, 枳實 10g, 竹茹 10g, 生薑 3片, 茯苓 10g, 黃芩 10g, 黃連 5g, 荷葉 10g, 佩蘭 10g.

處方의 半夏는 燥濕化痰, 和胃止嘔하며 陳皮는 理氣燥濕하여 氣順而痰消하게 하고 茯苓은 健脾滲濕하며 生薑은 降逆化痰하고 竹茹는 淸熱化痰, 除煩止嘔하며 枳實은 行氣消痰, 散結消痞한다. 黃芩, 黃連, 荷葉, 佩蘭을 가하니 芳香化濁, 淸熱祛濕하게 하여 치료효과를 증가시킨다.

⑧ 肝鬱發熱

主　證: 發熱胸脇脹痛, 心煩易怒, 或便溏, 手足冷, 太息不樂. 舌紅 苔薄膩, 脈弦.

證　析: 本證은 情志와 많은 관계가 있는 것으로 주로 情志抑鬱, 혹은 忿怒未發로 肝氣不疏, 氣鬱化火로 發熱하니 身熱而煩하고 胸脇脹痛, 易怒는 肝氣鬱結로 氣機不舒暢한 결과이며

肝經鬱滯, 陽氣不能達于四末하니 手足冷하고 目鬱克土, 脾運失健하니 便溏하고 氣機不舒하니 太息不樂한다. 舌紅苔薄膩, 脈弦數은 모두 肝經鬱熱의 征象이다.

治　法: 透解鬱熱, 疏肝理脾.
選　方: 丹梔逍遙散 加減.

柴胡 7g, 白芍 10g, 當歸 5g, 茯苓 10g, 白朮 10g, 甘草 3g, 生薑 3片, 薄荷 6g, 丹皮 10g, 炒梔 6g, 鬱金 7g.

處方의 柴胡, 白芍은 入肝經하여 疏肝解鬱淸熱을 위주로 하며 丹皮는 淸熱凉血하고 梔子는 瀉火除煩한다. "見肝之病, 知肝傳脾, 當先實脾"해야 함에 따라 茯苓, 白朮로 健中土而止溏瀉하고 소량의 薄荷로 柴胡를 도와서 疏散條達하게 한다. 鬱金을 가하여 疏肝解鬱, 凉血淸熱하여 치료를 도울 수 있다.

⑨ 病後微熱

主　證: 神有微熱, 朝輕暮重, 神疲乏力, 口乾, 頭暈, 咽痛, 心悸失眠, 形體削瘦. 舌苔薄白質紅, 脈細數. 체온은 대개 37°C - 37.3°C 정도이다.

證　析: 本證은 《素問》에서 "熱病已愈, 時有所遺"라고 한 것이며, 《傷寒全生集·勞復》에서 말한 "病後餘熱", "病新瘥後, 血氣未平復, 餘熱未盡"이라고 한 것이다. 현재 임상에서 低熱의 대다수가 이런 류에 속한다. 熱病後에 氣津兩傷하여 乏力口渴하고 陰血虧耗, 肌膚失榮하여 形體削瘦하며 血不榮心, 神不守舍하니 心悸失眠하고 淸竅失養하여 頭暈하는 것이다. 舌紅苔白, 脈細數은 모두 病後體虛, 虛熱內生의 象이다.

治　法: 扶正祛邪, 兼淸餘熱.
選　方: 菁蒿鱉甲湯 加減.

菁蒿 15g, 鱉甲 12g, 生地 12g, 地骨皮 20g, 知母 10g, 丹皮 10g, 沙蔘 15g, 玉竹 12g, 黃精 12g, 麥冬 12g.

方中의 菁蒿, 鱉甲은 淸虛熱, 瀉陰火하며 輔로 知母, 地骨皮는 滋陰退熱하고 生地는 養陰凉血하며 丹皮는 凉血透熱한다. 沙蔘, 玉竹, 黃精을 가하여 育陰而祛邪하였으며 麥冬으로 益氣生津하였다. 諸藥이 合하여 益氣淸熱하고 透陰分之邪外出하게 한다.

3. 病案事例

① 陽虛發熱 (低熱)

潘某某, 女, 29歲. 1982年 6月 14日.

환자는 반년 전부터 低熱이 나타나기 시작하였는데 체온은 37.5°C 가량이었으며 매일 午前에 發熱하기 시작하며 不惡寒, 頭暈하는데 平臥則止, 口稍乾, 惡心, 心悸, 手足腫脹, 二便調하였다. 월경은 정상이었으며 舌淡苔白, 脈沈하였다.

辨　證: 陽氣不足, 虛熱內生, 心氣失養.
治　法: 益氣養心, 甘溫除熱.
方　藥: 臨床經驗方

炙黃芪 30g, 全當歸 10g, 臺黨蔘 20g, 寸麥冬 10g, 五味子 10g, 何首烏 15g, 紅大棗 10g, 炙甘草 7g.

上方을 3劑 복용하고 6월 18일 내원하였을 때, 體溫은 정상으로 돌아왔고 食事量은 증가하였으며 心悸는 감소하였고 乏力도 조금 덜하여졌고 手足腫脹도 호전되었지만 아직 惡心이 조금 남아있었다. 체온은 36.7°C였다. 原方에 眞珠母 30g을 가하여 7劑를 복용시킴.

上方을 7劑 복용하고 6월 25일 내원하였을 때 모든 증상이 사라져 食事와 起居가 정상이었으며 低熱도 나타나지 않았다.

按　語: 本證의 發熱은 陽氣不足에 속한 것이어서 午前에 發熱이 나타났고 더불어 心氣不足으로 心悸, 眩暈平臥則止하였으며 氣虛로 인해 乏力이 나타났다. 고로 溫補陽氣, 養心益氣하는 甘溫除熱의 방법으로 효과를 거두었다.

② 陰虛感風驗案 (高熱)

李某某, 男, 29歲. 1987年 12月 11日 初診.

환자는 20 여일 전부터 乏力을 느끼다가 최근 5일 전 차가운 바람을 쐰 후 周身酸楚, 背脊疼緊, 惡寒發熱이 있었고 低熱과 高熱이 번갈아 일어났다. 發熱은 밤에 심했으며 體溫이 39.1°C 였으며 汗出, 口渴不重, 納少, 때로 呃逆하고 便乾尿黃하였다. 中耳炎을 앓고 있었으며 우측 외이도에 癤腫이 있었던 적이 있었다. 舌苔白厚, 質紅, 脈滑하였다. 흉부 방사선촬영검사는 정상이었으며 혈액검사에서는 백혈구가 11000/cc였다.

辨　證: 陰虛內熱, 風邪外襲.
治　法: 養陰淸熱, 疏散風邪.
方　藥: 菁蒿鱉甲湯 加減.

嫩菁蒿 30g, 生鱉甲 20,g 肥知母 10g, 大生地 20g, 牧丹皮 15g, 霜桑葉 7g, 大秦艽 20g, 荊芥穗 7g, 地骨皮 30g, 杭白芍 15g, 嫩桑枝 15g.

上方을 4除 복용하고 12월 17일 내원하였을 때 熱은 사라져서 체온은 정상이 되었으며 舌白厚한 것도 없어졌고 舌紅은 덜해졌으며 大便도 좋아졌다. 아직 頭痛, 納差, 口苦乏力함이 남아 있어서 桑菊飮合桑行湯加減을 복용시켜 消未盡之邪, 淸潤肺絡하여 치료하였다.

霜桑葉 10g, 杭菊花 10g, 淨連翹 15g, 蘆葦根 20g, 苦杏仁 10g, 浙貝母 10g, 麥門冬 20g, 細生地 20g, 霍石斛 20g, 雙鉤藤 15g, 苦黃芩 10g, 焦三仙 30g.

上方을 5劑 복용하고 12월 23일 내원하였을 때 모든 증상이 좋아졌다. 식사와 二便도 정상이었다. 혈액검사상 백혈구의 수치는 9200/cc였다.

③ 濕毒溫結發熱 (高熱)

張狀果. 男. 48勢. 1989年 6月 14日.

환자는 3개월 전에 좌측 睾丸炎이 발생하여 매일 저녁 8시에서 아침 8시까지 發熱이 있었으니 38°C 정도였으며 반 개월이 지속되었다. 그 후로 오후가 되면 열이 올라 40°C가 되었다. 4월에는 입원을 하여 여러가지 항생제를 주사하였으나 熱이 떨어지지 않았다.

일반적인 검사에서 이상이 없었다. 현재 입원 치료 중이다. 최근 반 달 전부터 체온이 40°C 정도를 유지하였으며 咽痛, 不思食, 汗出, 不惡寒反惡熱, 口不渴, 舌脣爛, 睾丸腫痛하였다. 舌質甚紅, 苔黃厚膩, 脈滑數하였다.

辨　證 : 血分毒熱, 濕毒蒸注.
治　法 : 淸熱解毒, 凉血祛濕.
方　藥 : 臨床經驗方

> 川黃柏 10g, 川黃連 7g, 大靑葉 10g, 乾荷葉 10g, 草河車 30g, 嫩菁蒿 30g, 蒲公英 30g, 金銀花 15g, 粉丹皮 20g, 赤芍藥 15g, 枯黃芩 7g, 甘草節 5g, 廣角面 1.0g(分冲).

上方을 4劑 복용하고 6월 20일 내원하였을 때 체온은 약간 떨어져서 현재 36.5°C 정도로 떨어졌다. 發熱汗出이 멈추고 咽痛과 舌脣潰爛이 점차로 나아졌고 식사와 수면 그리고 二便이 좋아졌으며 좌측 고환의 腫痛은 많이 사라져서 단지 불편함을 느낄 뿐이었다.

舌苔灰와 舌質이 붉은 것이 덜해졌고 脈은 滑하였다. 證은 毒熱은 가벼워졌으나 下焦의 濕熱이 未淨한 상태였다. 上方에서 菁蒿, 荷葉, 草河車를 줄이고 佩蘭과 連翹를 각 15g, 生地를 30g 가하고 다시 黃柏을 12g으로 늘렸다. 계속하여 7劑를 복용시키니 고환은 아무런 불편함이 없었고 발열도 사라졌으며 다른 증상도 다 정상이 되었다.

按　語：本例의 치료 효과는 탁월하였는데 그 원인 중 하나인 廣角으로 淸熱瀉火, 解毒凉血하였던 것이 잘 적중한 것이다. 《藥性論》에서 "鎭心神. 解大熱. 散風毒. 能治發背癰疽. 瘡腫. 化膿作水. 主療疾熱如火"라고 하였다. 환자는 下焦毒熱로 睾丸이 腫痛하고 發熱하였으니 三黃(芩, 連, 柏)과 大靑葉 등의 淸熱瀉火之品에 公英, 連翹, 銀花 등의 淸熱解毒之藥을 가하고 다시 廣角으로 解毒凉血하니 빠른 효과를 보았다.

④ 少陽鬱熱 (寒熱往來)

王某某, 女, 53歲. 1990年 5月 11日 初診.

환자는 오후에 寒熱往來함이 한 달 이상 되었으며 더불어 右脇脹痛, 口苦咽乾, 煩急易怒, 食少納呆, 時有惡心, 目眩, 大便乾稀不定하였다.

舌苔灰質暗, 脈滑하였고 검사상 肝氣能과 백혈구의 수치는 정상이었다.

辨　證: 少陽鬱熱, 胃腸失和.

治　法: 和解少陽, 調理胃腸.

方　藥: **小柴胡湯** 加減.

醋柴胡 10g, 條黃芩 10g, 清半夏 7g, 雲茯苓 10g, 廣陳皮 10g, 制香附 10g, 宣木瓜 10g, 荊芥穗 10g, 嫩菁蒿 15g, 首烏藤 15g, 肥玉竹 20g, 生甘草 3g.

上方을 7劑 복용하고 5월 18일 내원하였을 때 寒熱은 점차로 사라졌고 煩急脇痛함이 줄고 口乾苦도 덜해졌으며 惡心은 사라졌다. 계속해서 上方을 7劑 복용시키니 모든 증이 좋아졌다.

按　語: 本例는 熱鬱少陽으로 寒熱往來하고 더불어 咽乾, 口苦, 脇痛의 증이 나타난 것이니 小柴胡湯으로 和解少陽, 和胃降逆하여 나아진 것이다.

⑤ 濕熱內蘊 (高熱)

王某某, 男 45歲. 1984年 12月 1日 初診.

환자는 반 개월 전부터 發熱이 있어 체온이 39°C까지 올라갔다. 某醫院에서 검사하니 이상이 없어서 여러 종류의 해열제를 복용하였으나 효과가 없었다. 4일 전부터 證이 加重되었으니 특히 오후에 심하여 체온이 40°C 이상 올랐으며 無汗, 口不渴, 頭暈, 納呆, 身竄痛, 便難, 腹脹하였다. 面色淡白하고 肌膚를 만지면 灼熱이 있었다. 舌苔白하고 脈滑하였다.

辨　證: 濕熱內蘊, 清陽鬱遏.

治　法: 化濕淸熱, 輕開芳化.
方　藥: 三仁湯 加減.

苦杏仁 10g, 白蔲仁 3g, 薏苡仁 10g, 法半夏 10g, 佩蘭葉 15g, 滑石塊 15g, 白通草 5g, 川厚朴 10g, 條黃芩 10g, 淡竹葉 10g, 焦神麴 10g, 焦山楂 10g.

12월 4일 내원하였을 때 上方을 1劑 복용하고 體溫이 정상으로 회복되었다고 하였다. 배고픔을 느끼고 정신은 맑아졌다. 3제를 복용하고 모든 證이 좋아졌다.

按　語: 本例는 濕蘊熱發한 것이다. 濕鬱로 인하였으니 發汗하고자 하나 心陽을 傷할까 두렵고 또한 便難하였으나 攻下함이 陰을 傷할까 두렵다. 그래서 三仁으로 芳香行氣化濕하게 하고 竹葉, 通草, 滑石을 배오하여 滲濕淸熱하고 山楂, 神曲을 가하여 行氣消脹하고 佩蘭으로 芳香化濁함을 도와서 濕利熱淸하게 하니 諸證이 좋아졌다.

　　病이 비록 겨울에 나타났지만 그 證이 濕熱에 屬하니 先賢의 《三仁湯》 結語에 나오는 "長夏深秋, 冬日同法"것과 같이 하였으니 證에 따른 用藥인 것이다.

⑥ 陽明蘊熱 (高熱)

付某某, 女, 16歲. 1985年 8月 26日 初診.

환자는 특별한 원인 없이 반 달 전부터 發熱이 있어 체온이 38°C - 39°C였으며 汗出熱不解하였다. 여러가지 藥(항생제, 해열제)을 복용하였으나 효과가 뚜렷하지 못하였다. 현재 身熱口渴思冷飮, 鼻咽乾燥,

汗出, 雙下肢痠疼, 大便秘結, 尿赤熱하였다. 某醫院에서 심전도검사를 하니 심계항진으로 120次/分이었다. 舌苔白, 舌質紅, 脈滑數하였다.

辨　　證：陰血虧虛, 陽明熱盛.
治　　法：育陰養血, 淸陽明熱.
方　　藥：**白虎湯** 加味.

嫩菁蒿 20g, 地骨皮 20g, 生地黃 20g, 生石膏 20g, 肥知母 10g, 生蛤殼 15g, 杭白芍 20g, 粉丹皮 15g, 大秦艽 20g, 嫩桑枝 15g, 生龍齒 15g, 淡竹葉 10g.

上方을 5劑 복용하고 8월 31일 내원하였을 때 熱이 사라져서 몸이 가벼웠으며 汗出이 멈추었고 口渴喜冷飮함이 줄고 식사량이 조금 늘었으며 便秘도 조금 좋아졌고 小便赤熱함이 사라졌다. 舌苔白, 舌質紅하고 脈滑. 心率은 80次/分으로 脈이 정상적이었다. 陰虛證이 비교적 회복되었고 胃熱은 사라졌다. 上方에 生地를 30g으로 늘리고 5劑를 더 복용시켜 효과를 확실하게 하였다.

4. 菁蒿鱉甲湯臨證體驗

內科 臨證에서 자주 접하는 경우가 오래도록 치료하여도 잘 낫지 않는 低熱 환자인데 이는 현대의학으로 많은 검사를 하여도 특별한 이상이 없는 경우가 대부분이다. 그 중에 대다수의 환자는 많은 종류의 항생제를 과다 복용하였음에도 효과가 없는 경우이다.

비록 高熱은 아니지만 환자에게 정신적, 육체적으로 큰 영향을 미치며 이로 인해 업무와 공부에 큰 장애를 초래하여 低熱이라는 證에 대해 豫防과 治療 방면으로 토론하도록 한다.

① 陰虛發熱의 病因病機

陰虛發熱은 《素問·調經論》에 나타나 있는데 "陰虛生內熱"이라는 것이다. 그 陰虛의 원인은 대개 다음의 몇 종류에 속하니 ① 過用乏竭, 陰血耗傷으로 《素問·調經論》에서 말하는 "有所勞倦, 形氣衰少, 穀氣不盛, 上焦不行, 下脘不通, 胃氣熱, 熱氣熏胸中, 故內熱"이라고 한 것으로 陰虛發熱의 원인은 勞倦氣耗不能化食消穀하여 胃熱蓄積, 熱盛于內하여 陰分에 손상이 미쳐 虛熱이 일어나는 것이니 熱은 반드시 傷陰한다는 이치를 말함이고 ② 急性熱病後期에 餘邪未淨하여 伏于陰分함으로 煎熬營陰하니 低熱長期不退함이며 ③ 체질적으로 性急躁易怒로 木鬱化火하여 耗傷陰液함으로 低熱이 나타나는 것이고 ④ 房室不節로 肝腎을 손상하니 耗傷陰精하거나 혹은 장기의 失眠으로 陰血虧痼하니 虛熱內生함이며 ⑤ 기타로 失血後에 低熱이 나타나는 것이니 當歸補血湯으로 효과가 부족하며 陰虛가 심한 경우이다.

총괄하여 陰愈虧虛熱愈盛함이다. 陰虛發熱이라는 證은 그 本이 陰虛이며 그 標는 發熱이니 育陰을 爲主하여야 하는 것으로 "治病必求其本"의 뜻이다.

② 菁蒿鱉甲方의 造成과 加減運用

菁蒿鱉甲湯方: 臨床經驗方

> 嫩菁蒿 20g, 生鱉甲 15g, 生地黃 20g, 肥知母 10g, 牧丹皮 10g, 霜桑葉 10g.

生鱉甲이 없을 경우에는 生蛤角 20g 이나 혹은 生牡蠣 20g으로 대체할 수 있다.

【注】

《溫病條辨》"中焦篇" 第83條에 나오는 菁蒿鱉甲湯方 (6味)

菁蒿, 知母, 桑葉, 鱉甲, 丹皮, 花粉

《溫病條辨》"下焦篇" 第12條에 나오는 菁蒿鱉甲湯方 (5味)

菁蒿鱉甲湯은 清・吳鞠通의 著書인 《溫病條辨》에서 만들어져 나온 것이다. 그 책의 "中焦篇"과 "下焦篇"에 모두 기재 되어있으나 양편 기재의 약재 수가 다르지만(上述) 그 치료 작용은 "夜熱早涼, 熱退無汗, 熱自陰來"라는 원칙 아래 일치한다.

本方은 비록 溫病後期에 養陰하여 退熱하는 작용에 맞추어 만들어진 것이지만 臨證에서는 陰虛로 일어나는 午後 혹은 夜間低熱, 無汗, 체온이 37.3°C - 38.5°C 사이이며 때로 心煩, 失眠多夢, 苔淨 혹 薄白, 質紅, 脈細數하는 등의 證에 가감 치료하여 좋은 효과를 나타낸다.

方劑造成剖析: 本方은 辛涼甘寒之劑로 滋陰하여 清熱하니 眞陰漸充하고 浮焰自熄한다. 《素問・至眞要大論》에서 "諸寒之而熱者取之陰" 한 것에 대해 王太僕이 注하여 "壯水之主以制陽光"이라 한 것은 모두 本方의 宗旨를 말한 것이다.

菁蒿鱉甲湯方의 五味藥 중 知母가 肺腎二經에 入하는 것을 제외하고는 모두 養陰涼血藥이며 知母도 비록 氣分에 入하지만 또한 滋陰清熱하는 작용이 있다. 菁蒿는 春木少陽之令을 가장 일찍 받아 少陽과 厥陰 血分에 入하니 芳香透絡하여 骨蒸勞熱을 치료하는 要藥이 되며 少陽에 있는 伏邪를 밖으로 쫓을 수 있으며 伏邪가 없으면 補할 수도 있고 清할 수도 있으며 鱉甲은 鹹平하여 陰에 속하고 色靑하여 肝脾血分에 入하며 능히 養陰하고 또한 通絡한다.

先賢인 吳鞠通이 注解하여 말하기를 "菁蒿不能直入陰分, 有鱉甲領之

入也 鱉甲不能獨出陽分, 有菁蒿領之出也"라 하였다. 바로 淸中能透, 滋中有淸함을 말하는 것이다. 苦寒之品은 胃氣를 傷함이 많으나 菁蒿는 芳香하여 血虛有熱한 경우에 적당하며 胃氣를 傷하지 않아서 臨證에서 용량을 20-30g까지 사용할 수 있다. 知母의 성분 중에 知母素는 "知病之母"라고 하는 母美譽가 있으니 滋陰淸熱하여 骨蒸을 치료하고 佐로 菁蒿, 鱉甲이 搜剔하는 작용이 있다.

生地는 甘苦而寒하고 手足少陰, 厥陰에 入하여 滋陰退熱하며 《本草備要》에서 그 陰血虧虛로 發熱하는 것을 치료하는 작용에 대해서 盛贊을 하였으며 鱉甲을 도와서 退熱하는 힘이 있다. 丹皮는 手足少陰, 厥陰에 入하여 瀉血中之伏熱하고 退無汗之骨蒸한다.

加減用藥 - 地骨皮를 15-30g 가할 수 있으니 本品은 甘淡而寒하고 瀉肝腎虛熱凉血而補正氣하여 五內邪熱을 치료한다. 時珍이 말하기를 "菁蒿佐肢骨退熱皪有殊功"이라 하였으니 臨證에서 사용해 보시라! 실로 좋은 효과가 있다.

桑葉은 甘寒芳香하고 橫紋에 가장 많으니 주로 通絡하고 凉血淸熱하는 작용이 있으며 有汗時에는 적게 사용하여야 하니 3g 정도면 되고 無汗時에는 10-12g을 사용할 수 있으니 浮遊之火를 外達하여 菁蒿의 透熱하는 힘을 도와준다.

③ 菁蒿鱉甲湯의 應用範圍

本方은 養陰淸熱의 良方으로 臨證에 적용할 경우 午後 혹은 夜間發熱이 主가 된다. 見證으로는 夜熱早凉, 熱退無汗, 舌紅少苔, 形瘦, 脈數이다. 원인불명의 久熱不退로 陰虛에 속하는 경우에 加減應用할 수 있으니 白薇, 石斛, 地骨皮, 天花粉 등을 酌加할 수 있다. 적절하게 사용하면 아주 좋은 효과를 나타낸다. 오랜 기간의 임상을 통하여 이 처방을 사용하고 또한 효과를 거두었다. 淸不傷正, 滋而不膩하여 苦燥하지 않으며 또한 邪로 하여금 머물게 하지 않는다.

다만 "證"에 맞추고 다시 病因과 證을 兼顧하여 加減配伍한다면 좋은 결과가 있을 것이다.

3. 臨證驗方

1. 芩連荷佩湯

方藥造成 : 臨床經驗方

黃芩 7-10g, 黃連 3-5g, 荷葉 15g, 佩蘭 15g, 生甘草 1.5g

服　用 : 上藥 5味를 물 500cc에 넣고 끓여서 150cc로 만들어서 매일 2번 복용한다. 荷葉과 佩蘭이 신선한 경우에는 위 용량의 2배를 넣으며 다른 약을 넣고서 20분을 끓인 다음 2가지 약을 넣고서 5분을 더 끓여서 복용한다.

效　能 : 淸解熱邪, 芳化濕濁.

主　治 : 頭目不爽, 煩急, 口粘口苦, 口甛, 呑酸, 呃逆, 噯氣, 胸悶, 納呆, 便溏而粘, 舌苔白膩或黃白厚膩, 脈滑或稍數.

方　解 : 黃芩은 淸泄肝膽熱하고 특히 "膽鬱液泄"로 口苦한 경우에 효과가 있으며 더불어 淸肺熱, 淸腸熱하며 黃連은 淸泄脾胃熱하며 더불어 心, 大小腸熱을 淸하고 荷葉은 升淸降濁하고 調和胃氣하며 佩蘭은 化除濁氣하여 脾癉으로 인한 口甛苔膩함을 專治하고 甘草는 調和解毒한다. 諸藥을 共用하면 肝膽脾胃의 濕熱內結을 淸解하고 氣機升降失調를 調理

한다. 暑濕이 많은 夏季에 특히 이 證이 많으니 사용하여
많은 효과를 보시라.

加　　減： 肝膽熱盛하면 龍膽草, 山梔子, 茵蔯을 加하고 脾虛濕重하
면 茯苓皮, 豬苓, 蒼朮, 薏苡仁을 가하며 더불어 氣鬱이
있으면 香附, 鬱金, 枳殼, 川楝子, 合歡花, 陳皮를 가하고
氣虛가 있으면 茯苓, 百合, 玉竹을 가하며 陰傷者는 沙蔘,
川石斛, 花粉, 麥冬을 가하고 血虛者는 丹蔘, 鷄血藤을 가
하며 血熱者는 丹皮, 赤芍, 白薇, 茅根을 가하고 血鬱者는
茜草, 澤蘭, 赤芍을 가하며 膀胱濕熱이 있는 경우에는 黃
柏, 車前草를 가하고 風濕이 있으면 秦艽, 桑枝를 가한다.

本方을 임상응용할 경우에 나타나는 證 뿐만 아니라 舌診이 아주 중
요한데 舌苔로 胃氣를 판단하고 舌體는 脾를 舌色으로 血分을 알 수
있다. 五臟의 경락 순환은 혀와 관계가 있으니 즉 心經系舌本 肝經絡
舌本 脾經連舌本 腎經挾舌本 肺朝百脈한다. 혀를 잘 보는 사람은 臟腑
病機의 성쇠를 아는 것이다. 舌體가 胖嫩하고 舌苔가 白膩하면 濕重한
경우가 많으며 濕熱兩重한 경우에는 舌苔黃膩하고 腎家濕熱上蒸于胃熱
하면 灰黑黃褐而膩한 苔를 나타내며 舌質紅은 血熱을 舌邊有瘀點과 瘀
斑은 脈絡有瘀阻의 象이니 모두 치료를 위해 보조가 되는 證이다.

禁　　忌： 濕重하면 生冷한 과일, 야채와 濃茶를 먹지 말아야 하며
熱重하면 술, 담배와 구운 음식과 딱딱한 음식을 먹지 말
아야 한다. 이와 동시에 마음을 안정시키는 것이 병을 빨
리 낫게 하는 것이다.

病案事例： 王某某, 男, 48歲, 工人.
환자는 한달 전부터 頭昏, 煩急, 全身乏力, 脘悶, 不思飮食, 口苦,

大便溏而粘하여 하루 2-3회 보았으며 때로 肛門에 灼熱感이 있었고 소변은 황색에 가까왔다. 평소에 빼갈(白酒)을 즐겼으며 기름에 튀긴 음식을 좋아하였다. 舌苔黃白厚膩하고 脈은 滑象이었다. 某醫院의 위내시경검사에서 表在性 胃炎으로 진단받아 양약을 3주간 복용하였으나 효과가 좋지 못하였다. 간기능검사는 정상이었다.

이 證은 肝脾濕熱, 氣機鬱阻한 것으로 처방은 芩連荷佩湯加味를 사용하였다.

條黃芩 10g, 川黃連 5g, 乾荷葉 15g, 佩蘭葉 15g, 炒枳殼 10g, 淡竹葉 10g, 廣陳皮 10g, 白荳蔲 1.5g, 生甘草 3g.

上方을 5劑 복용하고 諸證이 거의 사라졌다. 舌苔薄黃白하고 膩는 없어졌으며 경도의 乏力이 있었다. 上方에서 黃芩을 7g으로 黃連을 3g으로 줄이고 茯苓을 15g 가하여 처방하여 5劑를 복용시키니 완전히 정상을 회복하였다. (본문은 1993년 10월 1일 《中國中醫藥報》의 "名醫名方錄" [第340期]에서 발췌한 것이다)

2. 三蔘湯

方藥造成: 太子蔘 20-30g, 北沙蔘 20-30g, 丹蔘 15-30g.

效　能: 平補氣陰, 活血安神.

主　治: 乏力, 氣短, 口渴鼻乾, 心神不寧, 不眠, 胸脘悶痛, 經少 等 證.

立方思路: 《素問·陰陽應象大論》에서 "年四十而陰氣自半也"라 한 것과 《內經》에서 "虛者補之, 損者益之"라고 한 치료원칙과 "人之所有者, 氣與血耳"라고 한 가르침, 朱丹溪의 "陽常有餘, 陰常不足"이라는 관점에 근거하여 임상에서 자주

보는 虛實挾雜과 虛不受補의 현상은 특히 40-50세가 많은데 대개 上實下虛而不耐大溫補하니 性味和平하고 益氣活血할 수 있는 약으로 "疏其血氣, 令其條達, 而致和平"하는 목적에 따라서 구성된 것이다.

方　解: 氣陰兩虛者에 대해서 人蔘, 黃芪, 白朮은 溫燥하여 오히려 傷陰할 수 있으며 또한 노인들은 변비가 많이 생긴다는 점에서 불리하게 작용할 수 있으며 茯苓, 蓮肉은 힘이 약하니 性平(或微溫)하고 補五臟之氣, 生津液하는 太子蔘을 선택하고 沙蔘은 性味甘微苦微溫하고 益肺氣, 養肺陰하며 노인의 胸痺에 적당하니 (見《本草備要》) 이 두 가지 약은 모두 平補氣陰한다. 丹蔘은 性苦微寒하고 "一味丹蔘飮功兼四物湯"(見《本草備要》)이라고 하였으며 그 活血하는 작용이 補血하는 작용보다 크고 當歸의 辛溫略燥하는 성질이 없고 또한 川芎의 香竄耗氣하는 弊가 없으며 더불어 그 活血化瘀作用이 五十의 나이에 생길 수 있는 血脈瘀滯, 血虛有熱에 특히 적합하며 또한 "養神定志"하는 작용(淸·吳鞠通)이 있다. 이 세 가지 藥性은 平和하지만 비교적 좋은 효과를 나타내며 慢性虛損病을 調補하는 효과는 뛰어나다.

加　減: 三蔘湯은 慢性虛損病의 基本方으로 임증시에는 病情에 근거하여 加減運用하도록 한다. 만약 舌苔厚膩하고 熱象이 비교적 현저한 경우에는 太子蔘을 양을 줄이거나 혹은 玉竹, 黃精, 百合같은 甘平한 약으로 改用(或加用)하고 月經量이 많거나 출혈이 있으면 丹蔘을 去하는 등등으로 여러 가지로 응용하여야 한다.

病案事例: 景某某, 女, 45勢, 農業.

환자는 3개월 전부터 心慌, 煩急, 手麻, 乏力, 腰酸痛, 足跟痛, 健忘, 時有脫髮하였다. 月經이 10일 정도 앞으로 당겨졌으며 經量은 많지 않았다. 심전도상으로 이상이 없었으며 목에 중등 정도로 굳어 있는 硬物이 있었다. 某醫院에서 진단하니 갑상선 기능항진증이었다. 舌苔白, 質紅, 脈滑하였다. 證은 氣陰不足, 肝腎虧虛였다. 처방은 三蔘湯加味方으로

太子蔘 30g, 北沙蔘 30g, 丹蔘 30g, 何首烏 15g, 夏枯草 10g, 肥玉竹 30g, 制黃精 30g, 宣木瓜 10g, 廣鬱金 10g, 川貝母 10g, 生牡蠣 15g, 地骨皮 20g, 大生地 30g, 黃藥子 10g, 生甘草 3g.

上方을 14劑 복용하고서 乏力과 腰痛이 줄었는데 때로 心悸와 手麻가 있었다. 原方에 黃精, 木瓜, 鬱金, 生牡蠣, 黃藥子, 丹蔘을 15g으로 줄이고 地骨皮를 30g으로 夏枯草는 12g으로 늘리고 다시 山萸肉 15g, 杜仲 10g, 天麻 10g을 가하였다.

太子蔘 30g, 北沙蔘 30g, 丹蔘 15g, 何首烏 15g, 夏枯草 12g, 肥玉竹 30g, 地骨皮 30g, 大生地 30g, 山萸肉 15g, 川杜仲 10g, 明天麻 10g, 生甘草 3g.

上方을 30劑 복용하고 모든 證이 줄어 출근하여 일을 할 수 있었다. 原方을 3배로 蜜丸하여 每丸을 10g으로 매번 1丸씩 하루 두 번을 복용시켜서 효과를 안정시켰다.

【附錄】

百日咳 治療의 臨床體驗

周 慕 新

百日咳는 소아과에서 常見하는 전염병 중 하나로 陣發性 痙攣性咳嗽, 기침이 심하면 吐하고 回聲이 나타나는 것이 주요증상이다. 그 病程이 纏綿日久不愈하니 이름하여 百日咳라고 하였다. 中醫文獻의 기재에 의하면 기침을 할 때 頓作連續陣發하니 또한 頓咳라고 하며 기침을 할 때 伸長頸項하고 더불어 回聲이 있고 모양이 鷺鷥와 유사하여 鷺鷥咳라고 하며 소아의 해수를 통해서 다른 아이에게 전염하여 유행시킬 수 있으며 병의 初起에 哮喘과 유사하여 또한 天哮嗆이라고 한다.

《幼幼集成》에서 해수의 조건 중 本病은 肺實咳嗽라고 하니 그 원문은 "肺實者, 嗽甚抱首面赤反食"이라 하여 이 證과 유사하고 《綱目拾遺》에서 말하기를 "嗆咳從小腹下, 逆上而咳, 連嗽數十聲, 少住又作, 甚或咳發必嘔, 牽掣兩脇, 涕淚皆出, 連月不愈"라 하였으며 《幼科全書》에는 "咳久連聲不已, 且口鼻俱出血"이라고 기재하는 등등이 있으니 모두 이 병에 대한 묘술인 것이다.

本病의 流行季節은 春夏季가 많으며 秋冬에는 적다. 아이들이 많이 모이는 장소 즉 학교, 탁아소 등에서 주로 유행하게 된다. 호발 연령은 2세에서 5세가 많으며 10세 이상은 적다. 신생아에서 2세까지의 아이들은 쉽게 痙咳가 일어나며 소수의 아이에게서는 痙咳作抽하고 심지어는 질식하여 사망하기도 한다. 病因으로는 內有痰熱, 復感外邪 혹은 전염으로 일어난다. 病機는 대개 痰熱과 時邪가 서로 결합하여 阻礙氣道하니 氣의 升降에 영향을 주어 일어난다. 臨床症狀으로 분석하면 心煩面赤, 陣咳, 痰粘有時帶血하니 火熱의 象으로 특히 발병 10-20일 사이에 증상이 가장 두드러진다.

《內經》에서 "諸逆衝上, 皆屬于火"라 하였고 熱必傷陰, 火必傷血하니 치료에서 "火"와 "血"이라는 두 글자에 반드시 주의를 기울여야 하는 것이며 혹은 風挾火 혹은 全爲火熱 혹은 肺熱傷陰으로 動血하여 나타나고 소수의 病例에서는 火衰而挾痰飮으로 나타나기도 하니 모두 病證을 명확히 하여 그 證에 맞게 처방을 해야 효과를 거둘 수 있다. 만약 治法이 맞지 않거나 조리를 잘 못하거나 다시 재발하면 치료기간이 늘어나 3-5 개월이 걸리고 혹은 더 오래가서 낫지 않기도 한다.

[辨證論治]

본인의 임상경험에 근거하여 本病을 5개 證型으로 나누니 즉 風熱, 火熱, 陰虛, 肺傷挾痰음과 血熱挾痰血型이다. 임상에서 느낀 것은 변증론치가 치료기간을 확실히 단축시킨다는 것이다. 여기에 적힌 처방은 先賢과 個人의 臨床을 결합하여 나온 것으로 치료효과가 뛰어나다.

1. 風熱型

見　證: 病程이 1-2周로 病이 시작하였으니 傷風咳嗽와 다른 점이 없었으며 淸涕微熱, 苔白, 脈浮數하며 百日咳와 구별하기 힘든 상태로 일반적인 傷風治療로 효과가 나타나지 않고 심해진다. 이때 咳嗽를 심하게 하면 얼굴이 붉어지고 頓咳

하며 오히려 먹으려하니 백일해 환자와 접촉이 있었는지를 물어보는 것이 진단에 도움이 된다.

基本方: 止嗽散

荊芥, 紫菀, 白前, 百部, 橘紅(或陳皮), 苦梗, 生甘草.

加減法: 舌苔黃厚하면 酒芩, 知母, 桑皮, 地骨皮, 葶藶을 가할 수 있다.

苔不黃微白하면 黛蛤散, 蘇子, 白茅根 등을 가할 수 있다.

본인은 백일해가 나타난 지 5-10 일 될 경우 이 처방을 사용하여 아주 좋은 효과를 나타내었다.

病案事例: 王某某, 男, 3歲.

백일해 환자와 접촉한 후 감염되어 검사를 하니 백일해로 진단을 받았다. 현재 咳嗽를 시작한지 6, 7일이 되며 淸涕陣咳有痰하고 처음에 低熱이 나타나다가 1, 2 일 후에 사라지고 面色微紅하여 桑菊片, 通宣理肺丸을 복용시켰으나 효과가 없었으며 苔黃白, 脈浮數하였다.

證은 風熱頓咳로 처방은 아래와 같다.

荊芥 5g, 炙紫菀 7g, 南白前 7g, 百部 7g, 葶藶子 5g, 酒黃芩 3g, 知母 3g, 苦桔梗 3g, 廣陳皮 3g, 生甘草 2g. (2劑)

糖과 돼지고기와 돼지기름을 일주일간 금하였다.

약을 2첩 복용하고 咳嗽가 덜하여졌으나 밤에는 심하였으니 熱이 肺肝血分으로 入한 것을 알 수 있어 上方에 黛蛤散 10g, 地骨皮 7g을 가하여 2첩을 복용시키니 咳가 완전히 나았다.

2. 火熱型

見　　證: 咳嗽 10-20 여 일이 되는 상태로 陣咳甚重하고 回聲이 있고 咳甚面赤而致靑紫, 目胞浮腫, 鼻衄, 嚴重時淚涕出, 舌向外伸吐食, 脫肛遺尿, 夜咳重而影響睡眠, 痰稠粘有時帶血, 心煩, 2살 전의 아기에게서 때로 抽搐이 나타나며 소수의 몸이 약한 아기는 질식하여 사망한다. 苔白或黃白, 脈滑數.

治　　法: 泄火降逆化痰.

基本方: 桑皮, 酒芩, 知母, 葶藶, 蘇子, 地骨皮, 杏仁, 瓜蔞仁, 白茅根, 炒蘿蔔子, 竹瀝水. (痰多加牛黃)

方　　解: 이 처방은 宋·錢乙이 肺火咳嗽를 치료하기 위해서 만든 加減瀉白散을 근거한 것인데 가감사백산은 李時珍이 泄肺하는 여러 처방 중 으뜸으로 칭찬을 하였다. 또한 《內經》 "諸逆衝上, 皆屬于火"라는 것에 근거하니 咳甚面赤, 鼻衄, 舌向外伸, 痰中帶血함은 모두 火邪上逆의 象이라는 점에 착안한 것이다. 蘇子, 葶藶子, 桑皮, 杏仁, 炒蘿蔔子는 降肺氣하고 酒黃芩, 地骨皮, 白茅根은 淸肺經血熱하며 知母는 淸潤肺金하고 竹瀝水, 瓜蔞仁은 化痰하니 모두 泄化降逆化痰하는 작용이 있다. 咳痰의 양이 많으면 牛黃을 가할 수 있으니 萬密齋曾이 말하기를 牛黃, 竹瀝水는 化痰開水澆, 澆上就化라 하였다. 임증에서 사용하여 보니 확실히 효과가 있다.

病案事例: 張某某, 女, 2歲. 10일 전부터 咳嗽를 시작하였으며 매번 해수를 할 때 陣發十如聲하고 咳를 마치면 回聲이 있었고 밤에 더 심하여 잠을 잘 못이루고 咳甚面赤, 吐出食物, 舌向外伸, 目胞腫하였다. 4, 5일 전부터 氣憋하며 抽搐이 일어나고 面脣靑紫, 苔黃, 脈滑數하였다. 某醫院

에서 百日咳로 진단하고 치료하였으나 효과가 없었다. 肺經實火로 頓咳가 나타났으며 脈과 證이 모두 實하였으며 素體는 건강하였다. 처방은 아래와 같다.

桑皮 8g, 酒黃芩 5g, 地骨皮 7g, 知母 3g, 葶藶子 7g, 白茅根 15g, 瓜蔞仁 3g, 蘇子霜 5g, 杏仁泥 5g, 炒蘿葍子 7g, 竹瀝水 25g(兌2次), 牛黃 0.3g兌2次). (3劑)

糖과 돼지고기, 돼지기름을 20일간 금함.

복약 후 기침과 가래가 줄었는데 吐하는 것은 조금 남아 있고 大便粘이 심하고 하루에 두 번씩 보았다. 便粘함은 痰火가 大腸으로 내려 간 것을 뜻한다. 음식은 잘 먹었고 脈은 滑數하였다.

原方에 焦山楂 7g을 가하여 2첩을 복용시키니 苔黃한 것이 없어지고 식사도 잘하고 가래는 70%가 줄었고 밤에 기침하는 것이 덜하였으며 이미 陣咳는 없어졌고 해수를 마치고 나오는 回聲도 없어졌으며 脈은 조금 빨랐다. 原方의 양을 반으로 줄여서 다시 2첩을 복용시키니 안정 되었다.

3. 陰虛型

見　證: 咳嗽가 한달 되고 밤에 심하여 잠을 못 자고 口乾渴, 有時 煩急, 舌質微紅, 脈弦滑하다. 火熱高潮는 지나가고 津傷血耗轉化하니 陰虛型百日咳로 久嗽肺傷한 것이니 養肺淸潤化痰法을 사용한다.

基本方: 生蛤殼, 生牡蠣, 生龍骨, 瓜蔞仁, 葶藶子, 蘇子霜, 桑白皮, 大生地, 麥門冬, 天門冬, 知母, 炒阿膠, 竹瀝水.

陳修園이 말하기를 "痰水隨火而升, 龍骨屬陽而潛于海, 能引逆上之火 與泛濫之水而歸其宅"이라 하였다. 牡蠣와 같이 사용하면 治痰의 神品이 되니 수 십년 간 火로 인한 久嗽痰涎을 치료하는 특효약으로 사용하였다. 阿膠는 甘平淸養肺金, 滋腎益氣, 和血補陰하고 除風化痰潤燥定喘하니 虛勞咳嗽, 肺痿吐膿血을 치료하여 久嗽의 要藥이 된다.

宋·錢乙이 小兒科의 大師로 세운 補肺阿膠散에서 君藥으로 사용하였으니 후세에서도 久嗽勞傷에서 빠짐없이 사용되고 있고 나도 수십년 동안을 임상하면서 이 약이 久嗽津傷血耗한 경우 必用之品임을 알게 되었다. 生地는 甘苦寒하여 勞傷陰耗한 咳血을 치료한다.

天冬은 甘苦寒하고 淸肺降火, 益水上源, 下通于腎하여 痰嗽喘促, 肺癰, 肺痿, 吐血을 치료한다. 麥冬은 甘微苦寒하고 淸心潤肺, 消痰止嗽하여 肺痿吐膿을 치료한다. 전체적으로 보아 生地와 二冬三藥은 모두 百日咳의 火熱高潮後에 나타나는 津傷血耗肺傷한 경우에 要藥이 되고 生地와 阿膠가 공동으로 효과를 나타내는 것은 명확하다.

病案事例: 趙某某, 男, 1歲. 백일해가 1달 정도 되었고, 某醫院에서 진단 후 치료하였으나 효과가 좋지 않았으며 전에는 咳嗽를 심하게 하고 吐하였으나 현재는 그렇지는 않고 야간에 기침이 심하고 痰이 많고 心煩口渴, 兩顴紅, 二便如常, 舌質微紅, 脈弦滑하였다. 證이 陰虛型頓咳여서 아래와 같이 처방을 하였다.

生蛤殼 10g, 生牡蠣 10g, 生龍骨 7g, 天門冬 3.5g, 麥門冬 3.5g, 大生地 5g, 肥知母 3g, 桑白皮 7g, 蘇子霜 5g, 葶藶子 7g, 瓜蔞仁 2g, 炒阿膠 3g, 竹瀝水 20g(兌2次). (3劑)

煎服法과 禁忌는 전과 같다.

복약 3제 후 咳嗽는 80%가 없어져 上方에 米殼 1.8g을 가하여 3제를 복용하게 하였다.

　1제를 복용하고 咳嗽가 멎고 안정되었다. 1달을 관찰하였으나 이상이 없었다.

　按: 米殼은 酸澁微寒, 斂肺澁腸하니 久嗽久利를 치료하는 것으로 初咳에는 사용하여서는 않된다. 萬密齋神應丹으로 久嗽를 치료하는 방법에 근거하여 사용하게 되었다. 朱丹溪는 米殼이 泄利久咳收後의 藥이라 하였으니 임상에서 사용하여 보니 정말 그러하였다.

4. 肺傷挾痰飮型

見　證: 백일해가 纏綿하여 2, 3개월 동안 멎지 않고, 咳甚作吐, 痰多而粘, 面色黃白, 苔薄白, 脈弦緩하다. 咳久肺傷하고 挾痰飮하여 淸熱養肺化痰飮降逆하는 治法을 사용한다.

基本方: 旋覆花(包), 半夏, 九膽星, 化橘紅, 黛蛤散(包), 茯笭, 酒黃芩, 炒阿膠, 蘇子霜, 知母, 二冬, 葶藶子, 桑白皮, 炒蘿葍子, 瓜蔞仁, 米殼.

　이 처방은 王孟英의 蠲飮六神湯 合 蘇葶丸合瀉白散에서 地骨皮를 빼고 다시 加減을 한 것이다. 백일해 日久하여 肺火熱邪傷血耗津하니 陰虛하고 또한 肺中에 餘熱이 未淨하며 濕痰不化하여 病久肺傷한 것이다. 고로 六神湯으로 化濕痰하고 瀉白散으로 淸未淨之肺熱하며 蘇葶丸으로 逐痰飮하고 阿膠로 肺傷久嗽를 치료하고 茯笭으로 益肺氣化濕痰하며 二冬으로 津液을 복구하고 米殼으로 久嗽를 멎게 한다. 이 證은 望色을 잘 살펴서 알아볼 수 없다면 처방하기가 힘들다. 먼저 面色이 黃白하고 舌苔薄白하며 脈弦緩하여야 肺陰傷, 濕熱之痰未淨한 것이니 처방으로 효과를 볼 수 있는 것이다. 오랜 임상치료를 통하여 얻은 경험이니 쉽게 얻은 처방이라고 홀시 하지 말기를 바란다.

病案事例: 于某某, 男, 3歲. 咳嗽가 3개월이 되었으며 여러 가지 치료를 하였으나 효과가 없었다. 咳嗽痰多而粘, 咳甚乃吐, 面色黃白, 舌苔薄白, 脈弦緩하였다. 진단은 久嗽肺傷, 痰飮餘熱不淨으로 처방을 아래와 같다.

炒阿膠 3g, 半夏 5g, 雲茯苓 7g, 九膽星 3g, 知母 3g, 化橘紅 7g, 蘇子霜 5g, 酒芩 5g, 葶藶子 7g, 桑白皮 8g, 二冬 7g, 米殼 2.4g, 旋覆花 7g(包), 黛蛤散 10g(包), 炒蘿蔔子 3g. (3劑)

煎服法과 禁忌는 전과 같다.

3劑를 복용하고 咳嗽가 반으로 줄었고, 吐하는 것도 멎었으며 痰涎 역시 줄었으며 식사는 늘어나고 面色이 윤택하여졌다. 上方을 1제 더 복용하고 완전히 나았다.

5. 血熱挾痰血型

見　證: 咳嗽 1, 2개월로 매번 기침할 때 痰血齊湧하고 氣憋面赤, 痰粘心煩, 舌苔黃, 脈滑數하다. 이는 火熱傷血之重證인 것이다.

基本方: 白茅根, 麥冬, 瓜蔞仁, 陳皮, 苦梗, 酒芩, 知母, 前胡, 川貝母, 焦梔子, 阿膠, 生甘草.

이 처방은 萬密齋先生이 《幼科發揮》의 "肺所生"편의 醫案中에 나오는 茅根湯과 본인의 臨證을 합하여 만든 것으로 확실히 효과가 있다. 茅根은 甘寒入肺하여 肺熱喘急, 內熱煩渴을 치료하고 吐衄諸血과 瘀血을 치료한다. 酒芩과 知母, 焦梔子는 淸瀉肺火하여 火降則氣血自平하며 麥冬, 阿膠는 淸潤肺金하여 肺潤하면 血絡和하여 血自止하니 이것이 본 치료법인 것이다.

病案事例: 李某某, 男, 5歲. 환자는 기침을 한 지 2개월이 되는데 오래도록 치료를 하여도 좋아지지 않았으며 매번 기침을 할 때 痰血齊湧하니 하루에 4, 5 차례에 달하였고 血色은 鮮紅이며 痰多而粘하였다. 心煩食少, 苔白黃, 舌質微紅, 脈左右寸關俱滑數하고 兩尺脈은 정상적이었다.

證이 肺熱傷津耗血하여 肺臟受傷之象으로 萬密齋의 潤肺降火하는 茅根湯으로 치료하였다.

白茅根 20g, 天門冬 7g, 瓜蔞仁 7g, 酒黃芩 5g, 麥門冬 7g, 知母 3g, 焦梔子 8g, 川貝母 7g, 前胡 7g, 苦桔梗 3g, 廣陳皮 3g, 生甘草 2g, 生阿膠 3g(烊化). (2劑)

煎服法과 禁忌는 전과 같다.

2제를 복용하고 기침이 줄고 출혈은 멎고 痰이 적어졌으며 心煩도 가벼워지고 식사량이 늘었고 脈息滑數한 象이 점차로 和緩해졌다.

上方에서 焦梔子를 빼고 竹瀝水 25g과 牛黃 0.3g을 가하여 3제를 복용시키니 해수는 멎고 무담하며 식사를 잘하고 편안해졌다.

상술한 5개의 證型은 모두 四診辨證을 통한 것으로 병의 초기에서 말기까지 病程發展과 高潮, 低潮와 各證型이 서로 전화하는 것에 대해서 숙지하고 약에 대해서도 잘 알아서 선택 사용하여야 한다. 그렇지 않고 先用하여야 할 것을 後用하든지 後用하여야 할 것을 先用하게 되면 효과가 없을 뿐만 아니라 낭패를 당하게 된다.

이상의 5개 證型은 "火", "血"이라는 두 글자가 중심이 되는 것으로 風熱型의 경우 荊芥는 血中의 風藥이고 酒芩, 黛蛤散은 모두 清熱涼血하는 약이며 火熱型의 경우 酒芩, 桑皮, 地骨皮가 모두 清瀉肺熱伏火하는 약이며 陰虛型의 生地, 二冬, 阿膠와 肺傷挾痰飮型의 酒芩, 桑皮, 阿膠

그리고 血熱挾痰血型의 茅根, 阿膠, 酒芩, 焦梔子 등이 다 淸肺火, 養陰血하는 약이다. 5개 證의 5개의 基本方을 살펴보면 모두 知母가 들어있고 4개의 기본방에 酒芩이 있으며 陰虛型, 肺傷挾痰飮型과 血熱挾痰血型에 모두 麥冬, 阿膠가 있으니 本病이 火熱證임을 알 수 있다.

고로 치료 중에도 초기에는 表散하여야 하고 濕痰이 있으면 당연히 祛濕하는 것 외에도 淸肺火, 養陰血을 위주로 하고 理氣止咳化痰하는 약으로 치료할 수 있다.

注意事項:

① 服藥法 : 嬰兒는 복약함이 쉽지 않으며 특히 백일해로 氣嗆, 嘔吐하니 약을 먹고 토하기 쉬우니 약을 다려서 50cc로 만들고 (2-3세 소아의 량), 2-3번에 나누어서 먹게 하며 그 간격은 20-30분 정도로 잡아야 하며 식전이나 식후 1시간에 따뜻하게 해서 먹일 것을 가르쳐 주어야 한다. 이렇게 하여야 吐하는 것을 적게 하여 약이 효과를 발휘할 수 있는 것이다.

② 禁忌 : 백일해 는 痰과 火가 위주가 되니 돼기고기, 돼지기름, 당류는 금해야 한다. 《本草備要》에서는 "豬肉生痰, 風痰, 濕痰忌之", "豬肉多食助熱生痰動風, ……油膩纏粘"이라 하였다. 蔗糖을 많이 먹으면 熱이 쉽게 생기고, 飴糖을 많이 먹으면 濕熱이 動하여 痰火가 생김은 이미 문헌에 기록된 것이다. 臨證에서 잘 관찰하여야 하며 이런 禁忌를 지키지 않으면 치료효과에 영향을 미친다.

(周志成 整理)

(本文은 1982年 《北京中醫》의 創刊號인 "老中醫 經驗"에서 발췌한 것이다)

跋

周志成 敎授는 1927년 北京名醫인 周慕新의 집안에서 태어났다. 그 부친인 朱慕新은 어릴 때부터 책을 읽어 공부하기를 즐겨하였으나 집안이 가난하여 15세에 李秀生이라는 老中醫를 스승으로 弱冠의 나이에 中醫를 공부하기 시작하였으며 이후 淸太醫院醫學館에 들어가서 趙于琴, 瞿文樓 등의 老先輩들에게 지도를 받았으며 3년 후에는 小兒科를 전문으로 진료를 하게 되었고 수년이 지나서는 北京에서 이름을 날리게 되니 하루에 찾아오는 환자가 수백명에 이르렀다. 1949년 이후 中華人民共和國 衛生部에서 중의 著名 中醫兒科 專家(전문가)라 칭함을 받게 되었다.

周志成은 어려서 法律을 공부하였는데 후에 가학을 이어서 中醫內科를 공부하게 되었다. 18세가 되던 해에 병을 앓게 되니 兩下肢를 사용하지 못하게 되었으므로 병의 고통을 잘 알게 되었고 이로 인해 한 평생을 병으로부터 고통 받는 사람들을 위하여 바치기로 굳게 결심하게 되었다. 朱慕新 老中醫는 長子에게 매우 엄하게 가르쳐 10세에 湯頭歌訣을 외우게 하였고 12세에 《內經》을 읽게 하고 15세에 진료소에 나와서 처방을 받아 적게 하였다. 周志成 老大夫는 소년시절을 회상하며 말하기를 "학교를 다니던 시절 모든 아이들은 여름과 겨울방학을 기다렸으나 나는 방학이 아무런 의미가 없었다.

방학이 되면 아버지께서는 별도로 매일 읽어야할 醫學書籍을 준비하셨으며 아침 일찍 일어나면서부터 오후 1시가 될 때까지 부친을 따라 진료하는 것을 배우게 하였다. 또한 100장 이상의 藥方文을 적어야 하였고 오후 1시가 되어 점심을 먹고 나면 책을 읽어야 하였다"라고 하였다. 이렇게 엄한 가정 교육으로 인해 현재의 나이에도 300여 가지 이상의 처방을 외우고 있으며 동시에 300여 가지 이상의 약재에 대한 性味, 效能, 主治에 능통해 있었다.

특히 《內經》에 精心閱讀하니 周老가 40년 임상을 하는 동안의 가르침의 뜻이 더욱 빛나게 되는 부분이었다. 이처럼 엄격한 가르침을 통하여 주지성은 경전의적을 익히고 진료에 힘쓰게 됨이 몸에 익어 새벽 6시가 되면 일어나서 7시까지 책을 읽고 8시가 되면 진료실로 가서 환자를 기다린다. 40 여 년 동안 1분도 늦은 적이 없었다.

이렇게 부친인 朱慕新을 따라서 中醫內科, 小兒科를 공부한지 10년 후에 天津醫科大學에 들어가서 5년을 공부하게 되었다. 1957년 졸업 후에 北京中醫醫院에서 43년을 일하였다. 그간 北京時肝病研究組副組長, 北京中醫學員學術委員顧問, 糖尿病治療組組長을 역임하였다.

《北京市老中醫經驗選編》(I 卷56萬字, II 卷70萬字)의 편찬작업에 참가하였고 《中醫診療手冊》, 《中醫保健顧問》 등의 책에서 편집위원을 맡았다. 그의 장점은 內科 難治病證, 특히 消渴病, 氣癭病과 鬱證을 치료하는데 있다.

본인은 몇 년 동안 周老의 진료에 참가하여 처방을 받아 적는 작업을 할 수 있는 행운을 잡아 직접 그의 가르침을 접하고 진료를 통하여 濟世救人하는 모습을 지켜보게 되었다. 周老는 매번 바쁜 진료 중에도 臨證의 네 가지 觀點에 대해서 기쁘게 말씀을 해주셨으니 즉 氣血觀點, 鬱證觀點, 活血化瘀觀點과 養陰觀點인 것이다.

자세하게 말을 하자면 氣血論治 특히 舒肝解鬱, 活血化瘀와 淸熱養陰의 治法이다. 周老는 특히 人事煩忘으로 飮食起居失常하여 滋生煩熱 內擾하고 심지어는 氣鬱煩勞, 化火傷陰함을 강조하였다. 臨證에서 四診

合參을 바탕으로 하여 몇 가지를 강조하였으니 宏觀(氣血)의 觀點에서 口不渴하면 氣分不熱함이고 舌不紅하면 血分不熱함을 말하였다.

微觀(五臟)의 관점에서 心不熱--舌不紅하고 肝膽不熱--不煩急, 口不苦함과 脾胃不熱--口不渴하고 肺不熱--痰不黃, 鼻息不熱하며 腎不熱--二便調함인 것이다.

周老는 臨證에서 특히 鬱證을 중시하여 항상 말하기를 "百病參鬱"이라 하였다. 이는 氣鬱惱怒, 肝木首當其衝하며 木喜條達하는데 不暢하면 鬱함이요. 肝은 비록 五臟의 하나이지만 人體에서 일어나는 病證에 널리 관여하고 여러 다른 臟器에 영향을 미치기 때문에 "肝爲五臟之賊"이라는 말이 나타난 것이다.

즉 肝氣不舒하면 必鬱하고 鬱而化熱하면 傷陰하게 된다. 위로는 凌心, 刑金, 中으로는 侮土, 아래로는 汲腎而自救함이며 肝風內動上擾巔頂, 清竅하고 虐及四肢筋脈하니 이르지 않는 곳이 없다. 이는 어떤 의미로 舒肝解鬱이 五臟에 이르고 기능상 협조하는 작용을 한다는 것이다. 周老는 인체 질병의 대부분이 氣滯血瘀로 인한 것이니 補氣活血化瘀의 法을 合當히 운용하면 확실히 병의 치료효과 및 치료기간을 단축할 수 있다고 하였다.

이상이 周老가 臨證에서 가지고 있는 네 가지 觀點으로 本書의 二部에서 자세히 소개한 것으로 전형적인 病案을 하나의 예로 들어 周老의 氣血證治를 소개하려 한다.

病案事例: 姚某某, 女, 30歲, 北京工業大學職工. 1996年 5月 5日 初診.

환자는 반달 전부터 갑자기 上肢乏力으로 팔을 높이 들 수 없는데 痛症은 없고 동시에 보행 시 左下肢가 자연스럽지 못하였다. 某醫院의 신경과에서 진단하기를 末梢神經痲痺였다.

北京中醫醫院으로 와서 진찰을 하니 CT와 EKT에서는 이상이 없었다. 평소 手足冷하고 左手爪甲紫暗하였다. 舌中邊에 瘀點이 있고 苔灰, 脈沈하였다. 월경은 정상이었고 혈압은 122/75mmHg였다.

辨　證: 氣虛血瘀, 脈絡不和.
治　法: 益氣活血, 化瘀通絡.
處　方: 臨床經驗方

太子蔘 20g, 紫丹蔘 30g, 赤芍藥 15g, 大秦艽 20g, 鷄血藤 20g, 淨地龍 15g, 草紅花 10g, 茜草根 10g, 粉葛根 10g, 宣木瓜 10g, 杭白芍 10g, 肥玉竹 20g, 生甘草 6g.

5月 12日. 上方을 7제 복용한 상태로 내원하였을 때 左上肢를 비교적 높이 들 수 있었고 左下肢가 보행 시 좀 더 자유로워졌고 左手爪甲 紫暗을 줄었고 식사와 수면은 양호하였다. 苔白하였으며 舌邊瘀斑은 줄었고 脈滑(沈象이 완해됨)하였다. 혈압은 112/63mmHg였다. 上方에 太子蔘, 鷄血藤, 玉竹을 30g으로 늘리고 茜草, 白芍을 去하고 天麻, 白殭蠶을 각 10g 가하였다.

處　方: 臨床經驗方

太子蔘 30g, 紫丹蔘 30g, 赤芍藥 15g, 大秦艽 20g, 鷄血藤 30g, 淨地龍 15g, 草紅花 10g, 粉葛根 10g, 宣木瓜 10g, 肥玉竹 30g, 明天麻 10g, 白殭蠶 10g, 生甘草 6g.

5月 22日. 上方을 10제 복용하고 환자의 보행이 비교적 편해지고 左上肢도 높이 들 수 있었으며 左手爪甲靑紫는 사라졌는데 복약후 약간의 설사가 있었으며 월경은 순조로왔다. 舌苔는 약간 厚했으며 脈滑하였고 혈압은 110/63mmHg였다. 上方에서 鷄血藤, 木瓜, 太子蔘을 25g으로 秦艽를 15g으로 줄이고 薏苡仁 15g, 扁豆 10g, 茯苓 20g,

澤蘭 15g을 가하여 10제를 복용하게 하였다.

處　方: 臨床經驗方

太子蔘 25g, 紫丹蔘 30g, 赤芍藥 15g, 大秦艽 15g, 淨地龍 15g, 草紅花 10g, 粉葛根 10g, 肥玉竹 30g, 明天麻 10g, 白殭蠶 10g, 薏苡仁 15g, 白扁豆 10g, 雲茯笭 20g, 澤蘭葉 15g, 生甘草 6g.

5월 31일 내원하였을 때 환자는 만면에 미소를 지으며 진료실에 들어와서 周老에게 고별을 하였다. 모든 증상이 좋아져서 다시 직장에 출근을 한다고 하였다.

按　語: 本案은 氣虛血瘀로 脈絡不和하여 肢體運動不利한 경우이다. 환자는 左手甲紫暗하고 舌邊瘀斑하니 肝血虧虛, 瘀血內阻의 象이며 脈沈은 氣虛의 象이었다. 이는 氣血幷病한 경우로 치료로 益氣活血, 化瘀通絡하는 법을 사용하게 되었다. 方中의 太子蔘은 補氣하고 丹蔘, 赤芍, 紅花, 茜草, 地龍 등은 活血化瘀하여 通絡시키며 鷄血藤은 活血養血하고 藤達肢하는 의미를 지니고 秦艽로 養血榮筋하고 겸하여 固衛表하였으며 白芍은 養肝血, 木瓜는 舒筋脈하고 葛根은 升淸陽, 激發陽明經氣(陽明爲多氣多血之經)하니 "治痿獨取陽明"의 의미인 것이며 玉竹은 補中益氣하니 "一體不足之證, 用代蔘芪, 不寒不燥, 大有殊功"(見《本草備要》)하고 白殭蠶은 散結通絡한다. 全方이 모두 益氣活血, 化瘀通絡하니 氣血幷治의 效能을 발휘하여 "疏其血氣, 令其條達, 而致和平"의 목적에 도달한 것이다.

1989年 周志成은 北京市 名老中醫로 칭함을 받고 北京市老中醫 繼承指導老師로 지정되었다. 本書인 《京城名醫周志成敎授臨床經驗集》

은 제자들에 의하여 初稿를 이루게 되었다. 이는 周老의 오랜 바램으로 中醫를 더 많이 이해하고 좋은 경험을 이어받아서 많은 사람들이 병의 고통으로부터 해방되는 것이다.

2001年 3月 27日

北京市 中醫管理局　周 建 穗
中國 北京에서

處方索引

ㄱ

加味枳朮湯 ·············· 109
甘麥大棗湯 ·········· 14,96,157
健脾疏肝丸 ················· 88
膈下逐瘀湯 ················· 47
龜鹿二仙膠 ················· 38
歸芍地黃丸 ················· 73
金匱腎氣丸 ················ 260
杞菊地黃丸 ·············· 23,76

ㄴ

暖肝煎 ················ 19,29,40

ㄷ

丹梔逍遙散 ············· 48,264
當歸寶血湯 ················ 131
當歸補血湯 ················ 258
當歸六黃湯 ················· 97
大補陰丸 ··················· 15
黛蛤散 ···················· 101
大蛤散 ················· 23,104
導氣湯 ····················· 42

ㄷ (right col)

導赤散 ···················· 118
桃紅四物湯 ·········· 13,156,234

ㅂ

半夏厚朴湯 ················· 65
白虎湯 ················ 252,271
鱉甲煎丸 ··················· 91
補肝湯 ······ 17,53,57,62,85,131
補心丹 ····················· 20
補中益氣湯 ······ 30,85,257,261
復元活血湯 ················· 26
奔豚湯 ···················· 117

ㅅ

瀉肝安神丸 ················· 94
四君子湯 ··················· 53
四物湯 ············ 35,38,75,261
四物湯合生脈飲 ············· 20
瀉白散 ················ 101,104
四白散 ····················· 23
四逆散 ················· 12,153
酸棗仁湯 ················ 70,75
蔘苓白朮散 ················ 108

三仁湯	254, 270
生鐵落飲	80
犀角地黃湯	232
旋覆代赭湯	112
小柴胡湯	269
逍遙散	46, 55, 93, 108, 115
逍遙散合痛瀉要方	21
順氣導痰湯	78
柴胡疏肝散	105
柴胡疏肝散	13, 25, 31, 36, 44, 66, 68, 72, 74, 98, 116, 118, 156

ㅇ

安神定志丸	69
羚羊鉤藤湯	36, 77
溫膽湯	263
完帶湯	51
王氏清暑益氣湯	253
龍膽瀉肝湯	16, 28, 49, 55, 56, 59, 63, 83, 97, 99, 111
六味地黃丸	259
銀翹散	251
茵陳蒿湯	19, 91
一貫煎	15, 27, 34, 159
滋補肝腎丸	89
滋水淸肝飮	15, 64, 159
定肝丸	82

左歸丸	58, 84
左金丸	106, 114

ㅈ

增液湯	116
鎭肝熄風湯	18, 77
眞珠母丸	76

ㅊ

贊育丸	43
茜根散	64
天臺烏藥散	41
天麻鉤藤飮	35, 52, 60
淸骨散	259
菁蒿鱉甲湯	265, 266
椒桂湯	40
梔子豉湯	254
沈香散	119

ㅌ

通竅活血湯	234
通瀉要方	110

ㅍ

八珍湯	69, 258

平肝鎭心湯 70
平胃散 31

ㅎ

血府逐瘀湯 95, 100, 262
荊防敗毒散 250
化肝煎 106
化瘀湯(驗方) 32

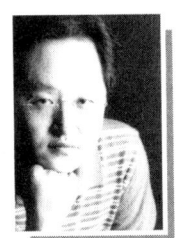

譯者 朴 慶 洙

- 동국대학교 한의대 및 동대학원 졸업
- '한국한의학 연구소 비상임 연구원' 역임
- '한의학 과학 기술연구원 객원연구원' 역임
- 중국 북경 유학
- (주)허브넥스 대표이사
- 박경수 한의원 원장

○ 저 술
- '한국추나학', '한국추나학 임상표준지침서' (이상 공저)
- '동작촉진과 수기법', 'Foundation of Osteophathy', 'Chiropractic Technique', '두개천골기법', '두개안면교정법도해' 등(이상 공편)
- 축심여임상경험집 (의성당)
- 용약심득십강 (의성당)

| 판 권 |
| 소 유 |

周志成 教授
臨床經驗集

| 2001. | 10. | 1. | 초판인쇄 |
| 2001. | 11. | 10. | 초판발행 |

著　者：周　　志　　成
協　編：劉淑珍, 王聯琦, 周建穗
譯　者：朴　　慶　　洙
發行人：金　　正　　任
發行處：도서출판 **醫　聖　堂**

서울특별시 강서구 화곡8동 159-40
1969. 12. 19. 제 11-45호
TEL : (02) 666-7771~5
　　　(02)2607-7771~3

ISBN : 89-88676-16-5-93510

정가 : 15,000원

☆ 무단복제 금함